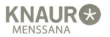

*Im Knaur Taschenbuch Verlag sind
vom Autor bereits erschienen:*

Das innere Land
Das heilende Bewusstsein

Über den Autor:
Joachim Faulstich ist Buchautor und Regisseur wissenschaftlicher Fernsehdokumentationen. Für seine Arbeit wurden ihm zahlreiche Preise verliehen. Seit 20 Jahren beschäftigt er sich mit alternativen Heilverfahren und aktueller Bewusstseinsforschung.

Joachim Faulstich

Das Geheimnis der Heilung

Wie altes Wissen
die Medizin verändert

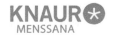

Besuchen Sie uns im Internet:
www.knaur.de

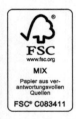

Vollständige Taschenbuchausgabe November 2012
© 2010 Knaur Verlag
Ein Imprint der Verlagsgruppe
Droemer Knaur GmbH & Co. KG, München
Alle Rechte vorbehalten. Das Werk darf – auch teilweise –
nur mit Genehmigung des Verlags wiedergegeben werden.
Redaktion: Ralf Lay
Umschlaggestaltung: ZERO Werbeagentur, München
Umschlagabbildung: Paul Klee, *Um den Kern*, 1935, 117
Aquarell auf Jute; 45,7 x 59,1; Dallas Museum of Art
© VG BILD-KUNST, Bonn 2010
Satz: Adobe InDesign im Verlag
Druck und Bindung: CPI books GmbH, Leck
ISBN 978-3-426-87483-7

4 6 7 5 3

Inhalt

Die Rückkehr des alten Wissens 9

Abschied vom Maschinenmenschen 16

Die Frau, die ihr Kind ins Leben wünschte 25
Tödliche Diagnose 25
Ein Sieg des Lebenswillens 30

Das verborgene Netz 35
Gespräch zwischen Körper und Seele 35
Ist der Geist überall? 39

Der Mann, der sein Gehirn veränderte 46
Das Ende, das ein Anfang war 46
Reisen für Körper und Geist 53
Die vergessene Behinderung 61
Vernetzte Nervensysteme 70

Die plastische Revolution 75
Expeditionen ins Gehirn 75
Die Entdeckung der formenden Kraft 81
Ein Gelähmter lernt gehen 86
Die Macht der Aufmerksamkeit 92

Das Geheimnis der inneren Bilder 98
Richtungswechsel 98
Die gestaltende Kraft der Phantasie 102
Wie ordnende Muster entstehen 110

Das Geheimnis des Ursprungs 120
Wie wir wurden, was wir sind 120
Das rationale Bewusstsein 127
Das mythische Bewusstsein 132
Die Macht des Gelübdes 136
Spontanheilung 142
Orientierung und Sinn 146
Das magische Bewusstsein 149

Verborgene Welten 155
Die heilenden Bilder der Schamanen 155
Landkarten des Geistes 162
Trance und Träume 166
Die Ärztlich-Schamanische Ambulanz 174
Das archaische Bewusstsein 183

Die Macht des Glaubens 189
Das innere Streitgespräch 189
Die Auflösung des Ich 196
Der Heiler und die Uniklinik 201
Stress und Entspannung 208
Der Geist, der stets das Gute will 213
Der Geist, der stets verneint 219

Die Magie des Handelns 227
Séance im Regenwald 227
Klinikrituale 232
TCM und die Reise in die Kindheit 238
Heilsame Aufregung 245
Die Inszenierung der Heilung 250

Die Kraft der Berührung 256
Eine ungewöhnliche Wundheilung 256
Fühlen und Tasten 260
Innere Verbindung 265
Biologie und neue Physik 268
Die Kunst des Heilens 274
Erfolge und Grenzen 280
Die Klinik der heilenden Berührung 291

Das Geheimnis des Klangs 299
Heilende Musik 299
Die Melodie des Körpers 306
Gesungene Muster 314

Die Kunst der Balance 321

Dank 332

Anmerkungen 334
Bibliographie 343
Kontaktadressen 349

Die Rückkehr des alten Wissens

Jeder Mensch trägt zwei Persönlichkeiten in sich. Die eine spricht mit der Stimme der Vernunft, die andere mit der des Gefühls. Die Vertreterin der Vernunft wird nicht müde zu erklären, dass sie nur zu glauben bereit ist, was sie selbst gesehen hat. Die Vertreterin des Gefühls ist zu größerem Risiko bereit: Sie glaubt an das, was mit ihr selbst in Einklang steht, selbst dann, wenn alles Sichtbare dagegenzusprechen scheint.

Die Vernunft hält sich selbst für die bessere Seite des Menschen, denn sie sorgt dafür, dass wir im Alltag funktionieren und nicht über das Ziel hinausschießen. Sie kann sich aber nicht nur auf das berufen, was sie selbst überprüft hat, das wäre ein zu kleines Gebiet. Deshalb vertraut sie auf die Wissenschaft, und zwar auf den Bereich, der im Augenblick unbestreitbar erscheint. So hofft sie, Fehler zu vermeiden, vor allem aber gerät sie nicht in Gefahr, zur Außenseiterin und deshalb womöglich verlacht zu werden, denn sie schwingt stets im Glauben der Mehrheit.

Ihr Gegenpol ist bereit, auch dann noch zu hoffen und zu vertrauen, wenn die Vernunft sich bereits entschieden hat. Dieser Teil der Persönlichkeit lebt in einer anderen Welt, in der nicht die Summe der Fakten, sondern die Gesamtsicht von Bedeutung ist.

Beide Persönlichkeiten haben ihren besonderen Wert. Es wäre falsch, sie gegeneinander aufzuwiegen, denn sie ergänzen sich, obwohl sie oft miteinander konkurrieren. Es ist so, als ob ein Mensch gleichzeitig in zwei Richtungen blickte: Beide existieren, also sind beide wahr. Sie drücken die Wahrheit nur auf unterschiedliche Weise aus.

In der Heilkunde werden diese beiden Aspekte durch zwei Gegenpole verkörpert, die sich in der Geschichte über Jahrhunderte, vielleicht Jahrtausende bekämpften. Ihre Vorstellungen von Krankheit und Gesundheit, von den verborgenen Abläufen im Körper und in der Seele, scheinen unvereinbar, und manchmal nimmt die Auseinandersetzung den Charakter eines Glaubenskrieges an, auch wenn das die Beteiligten nicht wollen. Ihre Sprache und ihr Denken könnten auf den ersten Blick unterschiedlicher nicht sein.

Florian Holsboer, Neurowissenschaftler und Arzt, seit zwei Jahrzehnten Leiter des Max-Planck-Instituts für Psychiatrie in München, sucht in allen Erkrankungen, auch den seelischen, einen biologisch nachvollziehbaren Auslöser. Für die Erkundung der Seele möchte er deshalb eine »Weltformel« finden, die erlaubt, alle Störungen präzise zu messen und dann mit genau abgestimmten Medikamenten gezielt zu beeinflussen. Seine Sichtweise der seelischen Wirklichkeit ist die der Biochemie, deshalb misstraut er Vorstellungen, die in traumatischen Erlebnissen die Ursache von Erkrankungen suchen und sie auch dort heilen wollen: »Am Magengeschwür war früher die Schwiegermutter schuld oder die Kindheit. Dann fand man ein Bakterium«, sagt er. Und er kommt zu dem provokativen Schluss: »Das subjektive Erleben ist nicht grundsätzlich etwas anderes als Rheuma und Diabetes.«[1]

Maria Sabina – indianische Heilerin aus Mexiko, die vor Jahrzehnten berühmt wurde, weil der Pharmapionier und Entdecker des LSD, Albert Hofmann, in engem Kontakt mit ihr stand – sieht umgekehrt alle Erkrankungen als Folge spiritueller Geschehnisse. Sie heilt, wie die Schamanen aller Kulturen, in einem veränderten Bewusstseinszustand, den sie durch die Einnahme halluzinogener Pilze erreicht. Sie nennt sie »Ninos Santos«, die heiligen Kinder.

»Die Ninos Santos heilen offene Wunden und die Wunden des Geistes. Der Geist ist es, der krank macht. Die Ninos geben mir die Macht, alles umfassend zu sehen. Ich kann bis zum Ursprung hinabblicken, kann bis dorthin gehen, wo die Welt entspringt ... Bevor ich die Sitzung eröffne, frage ich nach dem Namen des Kranken. So suche ich die Krankheit und so heile ich ... Meine Worte zwingen die Krankheit herauszukommen ... Ich heile mit der Sprache, mit nichts anderem ...«[2]

Was die mazatekische Heilerin sagt, scheint unvereinbar mit der Vorstellungswelt des deutschen Psychiaters. Die Vernunft hält die Bilder der Schamanin für Hirngespinste, das Gefühl sieht in dem Urteil des Psychiaters den Ausdruck eines lebensfernen, technischen Weltbildes. Und so fordern beide Seiten unserer Persönlichkeit in unverhoffter Einigkeit eine Entscheidung: Wenn das eine wahr ist, muss das andere falsch sein. Entscheide dich für die eine Wahrheit.

Aber diese Forderung ist offenkundig eindimensional, sie übersieht die Möglichkeit, dass beide Sichtweisen jeweils nur einen Ausschnitt des Ganzen beleuchten könnten, dass sogar der Akt selbst, die Wirklichkeit zu beobachten, die Realität beeinflussen oder gar formen könnte. In der Quantenphysik, deren Erkenntnisse noch immer nicht ins Denken der Gegenwart Einzug genommen haben, ist diese Untrennbarkeit von Beobachter und Beobachtetem längst wissenschaftliche Tatsache: Wir sind Teil der Wirklichkeit und nicht ihr objektiver Betrachter.

Niels Bohr, einer der Pioniere dieser noch immer neuen Wissenschaft, erzählte seinen Kollegen in den Jahren der Entdeckung Anfang des 20. Jahrhunderts gern folgende Geschichte: In der Nähe seines Ferienhauses wohne ein Mann, der über der Eingangstür seines Hauses ein Hufeisen angebracht

habe, das nach altem Volksglauben Glück bringen soll. Ein Bekannter habe den Besitzer dieses magischen Objekts erstaunt gefragt, ob er denn tatsächlich so abergläubisch sei. »Natürlich nicht«, antwortete der Mann, »aber man sagt doch, dass es auch hilft, wenn man nicht daran glaubt.«[3]
Die Geschichte zeigt eine Haltung, die einen dritten Weg ausdrückt, den der kritischen und zugleich spielerischen Offenheit: Auch wenn die Vernunft dagegenzusprechen scheint, möchte der Mann auf die vielleicht segensreichen Wirkungen dieser magischen Handlung nicht verzichten. Er bleibt damit durchaus vernünftig, denn er gewinnt ja eine Möglichkeit hinzu, ohne etwas zu verlieren.

Dieses Buch beschreibt den gleichen Weg. Es tritt dem rationalen wie dem magischen Anteil unserer Persönlichkeit mit Wertschätzung gegenüber und gibt beiden eine Stimme. Nicht in der Rückkehr zu den Zeiten des ausschließlich magischen oder mythischen Denkens, aber auch nicht in dessen Zerstörung zugunsten eines unbarmherzigen Rationalismus liegt die Zukunft der Medizin, sondern in der Integration beider Formen der Wahrnehmung. Dabei geht es nicht um halbherzige Friedensverhandlungen, in denen jede Seite der anderen vordergründig ihr Lebensrecht lässt, ohne sie wirklich zu akzeptieren oder wenigstens zu verstehen, sondern um ein verändertes Denken, das beide Formen, die Wirklichkeit zu begreifen, auf neue Weise verbindet, das über beiden Haltungen steht und von diesem erhöhten Standpunkt aus mehr wahrnimmt, als zuvor möglich war. Jean Gebser hat dieses veränderte Denken »integrales Bewusstsein«[4] genannt, eine Haltung der Offenheit gegenüber allen Strömungen des Geistes, aus der nach und nach eine neue Wahrnehmung der Wirklichkeit entsteht, eine echte Weiterentwicklung, kein fauler Kompromiss.
In der Medizin haben in den letzten Jahren Ärzte und Heil-

praktiker, Psychotherapeuten und Heiler, Fachleute und Laien begonnen, den Kampf der Systeme zu beenden und die früheren Gegner zu versöhnen. Noch sind es nur Einzelne, aber sie könnten auf lange Sicht das medizinische Weltbild verändern und jene Menschlichkeit in die Heilkunde zurückbringen, deren Verlust so viele Patienten beklagen.

Überall auf der Welt suchen diese Pioniere einer umfassenderen Medizin nach den verschütteten Wurzeln einer Heilkunst, in der Körper und Seele untrennbar verbunden sind. Sie gehen bei Schamanen in die Lehre, lernen bei chinesischen Medizinern, experimentieren mit heilender Trance. Die ersten Krankenhäuser bilden Schwestern und Pfleger in der Kunst des Handauflegens aus, in immer mehr Praxen arbeiten Heiler mit Schulmedizinern zusammen. Sie begnügen sich nicht mehr mit Symptomfreiheit, sie suchen nach vollständiger Heilung, nach einer Rückkehr von Körper, Geist und Seele in einen Zustand des Gleichgewichts. Aus ihrer Sicht sind Heilende nur Begleiter, die Patienten auf ihrem eigenen Weg unterstützen.

So suchen sie nach allen Ressourcen, die einem Menschen auf dem Weg zur Wiedergewinnung der Ganzheit, also der Heilung im eigentlichen Wortsinn, zur Verfügung stehen. Und diese grundlegenden Kräfte finden sie auf der Reise nach innen, zum Erbe der Vergangenheit, das in jedem Menschen, wenn auch unbewusst, gegenwärtig ist. Der Geist nämlich besteht bei genauer Betrachtung aus ganz unterschiedlichen Zuständen, vom aktiven Wachbewusstsein über alle Stufen der meditativen Versenkung bis zu den Träumen und darüber hinaus, zu den tiefen, dem Wachbewusstsein vollständig verborgenen Schichten des Bewusstseins, die nur selten und dann auch nur verschlüsselt an die Oberfläche kommen. Dort aber, wo die Erinnerungen unserer archaischen Vorfahren liegen, als Teil unserer Gegenwart, schlummern geheimnisvolle Kräfte, mit denen neue und manchmal jahrtausendealte

Methoden in Resonanz treten, um sie zum Nutzen der Patienten zu wecken.

Die Menschen haben mit ihrem rationalen Bewusstsein große Fortschritte erzielt, auch auf dem Gebiet der Medizin, aber sie haben darüber ihre verborgenen Kräfte fast vergessen. Geblieben ist nur eine Ahnung vom alten Zauber der Magie, mit dem vor allem die Kinder noch vollständig vertraut sind, bis ihnen die ironischen Fragen der Erwachsenen und später auch der Gleichaltrigen den modernen Zauber des technisch Machbaren nahelegen – so lernen sie, die Welt rational zu beherrschen, verlieren aber zugleich die Fähigkeit, die Welt intuitiv zu verstehen und sich als Teil einer umfassenden Wirklichkeit wahrzunehmen.

Dieses Buch will einen Teil jenes Zaubers zurückbringen und damit eine große Quelle der Heilung nutzbar machen. Es ist nicht als Angriff auf die zweifelsohne großen Errungenschaften der modernen Medizin zu verstehen, auf die heute zu Recht niemand verzichten will. Die Erkenntnisse der Neurowissenschaften aber belegen, dass in den alten Methoden und den ihnen zugehörigen Mythen und Ideen mehr Wirklichkeit liegt, als den Verfechtern einer »streng rationalen Medizin« lieb ist. Aus ganz rationalen Gründen plädiere ich deshalb für eine vorsichtige Öffnung zum Nicht-Rationalen, einer Ebene der Seele, die vor allem in Bildern und Geschichten lebt, in dem, was ich »das Zauberhafte« nenne.

Etwas Ungreifbares, Schillerndes, nicht Messbares schickt sich an, in die Medizin zurückzukehren. Es ergänzt sie heute schon, und vielleicht wird es sich sogar als unverzichtbar erweisen, wenn es darum geht, dauerhafte Heilung, die Balance aller Kräfte, den Einklang zu ermöglichen.

Es ist dies der Zustand, den letztlich die meisten Philosophien anstreben, ein Zustand, in dem sich die Frage nach dem Sinn nicht mehr stellt, weil alles Gegenwart ist. Insofern hat Heilung auch etwas mit der Suche nach dem Sinn zu tun. Und so berührt dieses Buch nicht nur die Ebene der Wissenschaft, des zutiefst Rationalen, sondern auch des Gefühls, also des grundlegend Irrationalen, und letztlich des Spirituellen, jener Ebene, die über allem steht, ganz gleich, ob ein Mensch im traditionellen Sinne gläubig ist oder nicht. Denn der Glaube als unübersehbare Macht von Krankheit wie von Heilung ist inzwischen auch unter den harten Vertretern des Rationalismus unbestritten.

Abschied vom Maschinenmenschen

Wenn Menschen erkranken, wenn sie sich aus der Bahn geworfen fühlen, wünschen sie sich nur eines: dass alles wieder sein möge wie zuvor, dass die Aufmerksamkeit, die nun mehr und mehr den Symptomen gilt und vielleicht der Angst vor der Zukunft, wieder ganz für die Dinge des Alltags zur Verfügung stehe. Aber immer wieder lenkt das Bewusstsein die Schärfe der Wahrnehmung auf den Schmerz, der im Hintergrund schwingt, manchmal auch nur auf die Erwartung des Schmerzes oder auf andere Zeichen einer fortschreitenden Erkrankung. In solchen Zeiten scheint der Körper mehr und mehr Raum einzunehmen, und das innere Bild des erkrankten Körpers wirkt wie verzerrt, denn die Wahrnehmung macht jene Bereiche, über die sie streift, viel größer, als es aus der Sicht des Gesunden angemessen wäre.

Wenn die Erkrankung chronisch geworden ist, wenn sie sich also schon viel Zeit genommen hat, dann besetzt sie im Bewusstsein einen immer größeren Raum. Alles dreht sich nur noch um die wechselnden oder gleichbleibenden Symptome, und die Odyssee durch die Praxen der Ärzte bestimmt längst den Alltag. Immer wieder neue Hoffnung, immer wieder Angst, immer wieder neue Enttäuschung.

In solchen Zeiten setzen die Menschen auf die täglich wachsenden Angebote der Heilungsindustrie: auf Tinkturen und Tabletten, die einen Ausweg versprechen, auf die neueste Diagnosetechnik oder die freiwillige Teilnahme an einer Studie, in der die rastlosen Erfinder der Pharmaindustrie neue Wirkstoffe testen. Es gibt nur noch ein Ziel, dem sich alles andere unterzuordnen hat: Das, was mich schmerzt und ängstigt, soll wieder verschwinden. Und damit dies geschieht, ist mir jedes Mittel recht. In diesem völlig verständlichen, oft verzweifelten Kampf geschieht es leicht, dass Patienten sich selbst Schaden zufügen, vor allem aber, dass sie die Chancen zu einer grundlegenden Heilung übersehen, die das innere Gleichgewicht wiederherstellt, so dass Körper und Seele in die natürliche Balance zurückfinden können. Aber diese Haltung einzunehmen ist nicht leicht, denn sie widerspricht einer jahrhundertealten philosophischen Vorstellung, die zu einem der Grundpfeiler der konventionellen Medizin geworden ist.

Unsere Vorstellung vom Menschen und seinen Erkrankungen ist von der Trennung von Körper und Seele bestimmt, wie sie von dem Philosophen René Descartes begründet wurde. Der Körper erscheint danach wie eine leere Hülle, die in gewisser Weise ein Eigenleben führt. Die unterschiedlichen Prozesse, die sich hier abspielen, vom äußerlich Sichtbaren bis hinunter auf die Ebene der Zellen, folgen biologischen Regelkreisen. Sie brauchen eigentlich keinen Geist und existieren unabhängig von der Seele. Ein Roboter bewegt sich da, ein Automat, eine Maschine. Ganz oben aber, im Kopf, lebt der eigentliche Mensch, ein körperloser Geist, der gleichsam die Leitwarte besetzt hat und von dort dem Roboter steuernde Impulse sendet. Dieser Geist kann nur im Rahmen enger biologischer Vorgaben Einfluss auf die Maschine nehmen, die er besitzt. Er kann aber Entscheidungen treffen über das, was sie tun soll, sofern das die Schaltkreise erlauben. Der Körper ist das Hilfsmittel, mit dem der Geist sich in der alltäglichen Wirklichkeit ausdrückt. Wie das mit Maschinen so ist, kann die Bedienung zu Fehlern führen (was manchmal Unfälle auslöst), und natürlich kann der steuernde Geist versäumen, seinen Roboter instand zu halten, zu warten und zu schmieren, was seine Lebensdauer natürlich verkürzt. Aber von diesen grundsätzlichen Fehlern des Besitzers abgesehen, funktioniert die Körpermaschine weitgehend automatisch, und zwar so lange, bis der unvermeidliche Verschleiß zu irreparablen Schäden führt. Eine Zeitlang schleppt sie sich dann noch mit (chronischen) Schäden herum, bis sie schließlich für immer stehenbleibt, weil zentrale Teile nicht mehr funktionieren.

Wenn Menschen von sich selbst sprechen, dann meinen sie dieses verkleinerte Abbild ihrer Persönlichkeit, das irgendwo oben im Kopf in der Leitwarte sitzt und den Roboter steuert.[5] Sie sehen sich als vollkommen getrennt von der Körpermaschine und erleben sie tatsächlich als etwas weitgehend Eigenständiges, manchmal geradezu Fremdes, vor allem, wenn Schmerz von ihr ausgeht.

Dieser Gedanke ist tauglich für den Alltag, denn genau so nehmen wir uns ja in der meisten Zeit unseres Lebens wahr. Aber er entspricht nicht der wissenschaftlich fundierten Wirklichkeit. Denn nach neuen Erkenntnissen, für die sich inzwischen genügend Belege gefunden haben, sind Körper und Geist nur zwei Seiten desselben Wesens, sozusagen untrennbar miteinander verbundene Bilder derselben Wirklichkeit. Nach dieser Vorstellung sind wir gleichzeitig Körper und Geist, und tatsächlich finden sich die Abdrücke des Geistes überall im Körper, und zwar in so dichter Folge, dass es durchaus berechtigt ist, zu behaupten, Körper und Geist seien eines (mehr dazu im Kapitel »Ist der Geist überall?«).

Ist das Ich, das über »seine« Erkrankung nachdenkt, also nur ein Teil des Körpers, weil es im Gehirn entsteht? So vertreten das nicht wenige Forscher. Manche gehen noch einen Schritt weiter und betrachten den Geist insgesamt als »Nebenprodukt« der Evolution, als einen Trick der Natur, mit dem sich die »Bio-Roboter« Vorteile im Kampf um die Vorherrschaft auf diesem Planeten sicherten. Denn je mehr Bewusstheit ein Wesen besitze, sagen sie, umso mehr könne es planend seine

Vorteile nutzen und immer mehr Nischen besetzen. So erschufen in der Vorstellung dieser radikaldarwinistischen Denkrichtung »egoistische Gene« komplizierte biologische Gebilde, die immer bewusster wurden und damit immer mehr Terrain eroberten, am Ende dann den Menschen, dem jedes Mittel recht ist, über den Planeten und alle seine Lebewesen zu herrschen, selbst der Einsatz so subtiler Hilfsmittel wie eines planenden und steuernden Geistes.

Diese Reduktion der Evolution auf ein Spiel seelenloser Gene, deren einziger Sinn in sich selbst besteht, hat ein Menschenbild hervorgebracht, in dem sich alles auf den biologischen Kampf ums Dasein reduziert. Tiefe Gefühle wie Liebe und Hass oder die Fähigkeit zu spiritueller Verbindung sind in dieser Vorstellung nur Nebenprodukte, die manchmal im Überlebenskampf nützen – mehr Bedeutung kommt ihnen nicht zu.

Es ist dieses Menschenbild, das die moderne Medizin noch immer beeinflusst, die Medizin einer vollständig entzauberten Welt. Ihre großen Erfolge auf dem Gebiet der Akutbehandlung in lebensbedrohlichen Situationen, vor allem in der Chirurgie, geben ihr im Alltag recht, und es ist ein in der Geschichte der Menschheit unschätzbarer Fortschritt, über derart wirkungsvolle Methoden zu verfügen. Aber die konventionelle Medizin hat ihre Grenzen: wenn nämlich Erkrankungen chronisch werden, wenn sie nicht plötzlich aufflammen und nach der ersten Attacke des Arztes wieder verschwinden, wenn sie also nicht auf einfache und leicht verständliche Ursachen zurückzuführen sind. Chronische Erkrankungen erscheinen als verwirrendes Puzzle.

Wenn eine eindeutige Ursache nicht erkennbar ist oder ein wissenschaftlich überprüfter Heilungsweg nicht zur Verfügung steht, bekämpft die konventionelle Medizin vor allem die Symptome, in der Hoffnung, damit Linderung für den Patienten zu erreichen. Aber das ist keine angemessene Antwort auf eine komplexe Frage. Deshalb geben Mediziner oft mehrere Antworten, indem sie für jedes Symptom ein eigenes Mittel verschreiben, bis sie schließlich mit der nächsten Staffel von Medikamenten die Nebenwirkungen der ersten Arzneien bekämpfen. Nach einer Untersuchung Bremer Wissenschaftler[6] gibt es in Deutschland jährlich mindestens 200000 schwere Fälle von Medikamenten-Nebenwirkungen, von denen 12000 bis 16000 tödlich enden. Und es ist erstaunlich, wie viele Patienten jahrelang schier unglaubliche Mixturen von Wirkstoffen überleben. Nicht wenige Ärzte erzielen bei neuen Patienten überraschende Soforterfolge, wenn sie sich zu einem radikalen Schritt entschließen und die Zahl der Medikamente reduzieren, manchmal sogar alle, wenn sie nicht lebensnotwendig erscheinen, für eine gewisse Zeit absetzen. Plötzlich verschwinden Schmerzen, Magenbeschwerden, Hauterkrankungen: Es kann tatsächlich sehr heilsam sein, wenn man dem Körper die Chance gibt, mit sich selbst wieder ins Reine zu kommen.

Ist Heilung also vor allem Selbstheilung oder ist sie doch grundlegend von der Hilfe eines anderen Menschen abhängig, der stellvertretend für den Patienten den Kampf aufnimmt: Arzt, Heilpraktiker, Psychotherapeut oder Schamane, je nach den Vorlieben und dem Kulturkreis, in dem sich ein Mensch bewegt?
Solche Fragen stellen sich Patienten oft erst dann, wenn die gewohnten Instrumente der Medizin nicht mehr greifen, wenn die störenden Symptome nicht von selbst oder mit Hilfe einer kleinen Intervention verschwinden, wenn der dumpfe Schmerz als Hintergrundgeräusch stets präsent bleibt, wenn der Geist keine Chance mehr hat, dem Körper seine Aufmerksamkeit zu entziehen. Aber dies sind die grundlegenden Fragen der Medizin, wenn sie auch im Alltag der Gesundheitsindustrie erst langsam an Bedeutung gewinnen –

denn dort herrscht immer noch die Mentalität eines großen, immer perfekter organisierten Reparaturbetriebs für defekte Maschinenmenschen.

Für jedes Segment des »Roboters« gibt es eigene Werkstätten mit immer höher spezialisierten Mechanikern, die oft schon die Kollegen aus den Nachbarwerkstätten nicht mehr vollständig verstehen, denn immer komplizierter werden die Mittel und Methoden der Fehlerdiagnose, der Wartung und Reparatur und die Techniken des Austausches defekter Teile.

Auch für den Geist gibt es eigene Werkstätten, wo Spezialisten versuchen, den immateriellen Steuermann funktionstüchtig zu halten, indem sie die Steuerkanzel selbst reparieren. Das ist jener Ort, wo Psychiater mit Medikamenten und (seltener) mit chirurgischen Eingriffen am materiellen Substrat des Geistes drehen, wo sie also einen Steuermann, der ver-rückt wurde, wieder geradezurücken versuchen.

Ganz im Sinne der Trennung von Körper und Geist gibt es aber auch den Versuch, Verletzungen der Seele zu heilen, indem ein Geist mit dem anderen kommuniziert. Das sind die unterschiedlichen Formen der Psychotherapie, von der Psychoanalyse bis zur Gesprächstherapie. Es gehört zur Trennung im Fühlen und Denken seit Descartes' Zeiten, dass dieser Bereich nur den Problemen der Seele selbst vorbehalten ist. Körperliche Schäden sollen Psychologen nicht behandeln, dafür sind andere zuständig. Immerhin hat die Psychotherapie im Laufe ihrer Geschichte körperliche Bewegung als ein machtvolles Mittel des Einflusses auf die Seele entdeckt und so die Grenzen verwischt: Persönliche Krisen und Traumata können sich nach ihrer Vorstellung im Körper spiegeln. Deshalb versuchen verschiedene Richtungen der humanistischen Psychologie, psychosomatische Erkrankungen auch über besondere Körperhaltungen zu behandeln.

Aber noch immer ist unser Medizinbetrieb so organisiert, dass es unterschiedliche Werkstätten für unterschiedliche Beschwerden gibt, und die jeweiligen Werkstattleiter und ihre Standesorganisationen achten streng darauf, dass sich daran möglichst wenig ändert. Gerade die Psychotherapeuten aber, vor allem die Vertreter der klinischen Hypnose, haben begonnen, die Grenzen mehr und mehr zu überschreiten, und deshalb kommt aus diesem Raum der Anstoß für einen Bewusstseinswandel, der langfristig die Medizin revolutionieren könnte: Wenn nämlich aus der Beziehung zwischen Geist und Geist körperliche Veränderungen erwachsen, wenn Heilung auf diesem Wege möglich ist, dann steht auf lange Sicht das ganze Konzept des Reparaturbetriebs in Frage.

Die Psychosomatik versucht, mit einem eigenen Fachgebiet die offenkundige Trennung zu überwinden. Sie beschäftigt sich mit den Wechselwirkungen zwischen Körper und Seele und hat seit ihrem Entstehen den Vertretern der Körpermedizin ein gewisses Terrain abgetrotzt. Obwohl ihre Pioniere mit ihrer Forschungsarbeit die Grenzen immer weiter hinausschieben, bleibt sie dennoch nur ein medizinisches Fachgebiet unter vielen, und so hält sich der Glaube, dass fast alle Erkrankungen »rein körperliche« Störungen seien, nicht beeinflusst durch die Bewegungen der Seele.

Im Bewusstsein auch der meisten Patienten ist das nicht anders, und so wünschen sie sich, der Arzt möge ihre Erkrankung an einem klar umrissenen Ort des Körpers entdecken und von dort auch wieder vertreiben. »Ich bin doch nicht verrückt«, sagen viele Menschen, wenn ein Arzt vorsichtig nach Problemen in ihrem Leben fragt. Sie ahnen, dass der Versuch, das Leben insgesamt wieder ins Gleichgewicht zu bringen, erheblich länger dauern kann als die Auslöschung unangenehmer Symptome mit Hilfe der Chemie. So spielen Patienten und Ärzte im medizinischen Alltag oft ein gemeinsames Spiel, das die Trennung von Körper und Seele festschreibt und das Bild des Maschinenmenschen festigt.

Dass die moderne Neurobiologie Körper und Seele längst als Einheit betrachtet, lässt sich mit dem Verstand zwar nachvollziehen, aber nicht wirklich begreifen. Denn es entspricht einfach nicht der alltäglichen Wahrnehmung, die das alte Weltbild in jedem Augenblick zu bestätigen scheint. Das denkende Ich fühlt sich vom Körper getrennt, es verweilt in den schwebenden Bildern der Vergangenheit oder reist in die ungelebten Landschaften der Zukunft, nur selten hält es sich in der Gegenwart auf, dort, wo der Körper agiert, wo sich also das Leben tat-sächlich abspielt. Der Körper bindet uns an die Gegenwart und die Alltagsrealität. Der Geist und darin das Ich, das sich für die eigentliche Person hält, flieht diesen Ort und damit auch ein wenig das Leben. Je mehr aber eine Erkrankung Raum greift, umso mehr verbinden sich Geist und Körper zu einer ständig gegenwärtigen Einheit. Der Wunsch, diesen schmerzhaften Zustand zu beenden, wird zum Zentrum des Seins. So führt uns jede Erkrankung von den Ausflügen in längst gelebtes oder nur gewünschtes Leben in die Gegenwart zurück, und darin liegt auch eine große Chance zur Veränderung.

Wenn nämlich Körper und Geist im Grunde eines sind, dann kann der Geist, indem er sich selbst verändert, auch den Körper verändern, aber dies ist schon wieder in der Sprache der Trennung formuliert. Wenn Körper und Geist eines sind, dann bedeutet eine Veränderung des Geistes unmittelbar eine Veränderung des Körpers. Oder mit anderen Worten: Schon in der Intention, in der Absicht, im Willen, im tief empfundenen Wunsch und auch in der Hoffnung liegen machtvolle Quellen der Heilung.

In der Geschichte der Medizin gibt es viele Beispiele, die diesen Gedanken nahelegen. Jeder Arzt, jeder Heilpraktiker, jeder Therapeut, jeder Heiler und viele Menschen in pflegenden Berufen können von Fällen berichten, deren Heilung unerwartet, manchmal geradezu wunderbar verlief. Es sind auch solche persönlichen Erfahrungen, die immer mehr Mediziner zum Umdenken bringen. Sie geben nicht ihren hohen wissenschaftlichen Standard auf, erkennen aber gleichzeitig, dass im medizinischen Alltag die Dimension des Geistes und der Seele offenbar noch immer zu wenig Beachtung findet. Und so entwickeln sie eine wachsende Sensibilität dafür, im Gespräch mit ihren Patienten auch auf diese Ebene zu achten. Diese Haltung erfordert Mut, denn sie kann zu Entscheidungen führen, die auf den ersten Blick medizinischem Wissen widersprechen.

Aber so können manchmal Dinge geschehen, die nach dem Lehrbuch und langjähriger Erfahrung eigentlich undenkbar scheinen. Aus meiner Sicht sind es nicht zuletzt diese ungewöhnlichen Geschichten, die der Heilkunst neue Impulse geben, denn sie zeigen, dass in Wirklichkeit viel mehr möglich ist, als unsere wissenschaftlichen Definitionen einräumen möchten.

Die Frau, die ihr Kind ins Leben wünschte

Tödliche Diagnose

Mira wollte sie ihr Kind nennen, wenn es eine Tochter würde. Mira, die Wunderbare. Als sie diesen Namen wählte, ahnte sie nicht, dass das Leben ihrer ungeborenen Tochter an einem seidenen Faden hing.
Zunächst schien die Schwangerschaft ganz normal zu verlaufen, aber Ursula Mannweiler war vorsichtig, wollte ganz sichergehen, ließ alle Werte immer wieder überprüfen. Denn ein Jahr zuvor, bei ihrer ersten Schwangerschaft, hatten sich nach sechs Monaten schwerwiegende Komplikationen eingestellt, und am Ende, in der 27. Schwangerschaftswoche, war das Baby gestorben – »intrauteriner Fruchttod« lautete die traurige Diagnose. Die Ärzte bemühten sich vergebens, die Ursache zu verstehen. Sie wussten nur: Der Fötus war offensichtlich unterversorgt, weil die Plazenta nicht ausreichend durchblutet wurde. Das Kind hatte sich deshalb kaum entwickelt und war viel zu klein, es hatte keine Überlebenschance. Dabei war die Mutter völlig gesund – es gab keine überzeugende Erklärung für die Durchblutungsstörung und damit auch keine Erklärung für den Tod des Kindes.
Und nun, ein Jahr später, saß Ursula Mannweiler wieder im Untersuchungszimmer der Uniklinik und hoffte, dass die Spezialisten hier ihre Ängste zerstreuen würden. Ihre Frauenärztin hatte sie in die Klinik überwiesen: Verdacht auf

Plazentainsuffizienz, genau dieselbe Diagnose wie in der ersten Schwangerschaft.

Aber die Pränatalmediziner in Frankfurt hatten keine beruhigenden Erkenntnisse, sondern bestätigten den Verdacht: Im Ultraschall zeigte sich kein Fruchtwasser, das Baby war jetzt, in der 23. Schwangerschaftswoche, so schlecht versorgt, dass die Nieren schon nicht mehr durchblutet wurden. Die Entwicklung des Fötus war um sechs Wochen verzögert, das Baby wieder viel zu klein, und der Chefarzt der Geburtsklinik konnte der Mutter keine realistische Hoffnung machen. *Reversed Flow*, Rückfluss in der Nabelschnur, ergaben die Messungen. Und diese Diagnose, sagt Prof. Frank Louwen, ist faktisch ein Todesurteil.

Tatsächlich zeigt der *Reversed Flow* medizinisch eine hoffnungslose Situation an: Das Blut aus der Nabelschnur, das lebensnotwendige Nährstoffe aus der Plazenta aufnehmen muss, kommt nur langsam oder gar nicht mehr zum Ziel, weil die Plazenta nicht ausreichend durchblutet ist. Die Blutgefäße haben sich verengt und lösen einen Rückstau aus – alle Organe sind dramatisch unterversorgt und schalten nach und nach ab. Solange noch Nährstoffe in den Blutkreislauf des Kindes gelangen, werden sie vor allem dem Gehirn zur Verfügung gestellt. Wenn das Gehirn auch noch Schaden nimmt, ist der Kampf verloren.

Aber genau das war wohl schon geschehen, befürchtete Prof. Louwen, seine Haltung war nach Auswertung aller Daten äußerst pessimistisch.

Aber Ursula Mannweiler wollte dieses Urteil nicht annehmen. Sie und ihr Mann wünschten sich seit vielen Jahren ein Kind, und der unerwartete Tod ihres Babys im vergangenen Jahr hatte sie nicht entmutigt: Sie wussten einfach, dass sie ein Kind wollten, und sie würden alles dafür tun, um das Baby zu retten.

Ursula Mannweiler beschwor den Arzt. Sprach von ihren Wünschen, ihren Ängsten, ihrer Hoffnung. Prof. Louwen ist ein Mediziner, der sich Zeit nimmt, der den Gefühlen seiner Patientinnen folgt und dem die Patientinnen vertrauen. Er sagte ihr nicht, wie aussichtslos ihm dieser Fall erschien, versuchte, ihr weiter Mut zu machen, wollte ihr aber auch nicht versprechen, was er nicht versprechen konnte.

»Plazentainsuffizienz« lautete die offizielle und eigentlich wenig aussagekräftige Diagnose, denn sie bedeutet in den meisten Fällen keineswegs ein Todesurteil für das Kind. Sie stellt lediglich fest, dass die Funktion der Plazenta, die das Baby versorgt, aus irgendeinem Grund gestört ist. Allerdings wird ein Prozent aller Fehlgeburten durch diese Erkrankung verursacht. Es kann also dramatische Folgen haben, muss es aber keineswegs, denn es gibt eine Behandlungsmethode, die gute Erfolge aufweist: die Infusion mit Glucose. Sie sorgt dafür, dass sich der Blutfluss normalisiert, dass sich wieder Fruchtwasser bildet und sich die Plazenta nach und nach erholt. Genau diese Therapie wünschte sich die Patientin, darauf setzte sie alle Hoffnung.

Prof. Louwen stand vor einem Dilemma: Er wollte seiner Patientin helfen, konnte ihre Verzweiflung verstehen, wollte alles tun, um das Kind zu retten. Aber dieser Fall schien besonders schwerwiegend: Das entscheidende Problem war die offenbar schon längere Zeit gestörte Durchblutung. Ursula Mannweiler war in der 23. Schwangerschaftswoche, ihr Kind um sechs Wochen in der Entwicklung zurück. Der Arzt musste also davon ausgehen, dass die Störung sechs Wochen zuvor begonnen hatte, also in der 17. Schwangerschaftswoche, und dass die Niere seitdem nicht mehr funktionierte. Die Niere nämlich produziert das Fruchtwasser, und das braucht das Baby genau in dieser Phase seiner Entwicklung, um die Atemreflexe zu trainieren. Es »atmet« das Fruchtwasser ein und stößt es wieder aus, so bereitet es sich darauf vor, nach der Geburt die Luft ein- und auszuatmen. Wenn sich dieser Reflex nicht entwickelt, hat ein Kind keine Chance, selbst wenn es lebend zur Welt käme – es würde ohne künstliche Sauerstoffversorgung sofort sterben.

Allein diese Erkenntnis rechtfertigte schon den Pessimismus des Mediziners, aber es war ja nur eine Erkenntnis unter vielen. Selbst wenn der unwahrscheinliche Fall eintreten sollte, dass ein Kind in einem solchen Fall länger dauernder Unterversorgung überhaupt bis zur Geburt überlebt, waren noch mehr irreparable Schäden zu erwarten – schwere körperliche und wahrscheinlich auch geistige Behinderungen, denn alle Organe waren ja unterversorgt, wahrscheinlich auch das Gehirn, wenn der Körper auch in der Krise stets versucht, alle verfügbaren Nährstoffe zunächst dem zentralen Organ zuzuführen. Aber ob dieser »Rettungsmechanismus« ausreichte, um das Gehirn vollständig zu schützen, konnte niemand sicher wissen.

Es ist eine schwierige Entscheidung, sich in einer solchen Situation dennoch für die Fortsetzung der Behandlung zu entscheiden, einer Behandlung, die bis zur Entbindung nicht unterbrochen werden darf: Glucoseinfusionen rund um die Uhr, regelmäßige Überwachung der Parameter. Doch Ursula Mannweiler wollte all das in Kauf nehmen, und ihr Mann unterstützte sie dabei. Beide hatten sich für dieses Kind entschieden, und sie waren bereit, es anzunehmen, ganz gleich, welche Konsequenzen das haben würde.

Prof. Louwen folgte schließlich dem Wunsch seiner Patientin, die Glucosetherapie zu versuchen. Es war der Beginn der 24. Schwangerschaftswoche, als die Krankenschwestern die erste Infusion anlegten.

Ursula Mannweiler ist eine Frau, die an Gott glaubt und gleichzeitig mit beiden Beinen auf der Erde steht. Sie redet nicht viel über diese Seite ihrer Persönlichkeit, es ist eher eine Selbstverständlichkeit, etwas, was im Alltag vielleicht weniger Bedeutung hat und dennoch im Hintergrund immer da ist.

Aber in dieser besonderen Situation wurde der Dialog mit Gott zu einer wichtigen Stütze. Ein Dialog, in dem die ganze Enttäuschung über den Tod des ersten Kindes immer mehr Raum forderte. »Ich habe mit dem da oben gesprochen«, erzählt sie, mehr noch: Sie habe ihn angeschrien, habe ihm gesagt: »Du hast mir schon ein Kind genommen, dieses gebe ich jetzt nicht mehr her. Warum tust du das, warum bist du nicht bereit, diesem Baby das Leben zu lassen?« Sie habe alle ihre Wut und ihre Trauer zugelassen, habe geweint und mit »dem da oben« gekämpft. Ein verzweifelter Kampf – gegen alle, die die Lebenschance ihres Kindes in Frage stellten. In den Gesichtern der Krankenschwestern hatte sie in den letzten Tagen gelesen, wie gering ihre Chancen waren. Aber sie fühlte sich auch unterstützt vom Team in der Klinik, vor allem aber von ihrem Mann, der bereit war, den Weg mitzugehen, ganz gleich, wohin er führen würde. Auch eine mögliche Behinderung ihres Kindes waren die Eltern bereit anzunehmen.

Ursula Mannweiler spricht nicht von einem Gebet, wenn sie von diesem inneren Dialog erzählt. Ein Gebet, das sei vielleicht etwas für die Kirche. In jedem Fall aber ist es eine Bitte, die demütig vorgetragen werden soll, so hat sie es im Religionsunterricht gelernt. Doch dieses Gespräch war beinah eine Anklage, in der sich die ganze Verzweiflung über die verlorene Schwangerschaft und die Angst um das neue Baby ausdrückte. Sie habe es als eine innere Reinigung erlebt, sagt sie heute, und von diesem Moment an sei sie mehr und mehr überzeugt gewesen, dass ihr Baby überleben würde. Ärzte und Krankenschwestern blieben an ihrer Seite und machten ihr Mut.

Sechs Tage sind vergangen. Prof. Louwen steht in seinem Sprechzimmer und hält einen Computerausdruck in der Hand. Es gibt zwei Linien auf diesem Blatt, die einen schmalen Korridor der Normalität abstecken. Zwei Linien, zwischen denen sich eine Messkurve bewegen muss, die anzeigt, wie die Plazenta durchblutet wird. Innerhalb der Linien ist das Leben, außerhalb der Tod.
Prof. Louwen traut seinen Augen nicht: Die Werte liegen im Normalbereich.

In der 32. Schwangerschaftswoche kommt Mira, die Wunderbare, nach einem Kaiserschnitt zur Welt. Sie ist 30 Zentimeter groß und wiegt 565 Gramm. Sie ist sehr klein, sehr leicht, aber sie lebt.
Die Gynäkologen untersuchen das Baby, beobachten seine Reaktionen, suchen nach den Folgen der dramatischen Unterversorgung in den ersten Monaten der Schwangerschaft. Und nun stellt sich heraus, was Pränatalmediziner Louwen als den zweiten Teil eines »Wunders« bezeichnet: Mira hat keinerlei Behinderungen – weder körperliche noch geistige. Sie kann atmen wie jedes andere Neugeborene auch, ist in jeder Hinsicht gesund und entwickelt sich von diesem Tag an – bis auf das Größenwachstum – völlig normal.

Ein Sieg des Lebenswillens

Ein Fall, der den Medizinern in der Uniklinik noch immer Rätsel aufgibt: Er ist das, was man eine Spontanheilung nennt – aber dieser Begriff ist keine Erklärung, er sagt nur aus, dass nach allem medizinischen Wissen nicht die Interventionen in der Klinik geholfen haben konnten, zumindest nicht allein. Der Körper hatte sich selbst geheilt, und die Ärzte konnten nicht sagen, warum.

In solchen Momenten, die in den Kliniken und Arztpraxen sicher viel häufiger vorkommen, als es die Forschung aufzeichnen kann, zweifeln Mediziner nicht selten an der Korrektheit ihrer Diagnose, denn eine Veränderung körperlicher Parameter braucht eine plausible Erklärung. In der Schulmedizin bedeutet das: Sie muss wissenschaftlichen Kriterien genügen, muss rational begründbar und aus dem Kenntnisstand der Forschung ableitbar sein. Wenn aber Wissenschaft und klinische Erfahrung einen bestimmten Verlauf der Erkrankung erwarten lassen und dieser Verlauf nicht eintritt, ohne dass eine Erklärung dafür gefunden wurde, liegt die Vermutung nahe, dass die Ausgangslage falsch beurteilt wurde. Möglicherweise war ja die Durchblutung der Plazenta weniger gestört als vermutet, vielleicht wurde auch der Entwicklungsrückstand des Embryos falsch beurteilt, oder Daten wurden verwechselt. Es gibt viele Möglichkeiten, und weil Fehler nie auszuschließen sind, neigen die meisten Ärzte dazu, lieber an ihrer Vorarbeit zu zweifeln, als eine unerklärliche Heilung zu akzeptieren.

Aber hier sind alle Messungen der Körperparameter von Mutter und Kind gut dokumentiert, aus allen Phasen der Schwangerschaft gibt es aussagekräftige Ultraschallaufzeichnungen. Weder vorher noch nachher habe er bei ähnlicher Diagnose einen vergleichbaren Verlauf erlebt, versichert Prof. Louwen. Miras Geschichte ist, zumindest an der Frankfurter Uniklinik, einmalig, und wenn die Familie mit ihrer Tochter die Station besucht, empfinden alle Mitarbeiter das Besondere: Da kommt ein Kind, dessen Schicksal schon besiegelt schien, und es lacht, rennt über den Gang, begrüßt die Ärzte oder versteckt sich, wie es die Laune des Augenblicks will, ein ganz normales, vielleicht sogar besonders lebendiges Kind.

Obwohl die klassische Medizin keine Lösung für das Rätsel findet, es als unerwartete Entwicklung in einem Einzelfall

ansieht, der nicht wiederholbar scheint, ist die Geschichte aber noch nicht zu Ende. Es lohnt sich, einen Moment innezuhalten und einige grundsätzliche Fragen zu stellen:
Wenn die Glucosetherapie nicht entscheidend war für das Überleben Miras, was hat dann das Baby gerettet?
Welche Bedeutung hatte die intensive Betreuung in der Klinik, die Hilfe durch Ärzte und Krankenschwestern, für die Veränderung körperlicher Parameter?
Was ist von dem inneren Dialog zu halten, den Ursula Mannweiler mit »dem da oben« führte? Kann der Glaube an Gott gesund machen? Verzichten Menschen, die religiöse Vorstellungen ablehnen, womöglich auf eine wichtige Quelle der Heilung?
Wie groß ist die Kraft des Willens? Liegt das Geheimnis von Miras Rettung im unbändigen Willen der Eltern, ihr Kind ins Leben zu wünschen? Kommt es also darauf an, in einer solchen dramatischen Situation Stärke zu zeigen, jeden Zweifel auszuschließen und sich in keinem Moment beirren zu lassen, auch wenn die statistischen Chancen noch so gering erscheinen?
Oder war es vielleicht die bedingungslose Annahme ihres Kindes, ganz gleich, ob es behindert sein würde oder nicht, die dem Körper der Mutter den entscheidenden Impuls zur Veränderung gaben?
Aber wie hat sich diese Haltung der Eltern auf das ungeborene Kind übertragen? Wie hat sie seinen Lebenswillen beeinflusst? Prof. Louwen ist der festen Überzeugung, dass auch ein Kind in dieser frühen Phase seiner Entwicklung schon eine Persönlichkeit ist, ein Individuum, das sich entscheiden kann, aufzugeben oder weiterzuleben. »Auch wenn das vielleicht metaphysisch klingt: Irgendwie ist es der Mutter gelungen, ihr Kind zu erreichen und ihm zu signalisieren, dass es sich lohnt, weiterzukämpfen«, sagt er.
Wie aber kann eine Mutter ihr Kind davon überzeugen? Ihr

Nervensystem, über das sich vielleicht Impulse übertragen könnten, ist von dem des Kindes vollständig getrennt. Auch der Blutkreislauf hat keine direkte Verbindung zum Kind – so ist es möglich, dass Mutter und Kind zwei ganz unterschiedliche Blutgruppen haben können. Einzig in der Plazenta, wo die Blutgefäße der Mutter die des Babys berühren wie zwei Hände, die ineinanderliegen, können Stoffe aus dem Kreislauf der Mutter über eine dünne Membran den Kreislauf des Kindes erreichen. Ist diese zarte Verbindung der beiden Körpersysteme der Schlüssel? Und welche Stoffe könnten das sein, die dem Kind den tiefen Wunsch der Mutter körperlich spürbar machten?
Prof. Louwen, der stets aufs Neue über die Rettung Miras staunt, glaubt nicht, dass es für ihr wunderbares Überleben eine einfache Erklärung gibt:

»Die Mediziner suchen immer nach dem einen Stoff, der für alles verantwortlich ist. Oder nach einer Kombination, aus der sich vielleicht die ›Zauberpille‹ entwickeln ließe. Aber das Leben ist viel komplizierter, viel unerklärlicher. Im Grunde wissen wir auch heute noch so gut wie nichts darüber.«

Immer mehr Wissenschaftler folgen ähnlichen Gedanken. Sie haben begonnen, das Geheimnis von Gesundheit, Krankheit und Heilung nicht mehr auf einem, sondern auf vielen Wegen zu suchen, weil es sich vielleicht erst in der Verbindung vieler Erkenntnisse verstehen lässt. Jahrzehnte, vielleicht Jahrhunderte suchten die Forscher einfache Ketten von Ursache und Wirkung, in der Hoffnung, die einzige, auf wenige Begriffe verdichtete Formel des Lebens zu finden, so wie viele Physiker noch immer die Formel der Welt insgesamt entdecken wollen. Aber das Geheimnis könnte darin liegen, dass es diese Formel nicht gibt, den einen Weg, der alle anderen ausschließt. Möglich, dass sich auch in der Geschichte Miras die Ahnung eines Netzwerks andeutet, in dem Körper, Geist und Seele verbunden sind, nicht auf einfache, lineare Weise, sondern in der Verbindung ganz unterschiedlicher Ebenen: von einer eher »immateriellen«, die sich im Willen und dem tiefen Wunsch der Eltern ausdrückt, ihrem Kind ins Leben zu helfen, und ebenso im Überlebenswillen des Kindes selbst, bis zu einer eher »materiellen«, die sich in der plötzlichen Verbesserung des Blutflusses in der Plazenta zeigt. Beide Ebenen waren für die Heilung wichtig. Sie scheinen auf den ersten Blick getrennt, aber natürlich muss es diese Verbindung geben.

Die Frage lautet also: Wie genau spielten Geist und Körper zusammen? Und welche Konsequenzen könnte das für die Heilung auch anderer Erkrankungen haben?

Das verborgene Netz

Gespräch zwischen Körper und Seele

In den siebziger Jahren gelang einer jungen Biologin in den USA eine entscheidende Entdeckung. Dutzende Arbeitsgruppen hochkarätiger Wissenschaftler hatten überall auf der Welt um diese Entdeckung gekämpft und am Ende den Wettlauf verloren. Was Candace Pert, Doktorandin am Medizinischen Institut der Johns-Hopkins-Universität in Baltimore, in monatelangen Versuchsreihen herausfand, war die Bestätigung einer revolutionären Theorie: Neben dem Nervensystem, das den Körper über elektrische Impulse mit dem Gehirn verbindet, gibt es ein biochemisches Netzwerk, über das Körper und Geist Informationen austauschen.

Candace Pert hatte in ihren Versuchsreihen zum ersten Mal einen der Bausteine dieses Systems nachgewiesen: einen Rezeptor, den Empfänger chemischer Nachrichten. Es war der Rezeptor für eine der mächtigsten schmerzreduzierenden Substanzen: das Morphin. Die Mediziner wendeten dieses Mittel schon lange an, sie wussten, dass es auf geradezu magische Weise wirkte. Und sie wussten auch: Wenn das Morphin der Schlüssel ist, dann musste es ein passendes Gegenstück geben, um die Tür in den Organismus zu öffnen, das Sicherheitsschloss sozusagen. Aber bis zum 25. Oktober 1972, jenem entscheidenden Tag in Baltimore, war das nur eine Theorie. Jetzt wurde es wissenschaftliche Realität.

Der Morphinrezeptor war gefunden, aber sofort stellte sich

eine neue Frage: Wenn die Evolution ein Schloss geschaffen hatte, in das nur ein einziger Schlüssel passte, warum und zu welchem Zweck war dies geschehen? Es schien mehr als unwahrscheinlich, dass eine jahrtausendelange Entwicklung im menschlichen Gehirn den Empfänger für einen Stoff hervorgebracht hatte, der im Körper selbst nicht existierte, der erst künstlich gewonnen werden musste. Die Evolution mochte komplizierte Wege gehen, aber sie neigte nicht dazu, im Körper gleichsam auf Verdacht einen Vorrat an Schlössern zur Verfügung zu stellen, deren Schlüssel vielleicht nie entdeckt würden. Es musste also eine körpereigene Substanz geben, die schon immer an den Morphinrezeptoren andocken konnte, ein vermutlich nahezu identischer Stoff. Es dauerte nicht lange, bis unterschiedliche Arbeitsgruppen diesen Stoff entdeckten: Sie nannten ihn Endorphin, eine Wortneuschöpfung, die körpereigenes Morphin bedeutet. Heute gehört es zum medizinischen Grundwissen, dass diese Substanz, die in der Hypophyse (der Hirnanhangsdrüse) erzeugt wird, bei schweren Verletzungen durch den Körper flutet und jeden Schmerz für eine gewisse Zeit ausschaltet.

Die Entdeckung des ersten Rezeptors und des Stoffes, den dieser Rezeptor empfängt, war nur der Anfang eines neuen Wettlaufs. Wie immer in der Wissenschaft, wenn ein Durchbruch geschafft ist, folgten neue Erkenntnisse mit wachsender Geschwindigkeit. Immer mehr Botenstoffe und die dazu passenden Rezeptoren wurden gefunden. In den achtziger Jahren konnte der Schwede Thomas Hokfeldt nachweisen, dass die geheimnisvollen Botenstoffe überall im Nervensystem vorkommen, nicht nur entlang der Nervenganglien,[7] sondern auch in den Organen selbst, zu denen die Nervenbahnen führen. Und wo immer diese Botenstoffe flossen, musste es auch Rezeptoren geben, die sie empfingen. Hatten die Wissenschaftler das Steuerungssystem gefunden, mit dem der Körper vollautomatisch seine Funktionen reguliert? Und welche Rolle spielte das Gehirn dabei? Dort nämlich waren besonders viele Rezeptoren nachweisbar.

Bald stellte sich heraus, dass die unterschiedlichen Botenstoffe und ihre Rezeptoren keineswegs nur in den Hirnarealen vorkamen, die niedrigeren Aufgaben vorbehalten sind, sondern auch in den Bereichen, die höheren Funktionen dienen. Sie waren also nicht nur dafür zuständig, die unwillkürlichen Funktionen zu steuern, sondern hatten offenbar auch Kontakt zu den bewussten Vorgängen, mit anderen Worten: Es kam ihnen eine verbindende Funktion zu, die möglicherweise alle Bereiche von Körper und Geist umfasste. Mehr und mehr wurde den Forschern klar, dass sie auf ein System der Kommunikation gestoßen waren. Wie aber vollzog sich dieser Informationsaustausch?

Die Wissenschaftler fanden heraus, dass die Botenstoffe, die Träger der Information, sogenannte Peptide sind. Peptide bestehen aus Aminosäuren und sind winzige Stücke des Urstoffs des Lebens, der Proteine. Die ersten hatten die Chemiker schon Anfang des 20. Jahrhunderts entdeckt, im Darm zum Beispiel, wo sie die Sekretion von Bauchspeicheldrüsensaft anregen. Nach und nach gelang es, immer mehr dieser geheimnisvollen Verbindungen zu isolieren und Ideen zu entwickeln, wozu sie dienen könnten. Und schließlich war unumstößlich sicher, dass Peptide überall im Körper hergestellt werden und dort – zum Beispiel als Hormone – vielfältige Funktionen erfüllen. Die Entdeckung des Endorphin-Rezeptors zeigte nun, dass es auch im Gehirn Empfangsstationen gab, die diese Stoffe aufnehmen konnten. Das Endorphin selbst wurde eindeutig im Gehirn wirksam – und das führte zu zwei wichtigen Schlüssen: Zum einen sind Schmerzen offenbar nicht einfach nur Signale, die von Schmerzpunkten auf der Haut oder im Körper über die Nervenbahnen ins Gehirn gelangen und dort verarbeitet werden, sondern bei genauer Betrachtung entscheidet sich erst im Gehirn, ob

Schmerzen überhaupt wahrgenommen werden. Oder noch radikaler: Schmerz existiert vor allem im Gehirn und kann deshalb auch dort wieder ausgeschaltet werden, wie der Einsatz von Morphinen in der Medizin ja schon gezeigt hatte. Zum anderen deutete sich jetzt an, dass die Signalübertragung im Körper tatsächlich keine Einbahnstraße ist. Botenstoffe verbinden das Gehirn auch mit entlegenen Regionen des Körpers: Neuropeptide, Hormone und winzige Eiweißbausteine zirkulieren als Informationsträger im Nervensystem.

Biochemisch geschieht der Informationsfluss auf folgende Weise: Wenn ein Botenstoff einen passenden Rezeptor entdeckt, dockt er dort an. Die Empfängerzelle reagiert sofort und verändert sich. Dabei produziert sie ihrerseits Botenstoffe, die nun durch die Zellmembran geschleudert werden und sich auf den Weg durch den Körper machen, auf der Suche nach passenden Rezeptoren, die ihre Mitteilung aufnehmen können. Und so sind ständig Boten auf dem Weg zu nahe gelegenen oder weiter entfernten Zellen, mit wichtigen Informationen, die das Ganze betreffen.

Während die Körperzellen vor allem über die Chemie miteinander ins Gespräch kommen, stützen sich Nervenzellen sowohl auf elektrische Signale als auch auf chemische Botenstoffe. Letztlich sind es zwei Systeme der Kommunikation, die sich hier auf wunderbare Weise miteinander verbinden: Die chemischen Boten beeinflussen die elektrischen Signale, die über die Nervenfasern zwischen nahen und weit entfernten Regionen des Körpers Signale austauschen, und sie werden umgekehrt von ihnen beeinflusst.

Ein reger Dialog entsteht auf diesen verzweigten Wegen, aber nicht nur zwischen zwei Gesprächspartnern, sondern unendlich vielen. Jede Antwort löst neue Fragen aus, jede erfüllte Bitte neue Vorschläge oder Wünsche, bis sich die Gesprächspartner vollständig aufeinander eingestellt haben, bis sie mit sich in Einklang sind, bis Kohärenz hergestellt ist. Diese Kohärenz ist aber kein fester Zustand, sondern ein fließendes Gleichgewicht. *Panta rhei*, alles fließt, sagte der griechische Philosoph Heraklit schon im 5. Jahrhundert vor Christus. Und in der fernöstlichen Philosophie drücken das die Weisen so aus: Wechsel ist Stabilität, Stabilität ist Wechsel.

Ist der Geist überall?

Das System eines körperübergreifenden Dialogs ist nahezu undurchschaubar. Denn es gibt keine einfache Folge von Aktion und Reaktion, die sich auf einen festen Ausgangspunkt zurückführen ließe. Wenn alles in ständiger Bewegung ist, existiert kein Anfang und auch kein Ende. Es ist so wie in einer musikalischen Improvisation: Alle Musiker, die an diesem Kunstwerk beteiligt sind, folgen festen Regeln, die sich aus den Gesetzen der Musik ergeben. Aber sie spielen nicht festgelegte Melodien, die ein Komponist zuvor erdacht und in einer Partitur niedergeschrieben hat. Sie stellen Töne in den Raum wie drängende Fragen, und die Partner geben die ihrer Fähigkeit entsprechende Antwort. Aus diesen neuen Harmonien entstehen neue Fragen, die neue Antworten erfordern, und so wandelt sich dieser kreative Klangteppich, wie es den einzelnen Musikern, aber gleichzeitig auch dem größeren Ganzen entspricht. Manchmal gibt es unerwartete Dissonanzen, die eine Reaktion der Partner erfordert, sei es, indem sie die Dissonanzen aufnehmen und weitere Dissonanzen hinzufügen, die gemeinsam wieder eine unerwartete Melodie ergeben, sei es, dass sie einen einzelnen Musiker, der aus dem Gesamtgeflecht der Improvisation auszubrechen droht, mit sanfter Beeinflussung in das gemeinsame Konzert zurückgeleiten. Das Wunderbare an einer solchen Improvisation liegt im ständigen Wandel der Melodien, in der Neuschöpfung unerwarteter oder manchmal auch bekannter, immer wieder gern gehörter Tonfolgen. Manchmal wiederholen sich einzelne Melodien, und ein Zuhörer könnte dann vielleicht wiederkehrende Muster erkennen. Aber auch diese musikalischen Ornamente verschieben sich immer wieder, verändern Farbe und Größe, erscheinen wärmer oder kühler, bis sie für einen Moment ganz verschwinden und sich in einer neuen Sequenz aufzulösen scheinen. Nichts bleibt für längere Zeit gleich.

Die Improvisation endet nie, sie ist das verborgene, ungreifbare Geheimnis hinter dem scheinbar Festen, Unveränderlichen.

Dieses geheimnisvolle Konzert der Botenstoffe und der Rezeptoren, die musikalische Improvisation der Zellen, ist eine wichtige Grundlage der Gesundheit. Jede Störung ist wie das plötzliche Schweigen eines Instruments oder wie die merkwürdige, unerwartete Schwäche eines oder mehrerer Musiker, im Konzert weiter die richtigen Töne zu finden. Aber von außen, durch das schnelle Hereinreichen einer Partitur mit einer vorgegebenen Harmonie, ist die Improvisation in einer solchen schwierigen Phase nicht zu retten. Kurzfristig lassen sich auf diese Weise vielleicht Dissonanzen verhindern, die keine künstlerische Funktion haben und das Konzert stören, aber sie können den Einklang nicht erzwingen. Damit die Improvisation die Harmonie wiedergewinnt, muss der Musiker wieder in den Fluss zurückfinden, muss sich wieder einlassen auf das Wechselspiel, in dem sein Erfolg der Erfolg des Ganzen ist.

Alle Wirkstoffe, die wir von außen in dieses komplizierte Zusammenspiel bringen, sind folgenreich für das System, sagt Candace Pert, weil sie einerseits die Rückkopplungsschleifen stören (also die Kreativität der Musiker, im Wechselspiel zu einer gemeinsamen Harmonie zu finden) und weil sie andererseits Veränderungen auf der Ebene der Rezeptoren selbst auslösen[8] (also die Fähigkeit der Musiker, ihr Instrument zu beherrschen, ganz grundlegend beeinflussen, so dass sie lange brauchen, um von selbst wieder in den Melodiefluss zurückzufinden – oder sogar dauerhaft aus dem gemeinsamen Spiel herausfallen).

Mediziner haben deshalb eine große Verantwortung, wenn sie Medikamente in der Behandlung ihrer Patienten einsetzen. Denn für den menschlichen Intellekt ist es nahezu ausgeschlossen, alle Folgen einer Handlung nachzuvollziehen, die endlosen Schaltungen im Hintergrund zu erahnen, die eine einzige Intervention auslösen kann. Jedes Medikament greift in die nahe liegenden Regelkreise ein, die ihrerseits andere Regelkreise beeinflussen, eine unüberschaubare Kaskade von Aktion und Reaktion.

Die Entdeckung dieses Zusammenspiels ist vielleicht der erste Schritt zu einem neuen Verständnis von Krankheit und Heilung, denn sie zeigt die Grenzen des linearen Denkens: Weil im Netzwerk von Körper und Seele einfache Wege nicht zum Ziel führen, sondern jeder Schritt Auswirkungen auf das Ganze hat, lassen sich die Folgen eines medizinischen Eingriffs niemals genau voraussagen. Was sich im Hintergrund abspielt, vielleicht ohne zunächst in der Außenwelt sichtbar zu werden, ist nicht messbar und kann überraschende Konsequenzen haben. Deshalb richten Ärzte, die sich der Wissenschaft verpflichtet fühlen, ihren Blick auf das Ganze: Nicht die einzelnen Symptome, deren Linderung sich ein Patient erhofft, stehen bei ihnen im Fokus, sondern der Mensch insgesamt. Im Praxisalltag aber suchen viele Mediziner noch immer gleichsam mit der Lupe im Nahbereich, und sie bemühen sich, durch immer genauere Messung und Beobachtung den Weg zurück zu den Ursachen zu finden.

Wenn die Wirklichkeit aber nicht linear geordnet ist, sondern verzweigt wie die Krone eines unendlich großen Baumes oder wie das Geflecht von Milliarden Kanälen, die vielfältig miteinander verbunden sind, dann scheint es auf lange Sicht erfolgversprechender, gleichsam auf einen Hügel zu steigen, um das Ganze zu erfassen und aus dieser Gesamtsicht über die notwendigen Behandlungsschritte zu entscheiden. Wenn es gelingt, aus dieser umfassenderen Betrachtung die richtigen Schlüsse zu ziehen, kann sich der Arzt bemühen, dem Netzwerk vorsichtige Impulse zu geben, um die gestörten Beziehungen wieder ins Lot zu bringen, bis am Ende dann auch die Symptome verschwinden, über die der Patient klagt. Auch deshalb öffnen sich immer mehr Ärzte der alten Erfahrungsmedizin, die ja schon immer der Ganzheit das größte Gewicht gab. Inzwischen gibt es auch Kliniken, die komplementäre und konventionelle Methoden in ihr Behandlungskonzept integrieren.

Die Entdeckung des Netzwerks von Körper und Seele hat aber noch weitreichendere Konsequenzen, die über den unmittelbaren Nutzen für die Behandlung von Erkrankungen hinaus von Bedeutung sind. Sie verändert unsere Vorstellung von der Rolle des Bewusstseins im Zusammenspiel von Körper und Geist, und sie gibt eine überraschende Antwort auf eine Frage, die eigentlich gelöst schien: wo genau der Ort des Geistes ist. Der Geist hat seinen Sitz im Gehirn, würden die meisten Menschen sagen – dort entsteht er, von dort steuert er alle Funktionen des Organismus.
Wenn aber im ganzen Körper unentwegt Kommunikation stattfindet, wenn die Zellen untereinander ständig im Gespräch sind, dann greift diese Erklärung zu kurz. Der Körper insgesamt verhält sich in seinem inneren Dialog offenbar wie ein einziger Organismus, so wie Musiker in ihrem Zusammenspiel erst das Orchester formen, das schließlich die Musik erschafft. Der Geist zeigt sich gleichzeitig in allen Zellen, vom Gehirn bis in die äußerste Peripherie.
So hat die neurobiologische Forschung auf der Suche nach

dem Verständnis von Prozessen, die gleichsam blind im Körper abzulaufen scheinen, die mechanistische Vorstellung, der Geist sitze in der fernen Steuerkanzel des Gehirns und manipuliere seinen Roboter von dort aus, grundlegend verwandelt. Jetzt wissen wir, dass der Steuermann überall lebt, er ist in allen Zellen des Körpers gleichermaßen gegenwärtig. Wenn sich die höheren Funktionen des Bewusstseins vor allem im Gehirn spiegeln, so bedeutet das nicht mehr, dass sie dort eingesperrt und von dem großen Ganzen des Lebens getrennt, dass Körper und Geist zwei unterschiedliche »Dinge« sind.

Tatsächlich gilt es heute als gesichertes Wissen, dass auch Erinnerungen keineswegs nur die elektrisch oder chemisch codierten Spuren der Vergangenheit sind, die im Gehirn gespeichert werden und deshalb auch nur dort wieder abgerufen werden können. Sie spiegeln sich vielmehr im ganzen Körper, und dort machen sie sich vielleicht als Fähigkeit zu leichter spielerischer Bewegung oder zu dauerhafter Verspannung bemerkbar, je nachdem, ob ihnen eine tiefgehende positive oder eine negative Erfahrung zugrunde liegt. Die Traumforschung hat nachgewiesen, dass sich Träumer dann am besten an die Bildergeschichten der Nacht erinnern, wenn sie genau die Körperstellung einnehmen, in der sie ihren Traum erlebten – ein kleines, ganz praktisches Indiz für die Realität der Körpererinnerung.[9]

Moderne psychotherapeutische Verfahren haben sich dieses Wissen intuitiv schon lange zu eigen gemacht, denn über gezielte Bewegung und bestimmte Haltungen lassen sich lange verdrängte Erlebnisse, vor allem aber die damit verbundenen Gefühle wieder ins Bewusstsein heben, wo sie innere Bilder auslösen, die nun, in der geschützten Umgebung, neu betrachtet werden können. So wird es möglich, mit der Vergangenheit Frieden zu schließen und die Erinnerungen aus dem Gefängnis des Körpers zu erlösen, wo sie vielleicht viele Jahre die lebendige Kommunikation der Zellen behindert und leichte oder sogar schwere Erkrankungen ausgelöst haben.

Starke Gefühle sind letztlich der Schlüssel für die Speicherung und die Wiedererinnerung von Erlebnissen, sie sind das Bindeglied zwischen Körper und Seele. Gefühle setzen Botenstoffe in Gang, und Gefühle steigen ins Bewusstsein, wenn die Botenstoffe auf der Reise durch den Körper ihre Ziele erreichen, sie sind der spürbare Ausdruck eines intensiven Gesprächs, das im Netzwerk von Körper und Seele stattfindet. Candace Pert nannte die Neuropeptide, jene geheimnisvollen Informationsträger, aus diesem Grund »Moleküle der Gefühle«.[10]

Die Entdeckungen der Neurowissenschaftler hatten unmittelbare Folgen für die Medizin. Eine ganz neue Disziplin entstand: die Psychoneuroimmunologie. Sie sucht nach der Verbindung zwischen Körpersystemen, die zuvor als völlig getrennte Bereiche betrachtet wurden: Gehirn, Drüsen und Immunsystem. Ihre Forschungsergebnisse zeigen, dass Erkrankungen stets in der Wechselwirkung aller Ebenen entstehen und im intelligenten Zusammenspiel dieser Ebenen vielleicht auch wieder heilen können.

Je tiefer die Forscher dieses Zusammenspiel erkundeten, um so überraschender waren ihre Erkenntnisse: Selbst die Gene, die noch vor wenigen Jahren als unveränderbar erschienen waren, zeigten sich plötzlich als Bausteine, die sich beeinflussen lassen. Die meisten dieser grundlegenden Muster, die den Organismus steuern, sind tatsächlich nicht starr und für alle Zeiten festgelegt, sondern lassen sich gleichsam an- und abschalten. So werden diese geheimnisvollen Regler selbst geregelt, von körperlichen Prozessen, aber auch dem Bewusstsein. Damit hat der Geist die Möglichkeit, die molekulare Basis des Lebens selbst zu beeinflussen. Neuerdings vermuten Wissenschaftler, dass sich unter bestimmten Bedingungen

diese sogenannten epigenetischen Einstellungen sogar vererben lassen: Auf diesem Weg könnten Menschen tiefgehende Erfahrungen direkt an ihre Kinder weitergeben.[11]
Erkrankungen in körperliche und seelische einzuteilen und sie streng voneinander zu trennen entspricht schon lange nicht mehr dem Stand der Wissenschaft. Es gibt offenbar keine Störung, die nicht mehrere Ursachen hat und eine ganze Kette von Reaktionen hervorruft. Der Geist, die Seele, das Bewusstsein sind stets berührt und wichtige Partner der Kommunikation im Zusammenspiel mit dem Körper, weil sie im Menschen eine tiefe Verbindung eingegangen sind, die Candace Pert in einem einzigen, neuen Wort ausdrückt: Körper-Geist.

Es war dieser Gedanke einer vollständigen Einheit, der mich mehr und mehr faszinierte: Plötzlich gab es keinen Gegensatz mehr zwischen einer Medizin, die im Körper allein das Geheimnis der Heilung sucht, und einer Heilkunde, die vor allem den Geist betont. Beide Wege waren gleichermaßen möglich, denn sie beeinflussten dasselbe Netzwerk. Indem sie tatsächlich beide beging, hatte Ursula Mannweiler zusammen mit ihren Ärzten und Krankenschwestern ihr Kind gerettet. Aber ließ sich diese Erfahrung auf andere Erkrankungen übertragen?

Der Mann,
der sein Gehirn veränderte

Das Ende, das ein Anfang war

Dominik Polonski hörte, was der Arzt sagte, aber er verstand nicht: »Oligoastrozytom dritten Grades, ein Hirntumor. Wir müssen sofort operieren, spätestens in drei bis vier Tagen.«
»Eine Operation? Das ist unmöglich«, entgegnete er. »Dazu habe ich keine Zeit. Ich muss nächste Woche in einem großen Musikfestival spielen, ich eröffne das Konzert. Ganz ausgeschlossen, dass ich auch nur eine Nacht in der Klinik bleibe. Ich muss gehen, um meine Musik zu machen, ich akzeptiere das Risiko.«
Dominik Polonski war jung und schon ein berühmter Mann in Polen, ein Cellist, dessen Konzerte stets ausverkauft waren. Ein Musiker, der viele Preise gewonnen hatte, der international Karriere machte. Eine Krebsdiagnose mit allen ihren Konsequenzen, das passte einfach nicht in sein Leben.
Aber dann sah er seinen Bruder und seine Mutter, die ihn in die Klinik begleitet hatten. Die Mutter war kreidebleich und schien kurz davor, ohnmächtig zu werden. In einer Ecke des Arztzimmers stand der Bruder und weinte. Jetzt erst begriff Dominik Polonski, dass etwas Dramatisches geschehen war.
Noch immer schien ihm alles seltsam unwirklich, wie kurz nach dem Erwachen aus einem schlechten Traum, aber er reagierte plötzlich kühl und schnell. Willigte ein in die Ope-

ration. »Schneiden Sie meinen Kopf auf und nehmen Sie alles heraus, was nicht hingehört«, sagte er.

Dieser Tag war der Beginn einer langen Geschichte, an der die Wirklichkeit noch immer schreibt.

Die Operation dauerte viele Stunden, verlief aber ohne Komplikationen. Nach nur einer Woche konnte Dominik Polonski wieder auf seinen eigenen Beinen stehen, erzählt er, er konnte seine Arme und Beine bewegen wie zuvor. »Die Ärzte hatten Angst um mein Leben«, sagt er heute, »ich aber hatte Angst um all das, was mein Leben ausmacht. Das war der große Unterschied zwischen uns in dieser Zeit.«

Alles schien wieder gut: Er konnte sich bewegen, fühlte seine Arme und Beine, hatte noch immer die Klarheit seines Denkens und spürte seine Kreativität. Er kehrte zurück in die Konzertsäle und machte wieder Musik wie zuvor.

Aber das wiedergewonnene Glück hielt nur wenige Monate. Dann diagnostizierten die Ärzte den nächsten Tumor. Wieder eine Operation, wieder ein Klinikaufenthalt. Wieder Bangen und Hoffen. Doch diesmal zeigten sich erste Veränderungen: Dominik Polonski verlor das Gefühl auf der Oberfläche seines Körpers, auf der ganzen linken Seite. Jetzt war er nicht mehr in der Lage, seine Finger in sehr kleinen, kunstvollen Bewegungen einzusetzen, er konnte sie nur noch grob bewegen. Dennoch gab er nicht auf und spielte wieder Cello. »Ich hatte ja eine so innige Verbindung mit meinem Instrument«, sagt er, »es war nichts Fremdes, es war wie ein Teil meines Körpers. Und wenn ich es berührte, machte ich wie von selbst extrem kleine und schwierige Bewegungen, die ich nicht mehr beherrschte, wenn ich sie willentlich hervorrufen wollte.«

Dominik Polonski hatte die Steuerung seiner Hände einer tieferen Schicht seines Gehirns überlassen, einem Bereich, der dem Bewusstsein weniger zugänglich ist. Jeder Mensch nutzt ihn, wenn er Dinge tut, über die er nicht nachdenkt, auch im

Alltag: beim Autofahren zum Beispiel, wenn wir im Gespräch mit einem Beifahrer sind oder Musik hören und über unterschiedliche Themen nachdenken, während ein Teil des Bewusstseins die Straße beobachtet, Veränderungen registriert, auch kleine Unebenheiten auf der Fahrbahn, die sich in winzigen Bewegungen des Lenkrads zeigen und die mit ebenso winzigen Gegenbewegungen ausgeglichen werden, ohne dass sich der bewusste Geist auf diese Situation konzentriert. Umso mehr sind Musiker die Meister der fließenden Reaktion, des Spielens aus dem Fundus eines tief verankerten Wissens um die Harmonien ihrer Musik, der Kommunikation ihrer ganzen Persönlichkeit mit dem Instrument. Meisterschaft erwächst aus dem tiefen Selbst, ist kein Kind der bewussten Steuerung. Und weil dies so ist, bewegten sich die Finger des Cellisten wie von selbst, gesteuert über einen anderen Bereich des Gehirns, der unbeschädigt geblieben war. Wenn er aber im Alltag bewusst einen Finger bewegen wollte, blieb die Motorik grob, denn sie war offenbar auf ein Signal aus einem Sektor Gehirns angewiesen, der vollständig oder wenigstens zum Teil entfernt worden war.

Dominik Polonski spielte, virtuos wie in den Jahren zuvor. Es war der 18. Januar 2004. Es war sein letztes Konzert für lange Zeit.

Der 18. Januar war zufällig der Internationale Tag des Kampfes gegen den Krebs. Der Musiker hatte durch Bestrahlung und Chemotherapie alle Haare verloren, und so trat er auf. Am nächsten Tag schrieb ein Kritiker in der Zeitung, man müsse derartige Demonstrationen von Solidarität mit Krebspatienten stoppen, es gehe zu weit, wenn ein bekannter Künstler seinen Kopf rasiere, um auf den Tag des Kampfes gegen den Krebs hinzuweisen. Niemand konnte sich vorstellen, dass Dominik Polonski selbst betroffen war.

Und das war er mehr und mehr. Jetzt verlor er das Gefühl in seinem linken Bein vollständig und konnte sich nur noch mühsam vorwärtsbewegen. Auch das Empfinden in der linken Hand verschwand. Er konnte sie noch bewegen, aber sie war in seiner Wahrnehmung einfach nicht mehr da.

Doch Dominik Polonski gab noch nicht auf. Er wollte zurück ins normale Leben. War sicher, dass alles wieder gut werden würde, verbannte negative Gedanken, freute sich über Anrufer, die ihn für Konzerte buchten. Sein Terminkalender war voll, als er zum dritten Mal operiert werden musste.

Diesmal jedoch ließ ihm die Krankheit keine Atempause. Die vierte Operation folgte nur wenig später.

Als er in der Intensivstation aufwachte, spürte er sofort, dass sich etwas geändert hatte: »Ich öffnete meine Augen, und es war nicht, wie ich es erwartet hatte. Es würde nie mehr sein wie zuvor, das wusste ich sofort, ohne jeden Zweifel.«

Dann wurde ihm bewusst, dass er seinen linken Arm nicht fühlen konnte, auch nicht sein linkes Bein. Er war nicht in der Lage, sich zu bewegen, lag einfach da. Tagelang. Lag in seinem Bett und versuchte, zu schlafen, aber auch das war nicht möglich. Wenn er die Augen schloss, sah er schwarze Schatten an der Wand, Silhouetten, die über die Wand krochen, sie verwandelten sich in Würmer und höllische Gesichter wie aus einem Gemälde von Breughel oder Hieronymus Bosch.

Die Chirurgen hatten ein Viertel seines Gehirns entfernt. Wie viel Gehirn braucht ein Mensch, um sich noch als Mensch zu fühlen? Dominik Polonski war noch er selbst, spürte seine Persönlichkeit, die ungebrochen war, aber tief verletzt. Nach einer Woche hoben ihn Pfleger zum ersten Mal auf den Rollstuhl. Er konnte ihn nicht selbst bewegen, mit einer Hand wäre er nur im Kreis gefahren. Seine Mutter schob ihn hinaus aus dem Zimmer an ein Fenster im Gang, und von dort beobachtete er die Menschen auf der Straße: Sah, wie sie die Klinik verließen, wie sie in ihre Autos stiegen, wie sie sich unterhielten, wie sie lachten. Irgendjemand rannte. Und in

jenem Moment wusste Dominik Polonski, dass er dieses Leben für immer verloren hatte, dass er niemals mehr Teil des wirklichen Lebens sein würde, wie er es noch immer verstand.
Und er begann zu weinen, das erste Mal in dieser langen Krankengeschichte. Er weinte vier Stunden lang.

In den nächsten Tagen erst begann er zu begreifen, dass er nicht in einem bösen Traum lebte, der bald vorüberging. Anfangs hatte er noch gedacht, die Krankheit zwinge ihn vielleicht nur, seinen Weg für einen Moment zu unterbrechen. Dann werde sich alles wieder zum Guten wenden. In der Erinnerung an die Tränen aber wurde ihm klar, dass er die Wirklichkeit akzeptieren musste, wie sie war. Was geschehen war, war geschehen. Niemand konnte es rückgängig machen, am wenigsten er selbst.
Eines Tages kam der diensthabende Arzt in sein Zimmer, und Dominik Polonski sprach mit ihm, bat ihn um einen Rat, vielleicht auch um den Schimmer einer Hoffnung. Was könne er tun, um ein komfortableres Leben zu haben? Der Arzt antwortete: »Kauf dir einen komfortableren Rollstuhl; das ist das Einzige, was du tun kannst für die kurze Zeit, die dir noch bleibt.«
Möglicherweise war es dieser kalte und aus der Sicht des Arztes realistische Satz, der bei Dominik Polonski etwas bewegte. Indem er ihm jede Hoffnung nahm, warf er ihn auf sich selbst zurück. Niemand konnte ihm helfen, das schien jetzt unumstößlich sicher, und so versuchte er, den Kern seines Ich vor der zerstörerischen Wucht der Aussichtslosigkeit zu verbergen, erzählt er, indem er sich selbst in einem Bereich seiner Seele einschloss, in dem nichts mehr war, keine Hoffnung mehr, aber auch keine unumstößliche Gewissheit. So floh er vor den Gedankenschleifen der langen Tage und der noch längeren Nächte. Er begann zu vergessen und nur noch da zu sein, ohne zu denken, ohne zu grübeln, ohne zu

hoffen, aber auch ohne die Verzweiflung, die ihn zuvor jede Minute begleitet hatte.

In dieser Situation des vollständigen Rückzugs erinnerte er sich an das Wichtigste in seinem Leben, an die Musik. Auf allen seinen Reisen hatte er stets Aufnahmen der Stücke bei sich, die er am meisten liebte, auch ins Krankenhaus hatte er sie mitgenommen. Zu seiner Sammlung gehörte das Wohltemperierte Klavier von Johann Sebastian Bach, interpretiert von einem großen Kollegen, dem weltberühmten Pianisten Glenn Gould. Dominik Polonski bewunderte die musikalische Ausdruckskraft des Pianisten, seine Einspielungen waren für ihn stets von besonderer Kraft. Und das Wohltemperierte Klavier empfand er schon immer als besonderes Werk.

Dominik setzte mit seiner beweglichen Hand die Kopfhörer auf, schaltete den CD-Player ein und stellte das Gerät auf Dauerbetrieb. Er schloss seine Augen und tauchte ein in die Musik. Es war spät am Abend, und der Musiker lag in seinem Bett und hörte Bach, stundenlang, ohne Unterbrechung, die ganze Nacht. Manchmal schlief er ein, erwachte wieder nach einiger Zeit, schlief wieder ein und erwachte erneut. Er schlief und wachte in der Musik, verband sich vollkommen mit ihr, es gab nichts mehr als die Klangmuster des Klaviers, die ihn umspielten, während er aus dem dunklen Nichts des Tiefschlafs in die farbigen Muster der Träume glitt und von dort, für einen Moment, in einen Zwischenzustand, der ihn die Präsenz des Krankenhauszimmers spüren ließ. In dieser Nacht verlor die Zeit ihre Macht, und Dominik *war* Musik.

Am nächsten Morgen wurde er wach, als der Stationsarzt in sein Zimmer kam. Dominik öffnete seine Augen. Die Ärzte kamen jeden Morgen, spätestens während der großen Visite, zusammen mit den Studenten, die hier ausgebildet wurden; und stets forderten sie ihn auf, das gelähmte Bein zu bewegen. Eine Routinemaßnahme, nur um sicher zu sein, dass alles war wie immer: Das Bein blieb stets unbeweglich, und die Studenten konnten sehen, dass in einem solchen Fall nichts zu machen ist.

»Aber irgendetwas hatte sich in dieser Nacht geändert«, sagt Dominik. »Irgendetwas war anders in meinem Körper. Ich war plötzlich sicher: Ich kann es. Ich hatte es kein einziges Mal vorher versucht, ich hatte nicht ein einziges Mal darüber nachgedacht, nicht einen Moment. Ich hatte plötzlich das klare Gefühl, dass etwas gewachsen war, dass sich Verbindungen hergestellt hatten, dass ein Netz geknüpft war. Ein neues Netz, ein sicheres Netz.«

»Heben Sie bitte Ihr Bein«, sagte der Arzt routinemäßig, und Dominik, ohne auch nur einen Moment über die Unmöglichkeit seines Handelns nachzudenken, hob ein klein wenig sein gelähmtes Bein.

Niemand im Raum konnte im ersten Moment glauben, was alle gesehen hatten. Diese kleine Bewegung war mehr, als die Ärzte jemals für möglich gehalten hätten. Aber sie war geschehen, und jeder hatte es wahrgenommen.

Jetzt wich die Gewissheit, dass Dominik Polonski für immer gelähmt sein würde, einer euphorischen Hoffnung. Sie verlegten ihn in eine andere Abteilung, schoben sein Bett aus der Krebsstation in die Reha-Sektion, dorthin, wo niemand mehr starb, wo die Zukunft ein stärkeres Gewicht hatte. So empfand er es in jenen Tagen: wie eine Rückkehr ins Leben.

Sie schlossen ihn an eine neue Maschine an, speziell konstruiert für solche Fälle wie ihn. Die beste, die es gab. Und die einzige in Polen.

Die Maschine bewegte seine Arme und Beine, ohne Unterbrechung, stundenlang. Dominik wollte sich vom Rollstuhl befreien, auf dem sie ihn hierhergeschoben hatten, und so überließ er sich der Maschine. Ärzte und Pfleger unterstützten ihn in seiner wachsenden Zuversicht, motivierten ihn, zeigten sich voller Liebe und Mitgefühl. Aber der erhoffte Fortschritt blieb aus, über viele Wochen rastlosen Trainings. Schließlich, nach vielleicht »hunderttausend« Stunden, so empfand es Dominik, gab es einen Fortschritt: Er konnte sich an einem Spezialstock vorwärtsbewegen, einem dieser Stöcke mit vier Beinen, die eine besonders sichere Stütze bieten. So schleppte er sich ein paar Meter auf den Balkon des Krankenhauses, indem er sein gelähmtes Bein hinter sich herzog. Der Erfolg war gering, doch es war besser als nichts. Die meiste Zeit verbrachte er wie zuvor im Rollstuhl.

Als er eines Tages im Park des Krankenhauses saß, in einer Pause zwischen den Trainings, kam eine Frau auf ihn zu und fragte ihn, was mit ihm geschehen sei. Sie hörte sich seine Geschichte an und sagte: »Da gibt es einen Mann, der dir helfen kann. Er heißt Martin Busch und lebt in Deutschland. Ich habe von seiner Arbeit gehört, kenne aber seine Adresse nicht. Ihn musst du finden.«

MARTIN BUSCH

Reisen für Körper und Geist

Martin Busch ist Psychologe und in der Feldenkrais-Methode ausgebildet. Er lebt in Lackendorf nahe Rottweil in einem alten Bauernhof, den er selbst ausgebaut hat. Über zwanzig Jahre hatte er dort ein Heim für Kinder »in schwierigen Situationen« geführt, zusammen mit seiner Frau Irmtraud; und beide taten als Pflegeeltern alles, um diesen Kindern das Gefühl zu vermitteln, geachtete Mitglieder einer Familie zu sein. In dieser Zeit erkannte Martin Busch, dass die Beziehung zwischen zwei Menschen ein entscheidender Faktor der Veränderung ist. Jahrzehnte zuvor hatten Studien in großen Heimen gezeigt, dass Kinder vollständig verkümmern, wenn sie ohne emotionale Zuwendung durch Bezugspersonen aufwachsen, selbst dann, wenn das Pflegepersonal für ausreichende Körperpflege und Ernährung sorgt.[12] In seiner großen Pflegefamilie erlebte Martin Busch, dass es möglich war, auch lange Jahre vernachlässigten Kindern noch das Gefühl eines grundlegenden Vertrauens zu vermitteln – einfach dadurch, dass er sie achtete und ihnen wie auch seine Frau als Bezugsperson gegenübertrat.

Als er begann, mit Menschen zu arbeiten, die schwer erkrankt oder behindert waren, stand diese Erfahrung im Zentrum seiner Arbeit: Beziehung wurde für ihn zu einem mächtigen Vermittler im Heilungsprozess, denn die Veränderung alter Muster ist keine Folge rationaler Entscheidungen, sondern wird erst möglich, wenn die Gefühle von zwei Menschen in Resonanz treten, und das gilt auch zwischen Therapeut und Patient.[13] Untersuchungen in den letzten Jahren haben gezeigt, dass es in einer Psychotherapie tatsächlich weniger auf die Methode ankommt als auf die Beziehung zwischen den Behandlungspartnern. Der Streit der Schulen, über Jahrzehnte auf Kongressen und in der Fachliteratur ausgetragen, ist ein Scheingefecht: Wie der Mensch sich seinem Gegenüber öffnet, darauf kommt es vor allem an.[14]

Aber ist diese Erkenntnis von Bedeutung, wenn es um schwere körperliche Schäden geht? Dominik Polonski hatte ein Viertel seines Gehirns verloren, und die Lähmung seiner linken Seite hing ja offenbar damit zusammen, dass Hirnareale fehlten, die für die Wahrnehmung und Bewegung seiner linken Körperseite zuständig waren.

Martin Busch ist ein pragmatischer Mann, kein Freund komplizierter Theorien. »Ich will nicht wissen, warum etwas im Detail funktioniert, was genau im Gehirn geschieht, wenn ich arbeite«, sagt er. »Ich sehe, was ich sehe, und ich fühle, was ich fühle. Und ich handle aus Intuition, die aus meiner Erfahrung stammt, meiner Wahrnehmung und meinem Wissen. Natürlich geschieht irgendetwas im Gehirn, wenn ich arbeite, aber für die Erforschung dessen, was da genau geschieht, sind andere zuständig. Letztlich ist das Gehirn auch nur eine Metapher, ein Bild, das wir im Augenblick nutzen, um Krankheitsverläufe besser zu verstehen. Aber was genau geschieht, wie der Geist sich im Gehirn zeigt, wo das Bewusstsein, das Ich, das Selbst wirklich leben, das wissen wir nicht.« Martin Busch hat die Zusammenhänge von Körper und Seele über viele Jahre erkundet, auch auf Reisen in die tieferen Schichten des Bewusstseins. Die Trance ist eines seiner Instrumente. Trance, das hat für viele Menschen noch immer einen unheimlichen Klang, so als ob sie in verbotene Räume führte, Räume, die wir besser nicht betreten sollten, weil wir den Bildern, die dort auf uns warten, nicht gewachsen sind. Verliese schrecklicher Erinnerungen oder bedrohlicher Phantasien. In Wirklichkeit öffnet die Trance aber nur einen Bereich unserer Seele, in dem ganz unerwartete Möglichkeiten der Veränderung liegen. Es sind tiefe Bereiche des Bewusstseins, die uns im Alltag nicht zur Verfügung stehen, die ein Eigenleben führen und nicht auf die einfachen Befehle unseres rationalen Ichs reagieren. Auch wenn sie den meisten Menschen die meiste Zeit ihres Lebens vollständig verborgen bleiben, sind sie für den Alltag von großer Bedeutung, denn sie wirken aus dem Unbewussten und manipulieren unser Verhalten mehr, als uns lieb ist. Es sind die Gewölbe, in denen die vergessenen Erinnerungen lagern: in den Räumen unmittelbar unter der sichtbaren Oberfläche die Spuren aller persönlichen Lebenserfahrungen, darunter die Erinnerungen vergangener Epochen, unserer Eltern, Großeltern und Urgroßeltern, auch der Schatten noch älterer Erfahrungen der persönlichen Familiengeschichte. Ganz tief unten, viele Etagen unter der Oberfläche des Wachbewusstseins, nur über lange und dunkle Treppen zu erreichen, liegen die Räume, zu denen alle Menschen in ihren tiefsten Träumen Zugang haben: Der Schweizer Psychiater C. G. Jung hat sie »das kollektive Unbewusste« genannt, den gemeinsamen Erinnerungsschatz von Jahrtausenden. Hier lebt das Wissen um die Möglichkeit einer Heilung selbst in aussichtslos erscheinenden Momenten, wenn das rationale Bewusstsein mit der Macht seiner Argumente daran zweifelt, hier verbirgt sich das in Bilder gekleidete Gefühl, dass nichts unmöglich ist, dass vielmehr alles wirklich werden kann, was wir uns wünschen. Es ist jenes Zentrum, aus dem kleine Kinder ihre Gewissheit schöpfen, dass die liebevolle Hand der Mutter jeden Schmerz vertreiben, jede Verletzung heilen kann. Es ist der uralte Ort der magischen Gewissheit unserer Ahnen aus grauer Vorzeit, die noch ohne den Schatten eines Zweifels an den Zauber und das Wunder im Alltag glaubten.

Auch wir Menschen im rationalen 21. Jahrhundert tragen dieses tiefe Vertrauen in uns, nur haben die meisten, bis sie erwachsen sind, die Wege vergessen, die dorthin führen. Die Hypnose kann helfen, die verlorene Erinnerung zurückzubringen und die Zugänge wiederzufinden, die diese Quelle der Heilung erschließen: eine mächtige Ressource, wie das die moderne Therapieforschung ausdrückt.

Die Kraft der Hypnose wurde in den letzten Jahrzehnten immer präziser mit wissenschaftlichen Methoden untersucht. Dennoch halten sich in der Öffentlichkeit ängstigende Vorstellungen, die der Hypnose geradezu magische Kräfte zuschreiben: Der Klient verliere seinen Willen, sei den Manipulationen des Therapeuten hilflos ausgeliefert. Diese Gerüchte erhalten immer neue Nahrung, wenn selbsternannte Magier auf der Showbühne ihre Kunststücke mit Freiwilligen aus dem Publikum vorführen, wenn sie den Anschein erwecken, in der Trance könne ein geschickter Hypnotiseur den Willen eines Menschen brechen. In allen seriösen Untersuchungen hat sich aber gezeigt, dass der Klient stets selbst entscheidet, wie weit er gehen möchte. Gegen seinen Willen und gegen seine ethischen Vorstellungen, die tief im Unbewussten verankert sind, kann die Suggestion nichts ausrichten.

Die meisten Menschen haben auch eine ganz falsche Vorstellung von dem, was Trance bedeutet: Keineswegs sinkt der Geist in eine Tiefe, die den Raum gleichsam auflöst und das Wachbewusstsein vollständig ausschaltet. Stets bleibt ein entscheidender Teil des rationalen Ichs erhalten und sorgt dafür, dass persönliche Grenzen nicht verletzt werden können. Trance ist ja ein Zustand veränderten Wachbewusstseins, wie die Wissenschaftler das ausdrücken,[15] kein Tiefschlaf, aus dem wir häufig ohne greifbare Erinnerung erwachen. Sie gibt Gedanken und Gefühlen einen Fokus, lässt den Klienten manchmal wie mit der Lupe verborgene Details erkennen, führt ihn in eine Bilderwelt, die seiner eigenen Persönlichkeit entspricht. Eine Therapie in Trance ist wie eine Reise in kompetenter Begleitung: mit einem Führer, der sich in den Landschaften der Seele auskennt und deshalb helfen kann, den richtigen Weg zu finden. Ein Hypnotherapeut unterstützt Menschen auf dem Weg zu ihrem eigenen Zentrum, in dem die vergessenen Kräfte der Seele liegen. Und er kann helfen, alte Vorstellungen, die sich in den verborgenen Räumen des Unbewussten verstecken und von dort aus den Alltag beeinflussen, aufzuspüren und direkt zu betrachten, um sie zu verändern oder direkt für die Gestaltung des eigenen Lebens zu nutzen. Eine kreative Begegnung, ein Kontakt mit dem Geheimnis, dessen Existenz die meisten Menschen nicht einmal ahnen, auch wenn sie ihm manchmal in ihren Träumen begegnen.

Martin Busch hat in seiner Praxis einen besonderen Zugang in diesen wichtigen Bereich der Seele entwickelt, er begleitet seine Klienten fast beiläufig in die Trance, für einen äußeren Beobachter kaum spürbar: mit einer leichten Veränderung seiner Stimme, mit einer Geschichte, die er plötzlich erzählt, oder mit einer für die rationale Logik ganz unverständlich erscheinenden Folge von Sätzen. Diese Technik wurde von einem der modernen Väter der Hypnotherapie entwickelt, dem Amerikaner Milton Erickson. Sie bringt das rationale Bewusstsein, das den Worten folgen und die Bedeutung der Geschichte zweifelsfrei verstehen möchte, in einen schwerwiegenden Konflikt. Immer wenn es glaubt, den Faden der Logik in Händen zu halten, verliert es im nächsten Satz den Zusammenhang, weil er keinen Sinn zu enthüllen scheint. In dieser zunehmend verwirrenden Situation schaltet die Steuerungsinstanz an der Oberfläche des Bewusstseins nach und nach ab. Der Geist bleibt wach, aber er gibt den Wunsch auf, jeden Schritt seiner Kontrolle zu unterwerfen und alle Bewegungen der Seele steuern zu wollen. So wagt das Bewusstsein, mit Hilfe des Therapeuten in tiefere Schichten zu sinken, in denen Bilder und Gefühle die Macht über das logische Denken haben. Je nachdem, wie weit es das Selbst des Patienten zulässt, öffnen sich jetzt die Räume in der Tiefe.

Martin Busch verfügt aber noch über eine andere Ebene der Begleitung, die gleichsam auf der entgegengesetzten Seite ansetzt: dem Körper. In den Bewegungsmustern des Körpers nämlich, in der sichtbaren Form, in dem sich die Erfahrungen eines ganzen Lebens in der äußeren Welt zeigen, in der Haltung, der Art, sich zu bewegen und sich zu zeigen, in den Schmerzen ebenso wie in positiven Gefühlen, in der Fähigkeit oder Unfähigkeit, bestimmte Handlungen auszuführen, spiegeln sich innere Zustände. Sie beeinflussen den Körper ebenso, wie der Körper die Seele beeinflusst, denn sie sind ja Teil desselben Netzes, in dem sich das Leben äußert. Wer die Seele erreichen möchte, kann den Zugang deshalb auch über den Körper suchen, und wer den Körper erreichen möchte, kann dies auch auf dem Weg über die Seele tun.

Martin Busch hat diese Gedanken und ihre therapeutischen Konsequenzen von Moshé Feldenkrais gelernt, einem Mann, der ähnlich wie Erickson völlig neue Wege ging. Erickson entdeckte die Macht der Suggestion als Jugendlicher im

Selbstversuch: Durch eine schwere Kinderlähmung behindert, ging er ohne äußere Anleitung auf eine lange Reise in die Landschaften der Seele und gewann so seine Bewegungsfähigkeit wieder. Diese Erfahrung war die Grundlage seiner späteren Arbeit als Hypnotherapeut.

Moshé Feldenkrais hatte keine psychologische Ausbildung, er war Physiker, bevor er sich für die Heilung körperlicher und seelischer Erkrankungen zu interessieren begann. Auch wenn er weiter als Physiker in verschiedenen Ländern arbeitete, interessierte er sich mehr und mehr für das Zusammenspiel von Körper und Geist. Drei Ebenen prägten nach seiner Vorstellung den Menschen: Vererbung, Erziehung und Selbsterziehung. Nur auf die dritte Ebene haben wir unmittelbar Einfluss, und deshalb setzte er hier an. Um sich selbst zu ändern, um sein Leben besser zu meistern und um Gebrechen zu heilen, war es aus seiner Sicht entscheidend, sich selbst in jeder Hinsicht bewusst zu werden. Das bedeutet auch, seinen Körper genau zu verstehen, ihn zu ergründen und ihn gleichsam als Teil des Bewusstseins anzusehen, als äußeren Ausdruck innerer Bewegungen und umgekehrt. *Bewusstheit durch Bewegung* heißt eines seiner grundlegenden Werke, und schon der Titel zeigt, dass für Feldenkrais das Zusammenspiel beider Ebenen wichtig war, nicht als Mittel zum Zweck, sondern um Körper und Geist gleichermaßen zu stärken, die er wie die Forscher der jüngsten Zeit schon vor Jahrzehnten als untrennbare Einheit empfand.

Martin Busch hat von beiden Pionieren gelernt und ihre Erkenntnisse und Erfahrungen in seiner persönlichen Denk- und Arbeitsweise verbunden. Im Kern, sagt er, gehe es weder um den Körper noch um den Geist:

»Wenn wir diesen beiden Ebenen des Menschen nicht die volle Aufmerksamkeit zuwenden, sondern dem Raum zwischen

ihnen,[16] *dann arbeiten wir dort, wo sich beide vollständig verbinden. Und so entsteht die Möglichkeit zu einer Veränderung, die sowohl den Körper wie den Geist erreicht.«*

Dieser gleichsam in der Schwebe gehaltene Satz macht deutlich, dass eine solche Arbeit keine Einbahnstraße ist. Die Straße ist vielmehr in beide Richtungen befahrbar, und sie muss auch in beide Richtungen befahren werden, damit eine Verbesserung erreicht werden kann, vielleicht sogar Heilungsprozesse eingeleitet werden können. Es geht, mit anderen Worten, um einen dialektischen Prozess, um eine Entwicklung, die auf Wechselwirkungen beruht: Über die Bewegung des Körpers und über die persönliche Beziehung zu seinem therapeutischen Begleiter erreicht der Patient mehr und mehr Bewusstheit. Seine Körperwahrnehmung geht gleichsam Schritt für Schritt aus den verborgenen Räumen des Unbewussten an die sichtbare Oberfläche, wo sie in das Licht der bewussten Erkenntnis tritt. Was bisher automatisch geschah (und was durch unbewusste Blockaden gestört und an der Entfaltung gehindert wurde), spielt sich plötzlich im Lichtkegel des Wachbewusstseins ab und verändert das in Jahrzehnten erlernte Regelwerk von Körper und Geist. Wenn dies geschehen ist, kann das Bewusstsein auf den Körper und seine vielfältigen Mechanismen Einfluss nehmen, kann Bewegungen bewusst wahrnehmen und sie neu verstehen. Das Zusammenspiel dieser beiden Ebenen, die den Menschen ausmachen, bringt ihn in einen Zustand veränderter Wahrnehmung, in eine höhere Bewusstheit, die nun auch automatische Prozesse neu ordnen kann. Am Ende dieser Umgestaltung können sich die neuen Bewegungsabläufe wieder im Unbewussten verankern, alles, was ein Patient von nun an tut, vollzieht sich auf einer Ebene umfassenderen Verstehens, ohne dass er seine Gedanken ständig dorthin lenken müsste.

Erst die vertrauensvolle Beziehung zwischen Therapeut und Patient aber macht es möglich, den »Raum zwischen Körper und Geist« zu betreten. Und so spricht Martin Busch von einem »Dreiklang«, in dem er die Essenz seiner Arbeitsweise sieht: Bewegung, Bewusstheit und Beziehung.

Die vergessene Behinderung

Als Dominik Polonski seine erste Stunde in Lackendorf erlebte, machte er eine völlig unerwartete Erfahrung.
Nach einem Vorgespräch geleitete ihn Martin Busch zu einer verstellbaren Liege, wie sie auch in der Physiotherapie eingesetzt wird. Er bat Dominik, sich bequem hinzulegen, und dann beobachtete er zunächst nur, wie die Muskulatur reagierte, wo die spontane Körperhaltung noch im Einklang mit der Person schien. Dann veränderte er die Lage des Patienten, indem er kleine Polster und Schaumstoffrollen unter die Kniegelenke und an andere Positionen des Körpers legte. Die so mit leichter Hand angebotene Änderung der äußeren Lage führte zu einer sichtbaren Veränderung der inneren Organisation: Dominik Polonski atmete tiefer, entspannte sich und schien gleichzeitig offen für das Neue, das jetzt geschah.
Martin Busch begann nun mit leiser, ruhiger Stimme zu sprechen, stellte Fragen über das Befinden und über das, was sich der Patient wünschte. In wenigen Minuten veränderte sich die Haltung Dominiks noch einmal, und er sank in eine leichte Trance, reagierte aber noch immer klar und deutlich auf die Fragen und Angebote des Therapeuten.
Wie von selbst führte er nun Bewegungen aus, die er zuvor verlernt zu haben schien. Und tatsächlich haben Lähmungserscheinungen auch etwas mit Lernprozessen zu tun: Über physisch messbare Schäden hinaus, die Bewegungen mechanisch verhindern oder zumindest dramatisch erschweren,

scheinen Patienten nach und nach auch feste Vorstellungen zu entwickeln, die langfristig eine Verbesserung ihrer Situation verhindern. Es mag mit einer Schonhaltung beginnen, weil starke Schmerzen den normalen Bewegungsablauf blockieren; oder der bewusste Impuls, einen Arm oder ein Bein zu bewegen, läuft ins Leere, weil Verbindungen tatsächlich unterbrochen oder so sehr gestört sind, dass eine Bewegung unmöglich scheint. Nach und nach wird aus der Angst vor dem Schmerz oder dem Schock über die plötzliche Unfähigkeit, seine Gliedmaßen wie gewohnt zu gebrauchen, eine dramatische Gewissheit: Du bist eingeschränkt, behindert, gelähmt. Nichts ist mehr wie zuvor. Und das Pflegepersonal unterstützt diese Erkenntnis mit verständnisvollem Mitleid oder eindeutigen, durch keinen Zweifel gestörte Diagnosen: Leider haben wir keine gute Prognose für Sie, es ist nicht wahrscheinlich, dass die Dinge sich noch einmal verbessern werden, damit müssen Sie jetzt leben.

Die körperliche Einschränkung wird nach und nach auch zu einer Bewegungslosigkeit des Bewusstseins: Ein Prozess, der sich wechselseitig verstärkt, aus dem es kein Entrinnen mehr zu geben scheint und der dann tatsächlich auch im Gehirn zu Veränderungen führt, wie ich im nächsten Kapitel zeigen werde.

Aber nun, nach einem langen Prozess der Hoffnungslosigkeit in der Krebsstation, der für einen Moment aufkeimenden Hoffnung und der umso tieferen Depression, als sich keine weiteren Verbesserungen einstellten, erlebte Dominik Polonski in seiner ersten Behandlungsstunde bei Martin Busch einen überraschenden Wandel. Plötzlich konnte er nämlich kleine Bewegungen vollziehen, deren er zuvor nicht mehr fähig zu sein schien, mit einem Mal erlebte er, dass die Starrheit, mit der er sich schon fast abgefunden hatte, einer neuen Leichtigkeit und damit der Fähigkeit zur Veränderung wich.

In einem solchen Moment wird plötzlich die Möglichkeit einer Wende sichtbar, die schon lange verloren schien. Das Krankheitsbild, an dem der Patient so viele Monate und Jahre gemeinsam mit seinen Ärzten und Pflegern gearbeitet hatte, war das Bild einer Straße, die nur noch in eine Richtung befahrbar schien, in die Bewegungslosigkeit nämlich, aus der es kein Entrinnen gibt. Und nun löste sich dieses Bild in einer unerwarteten Erfahrung auf: Wie von selbst, ganz ohne Anstrengung, kehrte die Ahnung einer verloren geglaubten Fähigkeit zurück.

Diese Erfahrung, sagt Martin Busch, ist von großer Bedeutung und vielleicht entscheidend für den Genesungsprozess: Sie hilft uns nämlich, das innere Bild der Behinderung aus dem Museum zurückzuholen, an das wir es längst verkauft haben, in dem Glauben, es sei nun unveränderlich. Jetzt aber wissen wir, dass wir es noch einmal auf die Staffelei stellen und wesentliche Teile verändern können.

Genau dies geschieht in der Behandlung, wenn der Anfang einmal gemacht ist. Immer mehr Erfahrungen kommen hinzu, neue Bewegungsmuster entstehen, verloren geglaubte Fähigkeiten kehren zurück. Und mit ihnen die Hoffnung, die Zuversicht, die Erkenntnis, dass jetzt etwas geschehen kann, das eben noch unmöglich schien.

Und jeden Tag wächst der Wunsch nach neuen Erfahrungen, nach weiteren, immer größeren Herausforderungen. In einer solchen Behandlung geht es ja gerade nicht um die endlose mechanische Wiederholung immer gleicher Bewegungen, um eine stupide Trainingsarbeit, die außer ihrer Endlosigkeit keinerlei Höhepunkte zu bieten hat, eine in maschinelle Steuerungen gegossene Langeweile. Das Bewusstsein und damit das Gehirn dürstet nach Neuem, will sich immer wieder beweisen, will sich selbst übertrumpfen und Dinge entdecken, die zuvor undenkbar schienen. Und diese Spannung, auf die es ankommt, wenn verlorene Bewegungsfähigkeit zurückkehren soll, muss immer wieder neu erzeugt werden, ein kreativer Prozess, ein offener Dialog zwischen dem Patienten und seinem Begleiter.

Am Ende der ersten Stunde, als Dominik noch immer in einer leichten Trance war, bat Martin Busch ihn beiläufig, sich einfach aufzusetzen. Und das tat er, fast ohne Mühe. Nach einem weiteren Moment schlug er ihm vor, sich jetzt neben die Liege zu stellen. Auch das geschah wie von selbst. Dann sagte Martin Busch: »Und nun geh hinaus aus dem Zimmer, auf den Gang, und komm dann wieder zurück.«
Dieser Augenblick war der entscheidende Moment an jenem ersten Behandlungstag, der Moment, an dem sich vielleicht entschied, was in den nächsten Monaten und Jahren möglich sein würde.
Dominik Polonski war nur mit großer Mühe in die Praxis gekommen, gestützt auf seine unförmige vierfüßige Spezialkrücke. Sein linkes Bein hatte er wie einen Fremdkörper nachgezogen, es war spastisch verkrampft und nur zu kleinen Bewegungen fähig, die sich aber nicht willentlich und differenziert in der richtigen Weise steuern ließen.
Doch jetzt, ohne nachzudenken und ohne irgendetwas zu erzwingen, ging Dominik in kleinen Schritten vorwärts. Es war kein normaler, perfekter Bewegungsablauf wie bei einem gesunden Menschen, aber Dominik ging ohne äußere Stütze, getragen von seinem eigenen inneren Gleichgewicht. Er steuerte auf die Tür zu, überwand die beiden Stufen davor, öffnete sie, ging hinaus auf den Gang und kam nach einem kurzen Moment wieder zurück. Fassungslos, ungläubig, kopfschüttelnd und lachend zugleich. Er ging zurück und setzte sich auf die Liege.
Und erst in diesem Moment sah er, dass er seine Krücke ganz einfach vergessen hatte.

An diesem ersten Tag war geschehen, was Dominik Polanski vielleicht gehofft, aber niemals erwartet hätte, ein Anfang, im wörtlichen Sinne nur ein erster Schritt. Die feste Überzeugung, dass die Behinderung wohl unveränderlich sein würde, war erschüttert – eine völlig unerwartete Verwandlung, denn es brauchte dafür nicht mehr als sechzig Minuten und ein längeres Vorgespräch, in dem Martin Busch seine Arbeit erläutert und Dominik Polonski seine Geschichte erzählt hatte. Dieser erste, unerwartete Erfolg war der Beginn einer persönlichen Begegnung, einer Beziehung wie zwischen Vater und Sohn, manchmal auch wie zwischen Lehrer und Schüler. Ein mit jeder Stunde wachsendes Vertrauensverhältnis, in dem der eine einen Prozess anleitete, der andere aber in jedem Moment (und das auch ganz wörtlich) die alleinige Entscheidung über jeden Schritt behielt. Beziehung verlangt Stärke und Offenheit, Führung und Geführtwerden, aber auch die Bereitschaft aller, sich auf das einzulassen, was dem Kern der Persönlichkeit entspricht. Dominik fühlte sich angenommen wie selten zuvor.

Es gehört zu den Besonderheiten seiner Arbeitsweise, dass Martin Busch Patienten, bei denen das notwendig erscheint, für einen gewissen Zeitraum in die Familie aufnimmt: Sie essen gemeinsam mit den Mitarbeitern des Zentrums und verbringen den Tag in einem Umfeld, das bodenständige Normalität ausdrückt: keine Klinik und keine Reha-Einrichtung, sondern ein Bauernhof mit Hühnern, Schafen, Schweinen, Kühen und Pferden, mit Hunden und Katzen. In Traktor-Entfernung liegen ausgedehnte Felder, die gemeinsam bewirtschaftet werden. Martin Busch ist es wichtig, dass er nicht abgehoben jenseits des »normalen« Lebens arbeitet, und diese Haltung ist auch für seine Patienten von wachsender Bedeutung: Wer hier behandelt wird, nimmt eine Auszeit in der Normalität und nicht an einem vom Alltag abgekoppelten Ort.

Krankheit gehört aus der Sicht Martin Buschs ganz einfach zum Leben, und deshalb ist es wichtig, ihr nicht mehr Bedeutung zuzumessen als unbedingt notwendig. In dieser Beiläufigkeit liegt eine mögliche Quelle von Heilung: Eine Erkrankung kann nämlich paradoxerweise an Größe verlieren, wenn ein Patient sie akzeptiert, ohne sie in den Mittelpunkt seines Lebens zu stellen. Je mehr man sich mit den Krankheitssymptomen beschäftigt, mit seinen körperlichen Einschränkungen und Unzulänglichkeiten, umso größer und unüberwindlicher erscheinen sie. Es ist so, als ob sich dadurch ihre Macht immer mehr vergrößerte, bis die Erkrankung schließlich als unbezwingbarer Riese erscheint, der das Leben für alle Zeiten bestimmt.

Bei einem so mächtigen Gegner muss auch der Arzt oder Therapeut geradezu übermenschliche Fähigkeiten besitzen, wenn er erfolgreich sein will. Martin Busch hat schon vor langer Zeit erkannt, dass er einen solchen Kampf nicht gewinnen kann. Es ist so wie in der Geschichte mit dem siebenköpfigen Drachen: Für jeden Kopf, den der mutige Ritter abschlägt, wächst ein neuer nach, und die Bestie gewinnt immer mehr an Macht. Je größer die Aufmerksamkeit, die Ehrfurcht und die Angst, umso gewaltiger wird der Gegner.

Martin Busch geht deshalb einen anderen Weg. Er kämpft nicht gegen die Erkrankung, sondern hilft seinen Patienten, neue Ziele zu finden und erste Schritte in die gewünschte Richtung zu gehen. Nicht gegen die Lähmung, sondern für die Fähigkeit zur Bewegung. Diese Sichtweise unterscheidet sich vollkommen von der Position des Kampfes. Sie ignoriert keineswegs die Schwere einer Erkrankung, aber sie wendet nicht die Aufmerksamkeit dorthin. Stattdessen stärkt sie die Fähigkeiten eines Patienten, auch wenn sie zunächst noch so klein sein mögen, und lockt so neue Zuversicht hervor.

Der Bauernhof als Umgebung unterstützt diese Haltung, denn der Hof verbindet die Menschen mit dem Rhythmus, der von der Natur vorgegeben ist: von dem, was die Tiere brauchen, was auf den Feldern getan werden muss, was das Haus selbst verlangt. In diesem Rhythmus sind die Patienten und ihre Erkrankungen ein wichtiger, aber nicht der einzig wichtige Bereich. Und in dem Maße, in dem sie das akzeptieren, machen sie Fortschritte, mit denen sie nicht mehr gerechnet hätten – Fortschritte, die sich fast beiläufig und wie selbstverständlich ergeben.

»Ich bin nur ein Bauer aus dem Schwarzwald«, sagt Martin Busch manchmal, und das ist bei aller beabsichtigten Provokation durchaus ernst gemeint. Denn das Geheimnis seiner Denkweise, die ja längst die Grenzen der Feldenkrais-Lehre und der Hypnotherapie überwunden hat und – ganz im Sinne seiner Lehrer – auf neues Terrain vorgedrungen ist, liegt auch in der Verbindung mit den selbstverständlichen Geschehnissen des Alltags. Schon bei unserer ersten Begegnung hatte er mir unmissverständlich klargemacht, dass hier die unterschiedlichen Arbeitsfelder nicht gegeneinander aufgewogen werden: Alles ist gleich wichtig, und alles hat seine Zeit. »Von zehn bis vierzehn Uhr können wir reden«, hatte er mir am Telefon gesagt, »danach habe ich einen wichtigen Termin. Ich muss unsere beiden Schweine schlachten.«

Vier Tage nur dauerte der erste Besuch Dominiks in Deutschland. Behandlungseinheiten, Gespräche, alltägliche Situationen wechselten einander ab, und Dominik machte mehr und mehr Fortschritte. Eine persönliche Beziehung war entstanden, Voraussetzung für einen Prozess, den Martin Busch »Selbstentwicklungshilfe« nennt. Am Ende dieser ersten Behandlungswoche war die Bilanz positiv: Dominik hatte den Weg verlassen, der ihn immer mehr in die Abhängigkeit geführt hatte, den Weg einer Erkrankung, die sich zwangsläufig weiter verschlechtern würde, wie die Ärzte ihm prophezeit hatten, aus der es letztlich keinen Ausweg gab. Dominik akzeptierte jetzt seine Behinderung, er nahm sie aber nicht mehr als unveränderliches Schicksal, sondern als Experimentierfeld: Plötzlich erschien wieder offen, was tatsächlich möglich war, und deshalb konnten nur mutige Experimente zeigen, wie groß das Potenzial der Veränderung wirklich war. Es ging also darum, neue Erfahrungen zu machen und alles, was seit der letzten Operation unwiederbringlich verloren schien, auf diesem aktiven Weg zu suchen und vielleicht wiederzufinden. Was geschehen würde, konnte niemand voraussagen, aber es gab wieder eine Zukunft, wenn auch mit unbestimmbarer Kontur.

Und es war Dominik selbst, der seine Entwicklung in die Hand nehmen würde: Martin Busch sieht sich als Coach, als Helfer, der von außen mehr wahrnehmen kann, als sein Gegenüber allein herausfinden könnte. Aber die Entscheidung über die Richtung der Entwicklung liegt immer beim Patienten, er bestimmt den Weg und das Ziel seiner Reise, er ist es letztlich, der sich selbst heilt – oder mit seiner Erkrankung zu leben lernt.

Dominik Polonski kam in den folgenden Jahren immer wieder für eine kurze Zeit auf den Hof bei Lackendorf, um weiter an seiner Entwicklung zu arbeiten: Immer sicherer wurden seine Schritte, immer aufrechter das Gangbild, und schließlich war er in der Lage, sich nahezu tänzerisch durch den Behandlungsraum zu bewegen, vorwärts und rückwärts und mit sich kreuzenden Beinen, Bewegungen, die auch Menschen ohne Behinderung keineswegs leichtfallen. Schon lange brauchte Dominik keinen Stock mehr, er traute sich sogar auf ein Fahrrad und war bereit, sein neues Gleichgewichtsgefühl auch an einem steilen Wegstück und bei hoher Geschwindigkeit zu erproben – Stürze inbegriffen. Was er erlebte, empfand er als Neuentdeckung, nicht als Rekonstruktion einer verlorenen Fähigkeit. Ein solcher Lernprozess erinnert an die ersten Schritte eines Kleinkindes: Auch für Dominik ist die Erfahrung einer Bewegung seiner gelähmten Seite neu, denn die Verknüpfungen in seinem Gehirn, die früher ganz selbstverständlich alle Bewegungsabläufe gesteuert hatten, waren ja vollständig verloren oder doch zumindest an entscheidender Stelle unterbrochen. Was Dominik jetzt erlebte, war also keine Rehabilitation, in der zerstörte Verbindungen wiederentdeckt und repariert werden, sondern echte Neuorganisation: Wo nichts mehr war, musste etwas Neues entstehen, damit sich später wieder alle Bewegungen ohne Anstrengung und automatisch vollziehen konnten.

Neuorganisation statt Rehabilitation, das ist ein zentraler Begriff in der Vorstellung Martin Buschs. Tatsächlich, so erzählt er, habe er die Erfahrung gemacht, dass Menschen, denen Teile des Gehirns fehlten, durch diese Arbeit oft schneller Fortschritte machten als solche, bei denen die Strukturen des Gehirns noch vorhanden, aber schwer beschädigt waren, etwa durch einen Schlaganfall. Statt Zeit damit zu verlieren, verschüttete Pfade auszugraben und beschädigte Wege auszubessern, scheint das Gehirn die vollständig veränderte Situation leichter zu akzeptieren und folgerichtig sofort mit dem Bau neuer Wege zu beginnen – allerdings nicht von selbst, sondern dann, wenn es die notwendigen Anregungen erhält: Elemente des Experiments und der Überraschung, unerwartete Erfahrungen, wechselnde Herausforderungen, die an die Grenzen führen.

Was genau aber ist das Besondere an der Arbeitsweise Martin Buschs? Wie gelingt es ihm, die Vorstellungswelt seines Patienten anzuregen, wie hilft er dem Gehirn, sich seiner Fähigkeiten bewusst zu werden?

Vernetzte Nervensysteme

Je länger ich seine Arbeit beobachtete, je mehr ich mit ihm über das sprach, was er selbst dabei erlebte, umso deutlicher wurde mir, dass sich das Besondere nicht erschließen würde, falls ich versuchte, den Prozess der Neuorganisation aus der Theorie der beiden Behandlungssysteme zu verstehen, die Martin Busch ja miteinander verknüpft hatte: Feldenkrais-Arbeit und Hypnotherapie.

Die Verbindung dieser beiden Methoden ist nicht einfach eine Addition – was am Ende geschieht, ist mehr als die Summe dieser beiden Teile, es ist etwas grundlegend Neues: Innere und äußere Bilder, innere und äußere Bewegungen verbinden sich in einem kreativen Wechselspiel, das sowohl die Vorstellungswelt des Patienten verändert als auch seine physiologischen Strukturen beeinflusst.

»Im Grunde vernetzen sich in dieser Arbeit zwei Nervensysteme«, sagt Martin Busch. »Für eine oder zwei Stunden werden wir zu einer Einheit, ich reagiere dann als Teil dieses neuen, gemeinsamen Systems, reagiere auf das, was ich spüre, und dein Organismus nimmt diese Bewegungen auf und setzt sie in eigene Bewegungen um. So können wir gemeinsam schauen, wie wir verlorenes Gleichgewicht wiederherstellen. Du kannst auf mein Wissen zurückgreifen und mit den Angeboten experimentieren, die daraus erwachsen, und am Ende einer Sitzung trennen wir uns wieder. Und haben uns beide verändert.«

Es sind manchmal nur winzige, für einen Beobachter kaum wahrnehmbare Bewegungen im Mikrobereich, die Impulse in das Nervensystem des Patienten senden. Ein Dialog beginnt, der sich in subtilen Reaktionen äußert, auf die wieder neue Impulse folgen. In kurzer Zeit wird aus zwei geschlossenen Netzwerken ein einziges, größeres: Das Konzert der Botenstoffe und elektrischen Signale erweitert sich jetzt gleichsam über die Körpergrenzen hinaus, und in diesen Minuten der Stille, des Spürens, des Agierens und Reagierens wird aus den getrennten Klangkörpern ein größeres Orchester, das jetzt ganz neue, unerwartete Anregungen erhält. Die Melodie kann sich ändern, die Variationen werden reicher, Vorstellungen und Standpunkte ändern sich.

Martin Busch erlebt diesen Dialog manchmal als Kaskade innerer Bilder: Wie der Patient gerät auch er selbst in eine leichte Trance. Wenn sich der Bewusstseinszustand ändert, kann die Wahrnehmung verborgener Gedanken und Bilder schärfer werden, und je mehr sich die beiden Nervensysteme miteinander vernetzen, umso mehr verbinden sich auch diese Bilder zu einem Gemälde, in dem sich beide wiederfinden. Manchmal sagt der Patient etwas, was sein Begleiter im gleichen Moment dachte oder fühlte, und manchmal spricht der Begleiter aus, was in genau diesem Augenblick der Patient dachte oder fühlte.

Martin Busch hat im Laufe seiner Arbeit gelernt, den Bildern zu vertrauen, die plötzlich vor dem inneren Auge erscheinen. Fragen oder Antworten, die sich aus diesen unerwarteten Gedankenblitzen ergeben, bringen in einer Sitzung nicht selten eine Wendung, die mit rationaler Steuerung niemals möglich gewesen wäre.

Was er in solchen Momenten sagt, ist oft in Metaphern gekleidet, in bildhafte Beschreibungen oder kurze Geschichten, die im Zusammenhang mit der Lebenssituation des Patienten stehen, wenn sie auch aus dem Augenblick geboren sind. Eine bildhafte Sprache erreicht schneller tiefere Schichten des Bewusstseins, kann die Ebene der Logik und des rationalen Weltverständnisses umgehen. Das rationale Bewusstsein ist eher ängstlich und kleinmütig, es glaubt ja nicht an Veränderungen, für die es keinen unmittelbaren Beweis gibt. So verhindert es nicht selten, dass das Gewünschte geschieht – eine sich selbst erfüllende Prophezeiung.

Wenn es aber in der Trance gelingt, den eigenen Handlungsraum in der Vorstellung zu erweitern und in der Tiefe des Bewusstseins ein neues Bild zu pflanzen, kann es sich dort ungestört entwickeln und manchmal auf lange Sicht große Wirkung entfalten. Die Hypnotherapie, wie sie Milton Erickson weiterentwickelt hat, nutzt diese Strategie häufig und hat damit große Erfolge.

Martin Busch geht noch einen Schritt weiter: Er verbindet das innere Bild mit kleinen, für den Patienten oft unerwarteten Bewegungen, wobei er stets dem Impuls des Patienten folgt und niemals gegen ihn arbeitet. Wenn eine Hand wie bei Dominik spastisch verkrampft ist, dann wird Martin Busch niemals die Finger gewaltsam dehnen; er wird vielmehr genau das Gegenteil tun und den Impuls, die Hand zu schließen, achtsam unterstützen. Aus diesem Moment heraus können sich plötzlich leichte Bewegungen eines Fingers ergeben, die der Therapeut dann behutsam so begleitet, dass sich das innere Bild des Patienten (»Ich bewege meinen Finger«) mit einer äußeren Erfahrung verbindet: Tatsächlich kann ich für einen Moment meine Hand öffnen. Es ist also kein Naturgesetz, dass meine Hand stets fest verschlossen sein muss, wie zur Faust geballt. Mit dieser Strategie, den Möglichkeiten des Patienten zu folgen und seine eigenen Bewegungsimpulse, seien sie auch noch so spastisch, zu verstärken, ermöglicht Martin Busch eine Erfahrung, die inneren Wunschbildern eine besondere Kraft gibt: Sie sind jetzt geprüft und belegt durch die Wirklichkeit der tatsächlichen Bewegung.

Für einen Beobachter geschieht in einer solchen Sitzung zunächst nichts, was auf spektakuläre Veränderungen hinweisen könnte. Aber für den Patienten können große Dinge geschehen, Veränderungen mit langfristigen Folgen. Wenn ein Bild eine Erfahrung vorgibt und dann eine unerwartete Bewegung hinzukommt, dann gewinnt diese Bewegungserfahrung den Charakter eines Beweises: Das, was ich hier erlebt habe, war kein Hirngespinst, sondern vollständig real. Wenn ich also diesen Schritt tun kann, dann kann ich auch erreichen, was mir das mentale Bild für die Zukunft verspricht. So entsteht Vertrauen in die eigenen Möglichkeiten der Veränderung, ein Vertrauen, das auf Erfahrung gründet.

Bei allem Fortschritt in seiner Entwicklung aber fühlte sich Dominik weiterhin von einem Schatten bedroht: dem Schatten des Rollstuhls, wie er selbst das ausdrückt. Die Angst begleitete ihn jeden Tag, auch wenn er längst wieder gehen konnte. Es half ihm wenig, seinen Blick immer wieder auf die Fortschritte zu lenken, die er gemacht hatte, auf die Erkenntnis, dass er sich immer weiterentwickelt hatte, dass Unmögliches möglich geworden war.
Denn er hatte das Wichtigste in seinem Leben verloren: seine Musik, die ihm Klarheit und Struktur gegeben hatte, die Möglichkeit, sich auszudrücken und zu verwirklichen, die Richtung, in die zu gehen sich lohnte. Um Cello zu spielen, brauchte er beide Hände, aber sein linker Arm blieb eingeschränkt. Nur manchmal schienen sich plötzlich die Finger zu bewegen, doch dies war eher unwillkürlich, die Steuerung durch den bewussten Willen kehrte nicht oder nur in kurzen Momenten zurück.
Dominik brauchte lange, bis er einen neuen Weg fand, der ihn wieder näher zur Musik führte. Er begann, an seiner Doktorarbeit in Musikwissenschaften zu arbeiten, promovierte schließlich und nahm eine neue Aufgabe als Cellolehrer an der Musikhochschule an. Im Dialog mit jungen Musikern kehrte er zurück in die Welt, die er Jahre zuvor hatte verlassen müssen, nach langem, zähem und schließlich – wie es ihm damals schien – endgültig verlorenem Kampf.
Nun war er zurückgekehrt und drückte seine Kreativität neu aus, gab an die nächste Musikergeneration weiter, wofür ihn das Publikum früher in den Konzertsälen gefeiert hatte.

Und dann kam ein besonderer Moment, mit dem er nicht mehr rechnete. Ein Moment, in dem der Schatten des Rollstuhls plötzlich verschwand, als ob es ihn nie gegeben hätte. Dominik erhielt eine Einladung zu einem Konzert, in dessen Mittelpunkt er stehen sollte, der berühmte Cellist, der nur noch einen Arm bewegen konnte, den rechten, mit dem er den Bogen hielt und die Saiten strich. Eine zeitgenössische Komponistin, die das Spiel Dominiks bewunderte, hatte ein Konzert geschrieben, ein Cellokonzert für eine Hand, das erste der Musikgeschichte. Und das Radiosymphonieorchester Polen wollte es aufführen, mit Dominik Polonski als Solisten, live übertragen vom Nationalen Radio.

Dominik nahm die Herausforderung an, sein geliebtes Instrument nur mit der rechten Hand zu spielen. Griff wieder zum Bogen, berührte die Saiten, strich sie in ruhiger Bewegung oder zupfte sie im Pizzicato, erfand völlig neue Techniken, legte sein ganzes Gefühl in die Verbindung mit dem Instrument, dem er früher so nah war, dass er sich mit ihm wie verwachsen fühlte. »Wir waren eins«, sagt er, »deshalb konnte ich auch dann noch spielen, als ich meine Finger kaum noch spürte. Erst als die Lähmung vollständig war, nach der vierten Operation, habe ich den Kontakt zu meinem Instrument verloren – bis ich lernte, dass ich auch diese Verbindung nicht einfach zurückholen, sondern neu entdecken musste.«

Am 14. Januar 2009 kam der große Moment. Dominik kehrte zurück auf die Bühne, in die alte Welt, die er jetzt in neuem Licht sah und erlebte. Als das »Cellokonzert für eine Hand« beendet war, gab das Publikum nicht enden wollende stehende Ovationen. Auch das Orchester feierte seinen Solisten, der mitten auf der Bühne, vor den Augen des Publikums im Saal, hemmungslos weinte.

Die plastische Revolution

Expeditionen ins Gehirn

Was ist das Geheimnis, das Dominik Polonski den Weg zurück auf die Bühne ermöglichte? Wie konnte es gelingen, dass er wieder zu gehen lernte, obwohl doch offenbar für das Gehen bedeutsame Areale des Gehirns vollständig zerstört waren? Ist es denkbar, dass Gehirnstrukturen nachwachsen?

Noch in der zweiten Hälfte des 20. Jahrhunderts hätten die führenden Wissenschaftler der Welt diese Fragen mit einem klaren Nein beantwortet. Dass sich diese Haltung inzwischen völlig verändert hat, liegt an bahnbrechenden neuen Forschungsergebnissen, die unser Wissen von den Fähigkeiten des Gehirns revolutionierten.

Bei ihren Versuchen, den Geist in der grauen Masse des Gehirns zu vermessen, verhielten sich die Wissenschaftler in der ersten Hälfte des 20. Jahrhunderts wie Reisende auf einem fremden Kontinent. Sie suchten die Pfade, auf denen sich das Denken bewegt, und erfassten die Regionen, in denen sich bestimmte Fähigkeiten zeigten. Nach und nach entdeckten sie, dass für jede Fähigkeit, in der sich der Geist ausdrückt, im Gehirn ein bestimmter Ort zur Verfügung steht, der sie hervorzubringen oder mit ihr in Resonanz zu stehen scheint.

Der amerikanische Neurochirurg Wilder Penfield war in den dreißiger Jahren einer der ersten Wissenschaftler, die als Geographen des Gehirns Landkarten zeichneten, die bis heute als Orientierung dienen. Penfield beschäftigte sich vor allem mit den Bereichen des Gehirns, die für Bewegungsabläufe und Sinneswahrnehmungen zuständig sind. Seine wissenschaftlichen Untersuchungen waren zunächst eher ein Nebenprodukt seiner chirurgischen Tätigkeit: Bei Patienten mit Hirntumoren oder bestimmten Formen der Epilepsie wollte er herausfinden, welches Gewebe im Gehirn noch seine Funktion erfüllt und welches eine krankhafte Reaktion hervorruft. Um dies festzustellen, führte Penfield feine Elektroden in die Großhirnrinde ein. Die Operation ist schmerzfrei, denn das Gehirn selbst verfügt über keine Schmerzrezeptoren. Die Patienten konnten deshalb während des Eingriffs wach bleiben und dem Wissenschaftler berichten, wie sie die elektrische Stimulation ihres Gehirns erlebten. Je nachdem, welchen Ort Penfield mit seinen Elektroden reizte, hatten die Patienten Gefühle der Berührung an ihren Gliedmaßen, oder sie reagierten mit unwillkürlichen Bewegungen.

Nach vielen Beobachtungen auf seiner Reise durch die Großhirnrinde hatte Penfield genügend Daten für ein Landkartenwerk gesammelt, das einen ersten Atlas des Gehirns ermöglichte. Diese neuronalen Karten, wie das die Forschung heute nennt, lassen sich tatsächlich wie ein verkleinertes Abbild des Körpers und seiner Funktionen lesen: Im Gehirn, fand Penfield, liegen die Bereiche nebeneinander, die auch im Körper nebeneinanderliegen. Mit einer Gehirnkarte in der Hand könnte sich ein virtueller Reisender im menschlichen Körper gut orientieren.[17]

Auch höhere geistige Funktionen, zum Beispiel die detaillierte Erinnerung an vergangene Ereignisse, mit allen Bildern, Geräuschen und Gerüchen, aber auch phantastische Kreationen wie das Gefühl des Schwebens ließen sich im Gehirn mit Penfields Methode auslösen. Diese Fähigkeiten schienen ebenfalls an bestimmte Regionen gebunden zu sein, und so konnten die Wissenschaftler mit seiner Methode und später mit den neuen bildgebenden Verfahren ein immer genaueres Kartenwerk des menschlichen Gehirns zeichnen.

Das Gehirn zeigte sich als Doppelkontinent: Spiegelbildlich lagen sich zwei Hälften gegenüber, die aber offenkundig unterschiedliche Funktionen übernahmen. Bei Links- und Rechtshändern waren die Seiten manchmal vertauscht, im Wesentlichen schien die Verteilung der einzelnen Bereiche jedoch bei allen Menschen gleich: Die linke Gehirnhälfte war neben ihren vielfältigen Wahrnehmungs- und Steuerungsfunktionen vor allem für die Sprache und die Logik zuständig, die rechte für Kreativität und Gefühl. Die Orte, an denen sich diese Hirnfunktionen zeigten, schienen unverrückbar und fest wie die Kontinente der Erde, auf denen die Staaten ihre Territorien abstecken. Grenzverschiebungen oder gar Veränderungen der Landschaften waren zumindest in menschlichen Zeitvorstellungen kaum denkbar. Nur über die genetische Auslese konnten sich über große Zeiträume nach und nach Veränderungen vollziehen. Die Lokalisationstheorie war geboren, und sie spielt bis heute eine wichtige Rolle im Verständnis des menschlichen Gehirns.

Wenn aber alle Bereiche des Hirns im Wesentlichen unveränderbar sind, wie diese Theorie annahm, wenn also das Territorium vollständig aufgeteilt ist und die unterschiedlichen Länder für alle Zeiten auf festen Grenzen bestehen, wenn sie keine Verschiebung erlauben und schon gar keine Neuordnung, dann hat das Konsequenzen für das medizinische Verständnis einer ganzen Reihe von Erkrankungen. Wenn nämlich eines dieser Länder durch eine »Naturkatastrophe« verwüstet wird (wie das bei einem Schlaganfall geschieht), dann haben die dort angesiedelten Fähigkeiten keine Chance, auf Nachbargebiete auszuweichen. Sie müssen mit dem auskommen, was geblieben ist, müssen versuchen, den Schaden auf dem eigenen Territorium zu beheben. Und die Folgen einer Gehirnoperation sind ja noch viel dramatischer, denn hier verschwinden ja gleichsam riesige Gebiete endgültig und unwiderruflich von der Landkarte, so als ob eine Insel nach einem Erdbeben im Meer versunken wäre. Wenn ein Viertel des Gehirns nicht mehr existiert, wie im Fall des Cellisten Dominik Polonski, dann ist in der Vorstellung einer starren Lokalisationstheorie zu erwarten, dass der Verlust aller Fähigkeiten, die mit diesen Arealen verbunden waren, nicht mehr ausgeglichen werden kann. Die anderen Bereiche sind ja längst besetzt, sie erfüllen andere Funktionen, und weil die Grenzen zwischen den Ländern fest und unverrückbar sind, werden ihre Bewohner auch nicht bereit sein, »Flüchtlingen« aus den zerstörten Gebieten die Einreise zu erlauben und womöglich Flächen für eine »Neuansiedlung« zur Verfügung zu stellen.

Die Kartographen des Gehirns bestanden zwar auf diesem Bild einer festen Grenzziehung, stellten aber gleichzeitig fest, dass in einem bestimmten Zeitraum des menschlichen Lebens die Fähigkeit zur Gestaltung der Länder, zur Modellierung ihrer Landschaften und auch zur Reparatur von Schäden erstaunlich groß sind: Im Kindesalter nämlich, wenn alles im Körper noch in der Entwicklung ist. Wenn diese Zeit des Aufbruchs und des Aufbaus aber zu Ende geht, zwischen dem achten Lebensjahr und dem Beginn der Pubertät, dann werden alle Bauprojekte schwieriger umsetzbar, und alle Reparaturarbeiten haben ungleich weniger Erfolg.

In der Wissenschaft wird die Zeit großer Gestaltungs- und Veränderungsmöglichkeiten »kritische Phase« genannt. Kindern fällt es zum Beispiel bedeutend leichter als Erwachsenen, Fremdsprachen zu erlernen und eine echte Zweisprachigkeit mit akzentfreier Aussprache zu entwickeln. Wer im Kindesalter in zwei Sprachräumen aufwächst, kann später virtuos zwischen den Sprachen wechseln und beide bis in ihre Tiefen erfassen. Wenn sich das enge Zeitfenster aber geschlossen hat, ist das nur noch, wenn überhaupt, mit sehr großem Einsatz möglich.

Für die Zeit der Entwicklung in der Kindheit gestanden die Wissenschaftler dem Gehirn also die Möglichkeit zu großen Veränderungen zu. Es konnte wachsen, seine Strukturen verändern, die Länder seines inneren Globus gestalten, um sie dann, wenn die Zeit der Entwicklung abgelaufen war, in festen Grenzen einzuschließen. Von da an gab es keine wirkliche Entwicklung mehr, jetzt konnte sich das Gehirn nur noch in eine Richtung bewegen: rückwärts, bis zum Verfall im hohen Alter. Schwere Erkrankungen wie Krebs oder ein Schlaganfall mussten demnach zwangsläufig Schäden setzen, die oft irreparabel waren: Wenn das Gebiet, das für bestimmte Fähigkeiten steht, geistige oder körperliche, vollkommen zerstört ist, können die verlorenen Fähigkeiten nicht mehr zurückkommen, vermuteten die Forscher, und die Erfahrungen in den Reha-Zentren schienen dies immer wieder zu bestätigen. Waren dagegen nur kleine Schäden entstanden, gab es offenbar zumindest für eine kurze Zeit die Möglichkeit zur Regeneration. Dann konnte sich die Gesundheit wieder vollständig herstellen, wie das bei leichten Schlaganfällen immer wieder zu beobachten war.

Warum es diese Heilungschance gibt, konnten sich die Neurowissenschaftler bis vor wenigen Jahren nicht schlüssig erklären, denn ein Nachwachsen zerstörter Gehirnzellen hielten sie für unmöglich. Die Erfahrung und zahlreiche Untersuchungen schienen zu belegen, dass Zellen im zentralen Nervensystem, also im Gehirn und im Rückenmark, diese Fähigkeit nicht besitzen. Im peripheren Nervensystem, das alle Bereiche des Körpers über die Nervenleitungen mit der Zentrale verbindet und über das Signale in beide Richtungen gesendet werden, war das offenkundig anders. Wurde eine dieser Leitungen durchtrennt, dann zeigte sich, dass sie in nicht allzu langer Zeit wieder zusammenwachsen konnte – ganz so, wie das überall im Körper, von der Haut bis zu den

Organen, nach einer Verletzung geschieht. Das Gehirn aber schien diese Fähigkeit nicht zu besitzen, oder es hatte sie verloren, vielleicht weil es sich im Verlauf der Evolution zu einem hochkomplizierten System entwickelt hatte, das zu spezialisiert war, um noch die einfachen Mechanismen der Regeneration aufzuweisen. Die klinische Erfahrung zeigte schließlich, dass es so war.

Doch immer wieder gab es ungewöhnliche Heilungen, die wissenschaftlich völlig unerklärbar waren, oder es zeigten sich zumindest dramatische Verbesserungen, wie sie der polnische Cellist erlebte. Im Grunde gab es dafür nur eine Erklärung: Das Gehirn musste doch auf eine geheimnisvolle Weise in der Lage sein, sich selbst zu regenerieren. Entweder mussten Nervenzellen auch hier nachwachsen – oder die Grenzen im Gehirn waren doch nicht so fest und unverrückbar, wie das die Neurowissenschaftler annahmen. Konnte es sein, dass einzelne Länder in jenem geheimnisvollen Globus ihren schwer getroffenen Nachbarn womöglich Durchfahrtsrechte einräumten, ihnen vielleicht sogar Gebiete für einen Neuanfang zur Verfügung stellten? Aber was geschah dann mit den Fähigkeiten, die bisher dort angesiedelt waren? Blieben sie erhalten oder entwickelten sie sich zurück, weil sie ja nun über geringeren Raum verfügten?
Wenn tatsächlich Fähigkeiten, die zuvor in dem einen Gebiet ihren angestammten Platz hatten, plötzlich in einen anderen wechselten oder sich dorthin erweiterten, dann sprach das für eine erstaunliche Fähigkeit der Verwandlung, die sich vielleicht auch therapeutisch nutzen ließe.

Die Entdeckung der formenden Kraft

Überall auf der Welt begannen Forscher, diese Fragen in ausgeklügelten Versuchen zu überprüfen. Als der amerikanische Neurowissenschaftler Michael Merzenich untersuchte, was im Gehirn von Affen geschieht, wenn Nervenleitungen unterbrochen werden, wenn also plötzlich die gewohnten Signale nicht mehr das Gehirn erreichten, zeigte sich, dass frei werdende Hirnareale sofort für die Verarbeitung anderer Signale genutzt wurden. Wenn etwa der Mittelarmnerv durchtrennt war, dann übernahmen die Nerven der Innen- und Außenhand das ungenutzte Gebiet im Gehirn. Signale von den Flächen der Hand hatten jetzt ein viel größeres Areal zur Verfügung als zuvor. Damit war der Beweis erbracht, dass sich Grenzen tatsächlich verschieben können, dass die Gehirnkarten keineswegs so fest und unverrückbar sind wie über viele Jahrzehnte angenommen. Aber wie groß war diese Flexibilität wirklich? Und wenn, wie im Affenversuch, einzelne Erregungsbahnen plötzlich über zusätzliche Flächen im Gehirn verfügten, bedeutete das auch, dass sich damit die Sensibilität in diesem Bereich erhöhte?

Alvaro Pascual-Leone, Professor für Neurologie an der Harvard Medical School, zeigte in einem spektakulären Versuch, dass dies tatsächlich so ist – und dass die Umstrukturierung in einer äußerst kurzen Zeit möglich ist. Fünf Tage lang trug eine Gruppe von Freiwilligen ohne Unterbrechung Augenbinden, die das Licht vollständig abschirmten. In dieser Zeit mussten die Versuchspersonen lernen, sich ausschließlich über ihren Hör- und Tastsinn zu orientieren. Tatsächlich entwickelten sie in dieser kurzen Phase eine wesentlich höhere Sensibilität dieser beiden Sinne, als sie es aus dem Alltag gewohnt waren. Sie lernten, aus der Brechung des Schalls im Raum ein mentales Bild des Labors zu formen, in dem sie sich bewegten. Und ihre Fähigkeit, Gegenstände mit den Händen zu »sehen«, machte große Fortschritte. Gleichzeitig entstanden in ihrem Bewusstsein mit jeder Berührung und jedem wahrgenommenen Geräusch innere Bilder der Räume, in denen sie sich bewegten, und der Menschen, die sie dort spürten. In kurzer Zeit entdeckten die Versuchspersonen eine neue Form, die Wirklichkeit zu erkennen und sich selbst in dieser Realität wahrzunehmen.

Als die Teilnehmer des Experiments nach fünf Tagen ihre Augenbinden abnahmen, waren sie zunächst nicht mehr in der Lage, zu sehen wie zuvor. Erst nach 12 bis 24 Stunden hatte sich das Sehzentrum im Gehirn wieder normalisiert, gleichzeitig bildeten sich die neugewonnenen Fähigkeiten nach und nach zurück.

Alle Veränderungen zeigten sich auch in den Gehirnbildern, die vor, während und unmittelbar nach dem Experiment aufgenommen worden waren: Sobald das Sehzentrum keine Signale mehr vom Auge empfing und gleichzeitig die Signale von Gehör und Händen zunahmen, begann es, diese neuen Informationen zu verarbeiten. Innerhalb von nur zwei Tagen ließ sich das bereits im Gehirnscan nachweisen – das Gehirn hatte sich eindeutig umstrukturiert. Innerhalb der Versuchswoche stabilisierte sich dieser neue Zustand immer mehr. Erst als das Gehirn wieder Lichtsignale empfing, kehrte sich der Prozess um: Jetzt übernahm das Sehzentrum wieder die »altgewohnten« Signale, die es offenkundig gegenüber den neuen bevorzugte, und kehrte mit großer Geschwindigkeit in den alten Zustand zurück.

Wenn ein Gebiet brachliegt, das zeigten diese Versuche eindeutig, wird es an neue Nutzer vergeben: Kommen keine Bildsignale mehr an, dann werden eben Töne oder taktile Informationen verarbeitet. Und dieser Prozess ist offenkundig auch wieder umkehrbar.

Was genau geschieht in einem solchen Moment im Gehirn? Neuronen sind ständig auf der Suche nach Nerven, die in der gleichen Frequenz funken. Sobald sie eine solche Übereinstimmung entdecken, verdicken sich die Synapsen, über die Informationen auf chemischem Weg fließen. Je stärker die Verbindung, umso mehr Botenstoffe können in derselben Zeit passieren, und das stärkt die Verbindung weiter. Aus einem schmalen Weg wird eine Schnellstraße. Aber damit nicht genug: Die Neuronen suchen ständig nach neuen Verbindungen, bauen neue Wege, die zu anderen Neuronen führen, um so die Informationen noch schneller und präziser übertragen zu können. So knüpfen sie ein ganzes Netz neuer Straßen, die im Zielgebiet zu weiterer Differenzierung führen.

Pascual-Leone vergleicht das Gehirn mit einer Knetmasse, mit der wir in unserem Leben fortwährend spielen. Je nachdem, welchen Input wir geben, verändert sich die Masse, nimmt immer wieder neue Formen an. Die Substanz bleibt zwar gleich, aber die Form verändert sich.[18] Neuroplastizität nennt die Wissenschaft heute diese bis vor kurzer Zeit noch unbekannte Fähigkeit des Gehirns.

Im Globus des Gehirns können sich also tatsächlich Ländergrenzen verschieben, können neue Fertigkeiten brachliegende Gebiete besetzen. Solange ein Areal aber genutzt und ständig trainiert wird, haben es »Flüchtlinge« aus zerstörten Gebieten schwer. Es bedarf eines speziellen Trainings, besonderer Zuwendung und ausgeklügelter therapeutischer Maßnahmen, um die verlorenen Fähigkeiten in anderen Bereichen anzusiedeln.

Eine wirkungsvolle Methode haben Experimente wie die von Pascual-Leone gezeigt: Damit ein Areal freigegeben wird, müssen Therapeuten dafür sorgen, dass es nicht mehr in der bisherigen Weise genutzt wird – wie im »Blindheitsversuch« durch eine Augenbinde, die alles Licht abschirmt. Wenn nur ein einziger Lichtstrahl die Netzhaut erreicht, schaltet das Sehzentrum sofort wieder auf die alte, in Jahrzehnten geübte Signalverarbeitung um.

Was aber geschieht, wenn ganze Bereiche des Gehirns zerstört sind, zum Beispiel durch einen Schlaganfall? Wie ist es dann möglich, dass die betroffenen Patienten ihre Bewegungsfähigkeit oder die verlorene Sprache wiedergewinnen? Nach Untersuchungen amerikanischer und deutscher Forscher[19] bleiben in den meisten Fällen Teile der Gehirnkarten erhalten, meist ungefähr die Hälfte der Zellen in dem betroffenen Gebiet. Dieses »unversehrte Land« ist der Ausgangspunkt für die Reparatur verschütteter Wege oder für eine neue Straßenführung durch zerstörte Bereiche. Und es ist die Basis für die Suche nach neuem Land. Es gibt viele Bereiche im Gehirn, die nicht vollständig belegt sind, Brachland sozusagen, das nur darauf wartet, von neuen Fertigkeiten besiedelt zu werden. Das Gehirn benötigt nämlich ständig neue Informationen, um ein Gebiet zu erhalten. Sobald eine gewisse Routine einkehrt, wenn Menschen sich weniger bewegen oder sich geistig nicht mehr fordern, genügt ein kleineres Areal, um die Anforderungen zu erfüllen. Dann werden Teile des besiedelten Landes gleichsam geräumt, und kleinere oder größere Flächen werden zu Niemandsland, bis andere Fertigkeiten Anspruch darauf erheben. Solche Gebiete gilt es bei einer Hirnschädigung zu entdecken und zu nutzen. Aber das geht nicht von selbst, es braucht die Aktivität des Patienten – und eine intelligente Hilfe in der Rehabilitation.

Jeder Mensch neigt dazu, bei körperlichen Beschwerden den Weg des geringsten Widerstandes zu gehen. Wenn sich zum Beispiel ein Arm nicht mehr oder nur noch ganz schwer und unkoordiniert bewegen lässt, weichen Patienten, wo immer es schnell gehen muss, auf den gesunden Arm aus. Ist die Sprachfähigkeit eingeschränkt, dann werden sie ihre Wünsche auf andere Weise äußern, durch Umschreibungen oder Zeichen – und genau das lässt die Behinderung immer größer werden, denn so geben sie nach und nach auch Hirnbereiche auf, die eigentlich noch zur Verfügung stehen.

Wenn es den Patienten aber gelingt, sich zum Beispiel auf den behinderten Arm zu konzentrieren und ihn (zunächst nur in ihrer Vorstellung) wieder mit Leben zu erfüllen, dann erobert diese Fertigkeit nach und nach brachliegende Areale im Gehirn, und die Lähmung kann wieder verschwinden. Ähnlich verhält es sich mit der Sprache: Wenn Patienten versuchen, fehlende Wörter und Sätze wiederzufinden und sie nicht durch Umschreibungen zu ersetzen, gewinnen sie die verlorenen Begriffe und Satzstrukturen nach und nach zurück. Deshalb versuchen Therapeuten in modernen Reha-Programmen, Patienten spielerisch dazu zu bringen, dass sie von vornherein großen Wert auf den genauen Ausdruck legen – auch wenn dieser Weg zunächst mühsam und langwierig erscheint. Doch nur so lässt sich verhindern, dass die entsprechenden Gebiete im Gehirn freigegeben und von anderen Fertigkeiten besetzt werden. Wenn sich Patienten stattdessen daran gewöhnen, fehlende Wörter durch Umschreibungen zu ersetzen oder sich in der Zeichensprache auszudrücken, dann werden diese neuen Formen der Kommunikation sofort im Gehirn verankert. Mit jeder Straße, die in das vernachlässigte Gebiet führt und über die neue Fertigkeiten einwandern, wird es schwieriger, die alten Fähigkeiten wiederzugewinnen – es steht ganz einfach kein Platz mehr zur Verfügung. Und so verstärkt jede Wiederholung einer Handlung ihre Position im Gehirn, besetzt nach und nach ein immer größeres Gebiet, und wenn erst einmal über eine lange Zeit neue Tatsachen geschaffen wurden, dann ist eine Rückkehr in den alten Zustand fast ausgeschlossen.
Aber manchmal sind auch dann noch Veränderungen möglich, wenn sich Patienten und Ärzte schon lange mit einer Behinderung abgefunden hatten.

Ein Gelähmter lernt gehen

Als die Physiotherapeutin Gundula Mohr vor mehr als drei Jahrzehnten einen querschnittsgelähmten Geschäftsmann behandelte, galt sein Fall als völlig aussichtslos. Der Patient hatte während eines Fluges eine schwere Verletzung des Rückenmarks erlitten: Das Flugzeug war unerwartet in Turbulenzen geraten, als er gerade auf dem Weg zu seinem Sitzplatz war, und der Servierwagen der Stewardess hatte ihn im Bereich der Lendenwirbelsäule getroffen. Seit mehreren Jahren war er schwerbehindert und saß im Rollstuhl, oder er schleppte sich mühsam an zwei Krücken fort. Weil er die Beine nicht mehr fühlen konnte, versuchte er, sie durch Gewichtsverlagerungen des Oberkörpers zu bewegen. Wenn er dabei stürzte, war er unfähig, ohne fremde Hilfe wieder aufzustehen.

Diese Hilflosigkeit berührte Gundula Mohr sehr, und sie setzte sich das Ziel, gemeinsam mit ihrem Patienten an diesem Problem zu arbeiten: Wie konnte er lernen, nach einem Sturz wieder aufzustehen?

Eigentlich hatte die Physiotherapeutin die Aufgabe, die Beinmuskeln des Patienten zu aktivieren, damit sie nicht vollständig verkümmerten. Dies geschah manuell und mit Hilfe eines elektrischen Reizstroms. Eine Verbesserung allerdings war auf diesem Weg nicht zu erwarten.

Deshalb beschloss Gundula Mohr, ihren Patienten mental an der Trainingsarbeit zu beteiligen. Sie gab ihm immer dann, wenn der Stromimpuls erfolgte und sie gleichzeitig den Unterschenkel eines seiner Beine bewegte, ein Signal und bat ihn, sich darauf zu konzentrieren und die Bewegung im Bewusstsein zu begleiten.

Eine ganze Zeitlang veränderte sich nichts. Dann aber, als die Therapeutin schon nicht mehr damit rechnete, geschah etwas Unerwartetes: Der Muskel reagierte deutlich sichtbar mit einer leichten Kontraktion. Die Therapeutin bat ihren Patienten, sich diese Reaktion bewusst anzusehen und ihr mit seinen Gedanken zu folgen. Die sichtbare Reaktion des Muskels war hoch motivierend, denn hier zeigte sich eine Veränderung, die nach dem wissenschaftlichen Forschungsstand dieser Zeit ausgeschlossen schien: Wenn eine Lähmung bereits längere Zeit bestand, war sie nach medizinischer Vorstellung nicht mehr zu beeinflussen, eine Heilung völlig undenkbar.

Aber genau dieses Undenkbare zeigte sich in einer ersten wenn auch kleinen Reaktion. Das Behandlungsteam – so verstanden sich Physiotherapeutin und Patient mehr und mehr – setzte das Training über viele Wochen fort und beobachtete, wie die Fähigkeit zur Bewegung langsam zurückkehrte, und mit wachsendem Fortschritt nahm der Patient immer aktiver an den Übungen teil. Nach etwa drei Monaten konnte der Patient beide Unterschenkel wieder selbst bewegen, und jetzt begann die nächste Phase: das Training für ein Leben ohne Rollstuhl.

Es brauchte aber noch viele Monate, bis er lernte, wie er ohne fremde Hilfe wieder aufstehen konnte, wenn er einmal stürzen sollte. Nach und nach kehrte so ein Gefühl für den Körper zurück; allmählich nahm er sich wieder wie ein vollständiger Mensch wahr. Und schließlich lernte er, Schritt für Schritt, ein zweites Mal das Gehen.

Als die Therapie zu Ende war und sich die Wege des Behandlungsteams trennten, konnte sich der Geschäftsmann wieder fast normal bewegen. Er verließ die Praxis zu Fuß, gestützt nur noch auf einen Spazierstock, den er eine Zeitlang behalten wollte, weil ihm das ein Gefühl größerer Sicherheit gab.

Für die Ärzte war der Fall ein medizinisches Wunder, denn diese dramatische Verbesserung ließ sich wissenschaftlich nicht erklären. Niemand untersuchte in den siebziger Jahren

ernsthaft, welche unbekannten Prozesse für eine solche Heilung verantwortlich sein könnten. Sie galt wie ähnliche Fälle, von denen anekdotisch immer wieder einmal berichtet wurde, als »exotisch« und deshalb medizinisch nicht verwertbar. So geschieht das oft in der Wissenschaftsgeschichte, wenn praktische Erfahrungen nicht in die Logik einer allgemein anerkannten Theorie passen. Eine lange Zeit können die Vertreter der vorherrschenden Auffassung nicht akzeptieren, dass sich längst Ausnahmen zeigen: Tatsachen, die dem anerkannten Erklärungsmodell widersprechen. Es braucht viele Beispiele und gleichzeitig die Arbeit mutiger Pioniere, damit ein »Paradigmenwechsel« geschieht: der Ersatz einer veralteten Theorie durch eine bessere, die auch die neuen Fakten einbezieht und erklären kann.
Die erstaunliche Fähigkeit des Nervensystems insgesamt, sich plastisch zu verändern, wird erst seit wenigen Jahren akzeptiert – ein Ergebnis der Arbeit vieler Therapeuten und Forscher.
Der Fall des querschnittsgelähmten Geschäftsmannes und seiner Heilung zeigt viele wichtige Elemente, die heute erst in modernen Therapien nach und nach neu entdeckt werden. Damit der Patient verlorene Areale im Gehirn zurückgewinnen konnte (jenen Bereich zum Beispiel, der für die Steuerung seiner Beine zuständig war), damit er also die brachliegenden Gebiete neu besetzen und auf diesem Weg vielleicht auch die Nervenzellen im Rückenmark zum Wachstum anregen konnte, waren mehrere Schritte notwendig: Einerseits musste die Therapeutin die Nerven der Unterschenkel elektrisch stimulieren, damit ihre Leitfähigkeit erhalten blieb und die Muskulatur erregt wurde, andererseits musste sie die gefühllosen Unterschenkel konsequent trainieren, damit ihre Fähigkeit zur Bewegung bestehen blieb. Entscheidend aber war die Idee, dass der Patient diesen Prozess bewusst begleitete, indem er zeitgleich seine Aufmerksamkeit darauf rich-

tete. Auch wenn er nichts spürte, so bemühte sich der Gelähmte doch, in sein gefühlloses Bein »hineinzudenken«, die sichtbare äußere Bewegung mit einem inneren Bild zu verknüpfen, auch mit der Erinnerung an das Gefühl, das mit der Bewegung des Beines vor seiner schweren Verletzung verbunden war.

Als sich schließlich die erste körperliche Reaktion zeigte, die leichte Bewegung der Muskulatur in dem Augenblick, in dem er sie gezielt beabsichtigte, rückte die visuelle Wahrnehmung des Erfolgs in den Vordergrund. In der Wissenschaft wird dieser Prozess »Biofeedback« genannt: Der Patient beobachtet, wie eine bestimmte innere Haltung, verbunden mit passiver Bewegung, eine körperliche Reaktion auslöst. Und er kann unmittelbar sehen, wie der Körper auf verschiedene bildhafte Vorstellungen reagiert. So kann er sein inneres Bild, den Steuerungsbefehl an das Bein, immer weiter verbessern, bis am Ende die passive Bewegung durch die Physiotherapeutin nicht mehr notwendig ist. Wenn nach und nach die Bewegung des Beines wieder von selbst möglich wird, können sich die Lernfortschritte noch mehr beschleunigen. Dies geschieht aber nicht unbedingt kontinuierlich, sondern in einer komplizierten Verzahnung von kurzfristigen und langfristigen Erfolgen, wie Pascual-Leone in den neunziger Jahren herausfand.

Als der Neurowissenschaftler ergründete, was beim Lernen im Gehirn geschieht, stieß er auf einen merkwürdigen Effekt, den er sich zunächst nicht erklären konnte. Das Experiment am nationalen Institut für neurologische Erkrankungen und Schlaganfälle untersuchte, wie sich die Gehirnkarten von Blinden verändern, die die Brailleschrift lernen. Zunächst fand Pascual-Leone heraus, dass sich das Gehirnareal jenes Fingers, mit dem die Blinden die erhabenen Punkte der Brailleschrift abtasteten, innerhalb kurzer Zeit deutlich gegenüber den Arealen der übrigen Finger vergrößerte. Je mehr Wörter die Testpersonen in einer vorgegebenen Zeit erfassen konnten, umso mehr wuchs das Gebiet des Zeigefingers in der Landschaft des Gehirns.

Diese messbare Folge konsequenten Lernens bestätigte nur, was andere Versuche schon belegt hatten: Je stärker die Konzentration auf eine Bewegung, auf ein Körperteil, auf einen Gedanken ist, umso größer werden die Bereiche im Gehirn, die sie beanspruchen, umso mehr verschieben sich dort die Grenzen.

Das Verblüffende war aber der Vergleich der Gehirnscans, die regelmäßig aufgenommen wurden. Die Leseübungen fanden jeweils an fünf aufeinanderfolgenden Tagen statt und wurden am Wochenende unterbrochen. Am Ende einer Lernwoche hatte sich das Zeigefinger-Areal im Gehirn deutlich gegenüber dem Anfang der Woche vergrößert. Wenn nun die Wissenschaftler nach der zweitägigen Pause am Montag wieder ein Gehirnbild aufnahmen, war von diesem Fortschritt nichts mehr zu sehen: Das Gebiet, in dem sich der Zeigefinger darstellte, war wieder auf dieselbe Größe geschrumpft wie am Montag zuvor.

Dieser Prozess der Ausdehnung und des Zurückweichens setzte sich mehrere Wochen lang unverändert fort. Dann aber zeichnete sich plötzlich eine Veränderung ab: Auch in der Bestandsaufnahme am Montag zeigte sich nun ein vergrößertes Zeigefingerareal. Die Veränderung war nur gering, aber sie war sichtbar. Und in dem Maße, in dem sich nun Montag für Montag ein Fortschritt zeigte, verringerte sich der Unterschied zum Wachstum am Ende der Woche.

Nach zehn Monaten ließ Alvaro Pascual-Leone die Teilnehmer zwei Monate lang pausieren. Als er danach erneut das Zeigefingerareal im Gehirn vermaß, hatte sich dessen Größe gegenüber der letzten Montagsmessung nicht mehr verändert.

Die Wissenschaftler waren auf ein Prinzip des Lernens gestoßen, das wohl für alle Fertigkeiten gilt: Bei täglicher Übung werden sehr schnell große Fortschritte sichtbar. Der Lernerfolg ist aber nicht stabil, er kann sich nach kurzer Unterbrechung schon wieder in nichts auflösen. Erst nach langem, konsequentem Üben tritt eine Stabilisierung ein, jetzt werden die Gebiete im Gehirn, die für die entsprechende Fähigkeit stehen, dauerhaft besetzt. Die Aufnahmen am Montag zeigten demnach einen anhaltenden Lernfortschritt, die Aufnahmen am Freitag entsprachen eher einem Strohfeuer, sie zeigten vielleicht das Potenzial, sagten aber nichts über den langfristigen Erfolg aus.

Umso wichtiger erscheint bei allen Therapien, die dem Geist verlorenes Gebiet zurückgeben wollen, die Motivation des Patienten. Sie ist eine entscheidende Kraft in jedem Lernprozess, aber sie kommt nur selten von selbst und neigt dazu, ihre Kraft zu verlieren, wenn sich allzu oft Misserfolge einstellen.
Wie im Fall des Cellisten Dominik Polonski war deshalb auch in der Heilungsgeschichte des Geschäftsmannes eine weitere Ebene von großer Wichtigkeit: die der persönlichen Beziehung zwischen Patient und Physiotherapeutin. Nicht das Training allein als gleichsam mechanischer Akt bringt offenbar den langfristigen Erfolg, sondern seine Verbindung mit einem zwischenmenschlichen Kontakt. Regelmäßiges Üben, die bewusste Konzentration auf beinah vergessene Bewegungsabläufe, der tiefe Wunsch zur Veränderung und der Wille, diesen Weg auch zu Ende zu gehen, sind die Basis. Ohne die Unterstützung durch einen Menschen, der sein ganzes Können und sein Durchhaltevermögen einbringt, der die Sache des Patienten zu seiner eigenen macht, wird aber bald die Motivation fehlen, die es braucht, um auch Rückschläge zu verkraften.
Im Idealfall entsteht ein Zusammenspiel von zwei Menschen, die an einer gemeinsamen Sache arbeiten. Die Fähigkeit zur

Selbstheilung ist eine mächtige Kraft, die aber offenkundig immer wieder Unterstützung »von außen« braucht: Bestätigung, Anfeuerung, Motivation – und eine Aura der professionellen Sicherheit, die sich in diesem Fall in der physiotherapeutischen Arbeit selbst zeigte.

Die Macht der Aufmerksamkeit

Heilungen von einer Querschnittslähmung lassen sich nicht technisch erzwingen, sie bleiben ein persönlicher Prozess, ein individueller Weg, den jeder Patient und jedes Behandlungsteam neu entdecken muss. Ein entscheidender Schlüssel dafür – wie für alle neuroplastischen Veränderungen – ist die konzentrierte Aufmerksamkeit. Alles, worauf wir mit Interesse und Ausdauer unsere Aufmerksamkeit richten, hat im Gehirn Folgen: So kann eine geistige Fähigkeit, eigentlich etwas völlig Immaterielles, feste Strukturen verändern, so kann Bewusstsein Materie formen.
Dass neuroplastische Veränderungen sich manchmal sehr schnell zeigen, wie das viele Experimente enthüllt haben, liegt offenkundig daran, dass die unterschiedlichen Regionen für unterschiedliche Zwecke eingesetzt werden können. Für ein Gebiet ist es demnach gleichgültig, wer es besiedelt – die notwendigen Pfade sind schon da, es kommt nur darauf an, wer sie beschreitet. Wenn nun eine Sinneswahrnehmung oder ein Denkmuster eine Fläche im Gehirn beansprucht, werden nur noch bestimmte Pfade genutzt, die immer breiter werden und immer mehr Platz beanspruchen; andere geraten gleichsam in Vergessenheit und werden nach und nach von anderen Strukturen verdeckt, so als ob eine wenig befahrene Straße im Urwald von dichten Pflanzen überwuchert würde. Intensives Lernen kann dann diese verborgenen Wege wieder freilegen und sie zur Nutzung öffnen – das geht natürlich

viel schneller, als ein ganzes Wegesystem neu zu bauen. In diesem Fall würden also keine vollständig neuen Verbindungen entstehen, sondern lediglich alte Pfade »demaskiert«, wie die Wissenschaftler das nennen.

Aber es gibt tatsächlich auch die Möglichkeit, Gehirnebenen messbar zu vergrößern, gleichsam neues Land zu schaffen. Ein Gebiet des Gehirns, in dem nachweislich aus Stammzellen neue Nervenzellen entstehen, ist der Hippocampus, entwicklungsgeschichtlich eines der ältesten Gebiete und zugleich eines der wichtigsten: Hier fließen Informationen aus den Wahrnehmungssystemen zusammen, hier werden sie koordiniert, bewertet und in andere Hirnbereiche weitergeleitet. Der Hippocampus ist von zentraler Bedeutung für das Lernen, er sorgt dafür, dass sich kurzfristige Gedächtnisinhalte ins Langzeitgedächtnis verlagern. Wenn der Hippocampus beschädigt ist, ist das Lernsystem gestört, Gedächtnisinhalte gehen verloren, und neue können nicht mehr gespeichert werden. Aber genau dieser Bereich kann regelrecht nachwachsen, und zwar nicht nur in der Phase der Kindheit, sondern zeit unseres Lebens.[20]

Bei diesem Prozess spielen Wachstumsfaktoren eine Rolle, denn die Axone, die aus der Nervenzelle herausführen, um sich mit anderen Nervenzellen zu verbinden, müssen sich durch dichtes Hirngewebe ihren Weg bis zur gewünschten Andockstelle suchen. Wie die Tentakel eines Tintenfisches tasten sich die Axone an ihr Zielgebiet heran, und dabei hilft ihnen nach Erkenntnis der Neurowissenschaftler Anja Bräuer und Nicolai Savaskan aus der Arbeitsgruppe um Prof. Robert Nitsch vom Institut für Anatomie der Berliner Charité ein Stoff, der nicht wie die meisten heute bekannten Wachstumsfaktoren »von außen« auf die Fasern einwirkt, sondern in der Nervenzelle selbst gebildet wird. Es handelt sich um ein Enzym, das Hirngewebe auflösen kann. Damit steht der Nervenfaser ein wirksames Mittel zur Verfügung, sich gleichsam den

Weg durch dichtes Unterholz zu suchen, die neue Straße mitten in unberührter Natur zu bauen. Die Wissenschaftler sprechen von einer »Machete, die den Weg freischlägt in einer Umgebung, die der Ausbreitung von Nervenfasern prinzipiell abweisend gegenübersteht«.[21]

Es ist also möglich, Gedächtnisverluste, die durch eine Erkrankung entstanden sind und sich in einem verkleinerten Hippocampus zeigen, durch aktives Lernen wieder auszugleichen. Das verloren geglaubte Land entsteht dann wieder neu, und mit ihm kehrt auch die Erinnerungsfähigkeit zurück. Umgekehrt bedeutet das aber auch, dass dieses wichtige Gebiet des Gehirns keinesfalls unantastbar ist. Andauernder Stress zum Beispiel, das Erlebnis einer ausweglosen Situation über einen sehr langen Zeitraum, die Unfähigkeit, die Dinge des Lebens selbst in die Hand zu nehmen, auch der Verlust von Lebenssinn und Lebensfreude, kurz, eine schwere Depression, können Einfluss auf den Hippocampus und damit das Gedächtnis nehmen – er kann regelrecht vernarben. Nach und nach geht die Verbindung zu einzelnen Erinnerungen verloren, das Gedächtnis verliert an Klarheit und Präzision.

Dieser Verlust ist aber nicht unumkehrbar: Eine Psychotherapie kann helfen, die verlorene Handlungsfähigkeit zurückzugewinnen, das Leben neu zu bewerten und es wieder selbst aktiv zu beeinflussen. Wenn das gelingt, sind die Gedächtnisinhalte vielleicht nicht unwiederbringlich verloren. Wie ein Land, das von einer Flutwelle überspült wurde und dann von den zurückkehrenden Bewohnern wieder dem Meer abgerungen wird, können sich zerstörte Gehirnzellen neu bilden, und Verbindungen, die abgerissen waren, können neu geknüpft werden, bis ein Netzwerk entsteht, das es so zuvor noch nicht gab: keine Wiederherstellung des Alten, sondern eine Neukonstruktion. Aber mit diesem Prozess des Wiederaufbaus und der vollständigen Erneuerung kann auch die Verbindung zu den verlorenen Erinnerungen zurückkehren.

Ist es das, was der Musiker Dominik Polonski in seinem langen Genesungsprozess erlebt hat? Haben sich in seinem Gehirn neue Nervenzellen gebildet, vielleicht dort, wo die Chirurgen krankes Gewebe entfernen mussten? Sind also tatsächlich Teile des Gehirns im wörtlichen Sinne nachgewachsen? Oder wurden in der Therapie nur verschüttete Wege in anderen Teilen des Gehirns freigelegt oder neue, ungenutzte Gebiete in anderen Arealen besetzt, um wieder die Bewegung der gelähmten Seite zu ermöglichen? Es gibt keine Gehirnscans, die das belegen könnten. Bei einer so schweren Erkrankung geht es ums Überleben und nicht darum, die Grenzen der Wissenschaft neu abzustecken.

Martin Busch, der therapeutische Begleiter des Cellisten, hat in seiner Praxis immer wieder eine erstaunliche Erfahrung gemacht: Wenn Gehirnteile chirurgisch entfernt worden waren, beobachtete er bei seinen Patienten nicht selten einen schnelleren Heilungsverlauf als in den Fällen, in denen ein Gebiet nur schwer beschädigt, das Gewebe aber noch vorhanden war. Im ersten Fall schien es im Zusammenspiel von Bewusstsein und Gehirn offenbar von vornherein sinnlos, nach den alten, verlorenen Wegen zu graben – sie waren einfach spurlos verschwunden, und deshalb musste etwas ganz Neues entstehen. Im zweiten Fall war es so, als ob der Geist seine ganze Kraft darauf setzte, die zerstörten Straßen und Landschaften zu rekonstruieren, wie schwierig das auch sein mochte.

Und dies verzögerte offenbar den Heilungsprozess.

Die erstaunliche Plastizität des Gehirns lässt heute Heilungen möglich erscheinen, die noch vor wenigen Jahren jenseits der medizinischen Vorstellungskraft lagen, aber sie hat natürlich auch ihre Grenzen: Wenn zu große Gebiete zerstört sind, findet der Geist oft keinen Weg mehr, der in »neues Land« führt. Denn bei aller Fähigkeit zur Veränderung gibt es eine Grundmatrix, die festzuliegen scheint: Nur innerhalb dieser Matrix können sich die Länder ausdehnen und neue Wege suchen. Wo genau aber die Grenzen der Veränderung liegen, ist heute noch unbekannt. In der medizinischen Literatur finden sich Berichte über Patienten, die weitgehend ohne Behinderung leben, obwohl ihnen die Hälfte ihres Gehirns fehlt – und manchmal sogar noch mehr.

Der spektakulärste Fall wurde 1980 in der renommierten Fachzeitschrift *Science* diskutiert: Der britische Neurologe John Lorber stellte einen Patienten vor, der unter der Hydrocephalus-(Wasserkopf-)Erkrankung litt. Der junge Mann hatte einen IQ von 126, obwohl er nur über eine Gehirnmasse von rund 5 Prozent verfügte, berichtete Lorber, der seinem Artikel die provokative Überschrift »Ist Ihr Gehirn wirklich notwendig?«[22] gab.

Die Untersuchung ist heute umstritten, weil Kritiker die Qualität der Scans bezweifeln und das reale Volumen des Gehirns deutlich größer einschätzen, als die Aufnahmen vermuten lassen. Beweisen können sie ihre Annahme allerdings nicht.

Die Diskussion um diesen Fall zeigt, dass die Wissenschaft das Problem von Hirn und Geist bis heute nicht gelöst hat. Der einfache Schluss, ein größeres Gehirn bedeute auch höhere Intelligenz, mehr Hirnmasse führe zwangsläufig zu größeren Kapazitäten, scheint keineswegs gesichert: Die Frage, wie sich Geist, Seele und Gehirn wirklich zueinander verhalten, ist nach wie vor offen. Auch die eindrucksvollen Forschungsergebnisse, die von der Wandlungsfähigkeit des Gehirns zeugen, lösen das Rätsel nicht – sie zeigen nur, dass selbst bei schweren Erkrankungen viel mehr möglich ist, als die Medizin noch vor wenigen Jahren annahm.

Und eine weitere Erkenntnis ist sicher: Jedem Menschen stehen während seines ganzen Lebens Chancen zu Wachstum und Weiterentwicklung offen – dem schwerkranken ebenso wie dem gesunden. Deshalb ist es prinzipiell möglich, auch gravierende Schäden zu heilen.

Das Gehirn des Menschen ist weich und beweglich, scheint eher fließend und in ständiger Umgestaltung als starr und inflexibel. Und all dies geschieht nicht von selbst, durch das natürliche Wachstum der Materie, sondern durch äußere Wahrnehmung und die Bewegungen des Geistes. Etwas höchst Immaterielles beeinflusst die Materie. Es ist so, als ob die Software eines Computers nach und nach den Computer selbst umgestaltete. Aber das Gehirn ist eben kein Computer, keine Maschine, in der ein festes Programm abläuft und in der Hardware und Software streng voneinander getrennt sind, sondern lebendiger Ausdruck der Einheit von Körper, Geist und Seele.

Das Geheimnis der inneren Bilder

Richtungswechsel

Kurz vor seinem ersten Besuch in Rottweil hatte Dominik Polonski einen Überprüfungstermin in der nuklearmedizinischen Abteilung des Krankenhauses wahrgenommen, einen von vielen. Und die Ärzte waren sehr ernst, als sie ihm das Ergebnis mitteilten. Sie hätten einen neuen Tumor entdeckt, diesmal am Stammhirn, dem ältesten Teil des Gehirns, einem völlig unverzichtbaren Bereich. Und dieser Tumor sei leider inoperabel, ein Eingriff ohne gleichzeitige Schädigung wesentlicher Bereiche nicht möglich. Es sei denkbar, dass die Operation gelinge, aber dann gerate er vermutlich in einen Zustand, der mit nichts vergleichbar sei, was er bisher durchgemacht habe. Er werde dann mit großer Wahrscheinlichkeit auf der Bewusstseinsebene einer Pflanze sein.
Dominik hatte die Klinik in einer Mischung aus Panik und Gleichgültigkeit verlassen. Die möglichen Folgen der Operation waren für ihn unvorstellbar, und einmal mehr erschien das Leben unwirklich und ohne Sinn.
Jetzt aber, nachdem er in Rottweil erlebt hatte, wie lange gewachsene Glaubenssätze, wie die sicheren Urteile der Fachärzte von einem Moment auf den anderen durch neue Erfahrungen widerlegt worden waren, schöpfte er neue Hoffnung. Dominik erzählte Martin Busch nichts von dieser neuen Diagnose. Aber er berichtete ihm, wie er versucht hatte, die Krebszellen mit Hilfe seiner Vorstellungskraft zu zerstören.

Dass er seitdem jede Nacht in einer Phantasiereise den Krebs vor sich sah wie einen Felsen, den er mit allen verfügbaren Werkzeugen bekämpfte, damit er zu Staub zerfiele. Aber auch wenn er immer wieder große Stücke herausbrach und sie in immer kleinere Teile zerschlug, blieb der Fels am Ende dennoch unverändert. Könnte es sein, fragte Dominik, dass seine Vorstellungskraft vielleicht nicht ausreiche, um den Krebs auf diesem Weg zu besiegen?

Martin Busch beantwortete diese Frage nicht, sondern nutzte den Moment, als sich Dominik noch in einer leichten Trance befand, offen für neue Bilder und zugleich hoch motiviert, weil er ja in so kurzer Zeit Verbesserungen erlebt hatte, die ihm in monatelanger Reha-Therapie verwehrt geblieben waren, und schlug ihm ein neues Bild vor: Er sei sich sicher, sagte er, dass gesunde Zellen mehr Kraft hätten als kranke. Er glaube also, dass es möglich sei, den gesunden Zellen zu helfen, schneller zu wachsen und den Raum im Gehirn auszufüllen, der nach den Operationen frei geworden war:

»Wie wäre es, wenn du deine Orientierung ändern würdest, weg von den kranken Zellen und hin zu den gesunden? Bis du klar und deutlich vor dir siehst, wie all deine gesunden Zellen mit ganzer Kraft und strotzend vor Gesundheit sich schnell teilen und den ganzen freien Raum einnehmen? Dann haben die kranken bald keinen Platz mehr und müssen aufgeben. Solange du gegen den Krebs kämpfst, bildet er den Mittelpunkt deiner Aufmerksamkeit, dein ganzes Leben dreht sich um ihn – wenn du dich aber mit deinen gesunden Zellen beschäftigst, die ja weit in der Überzahl sind, bist du ganz auf deine Genesung orientiert.«[23]

Als Dominik wieder zu Hause war, beschäftigte er sich mit diesem Bild, sooft er konnte. Er schlief damit ein und wachte damit auf, und auch tagsüber ging er immer wieder in diese

Imagination. Ohne zu kämpfen, ohne negative Gedanken, einfach mit großer Selbstverständlichkeit. Es könne ja nicht anders sein, hatte Martin Busch gesagt. Und Dominik war bereit, zu glauben, dass dieses neue Bild tatsächlich wirksam sein würde. Er besitze eine stark entwickelte Vorstellungskraft, sagt er, und indem er sich das Wachstum der gesunden Zellen vorstellte, sei er sich völlig sicher gewesen, dass es genau so sein würde: »Ich fühlte, wie mein Organismus diese Zellen erschafft, und auf meinem Gesicht erschien ein Lächeln.«

Vielleicht könne nicht jeder Mensch diese Haltung einnehmen, für ihn aber sei das ganz selbstverständlich möglich gewesen, und er habe von Anfang an, ohne den Schatten eines Zweifels, fest an die Wirksamkeit dieses Bildes geglaubt.

Und dann habe er seine täglichen Übungen wie die Vorbereitung auf ein wichtiges Konzert betrachtet: So wie in der Arbeit an der Aufführung eines Musikstücks komme es aus seiner Sicht nämlich auch in der Visualisation einer Heilung darauf an, konsequent bei der Sache zu bleiben, immer wieder neu zu beginnen, wenn die Vorstellung nicht klar und eindeutig im Bewusstsein erschiene, und so lange weiterzumachen, bis sich die innere Sicherheit mit einem klaren Bild verbinden könnte, an dem sich dann auch nichts mehr änderte.

»Es ist so ähnlich wie bei einer Erinnerung«, sagt Dominik. »Wenn wir Bilder aus der Vergangenheit in die Gegenwart holen und darin spazieren gehen, dann sind wir in diesem Moment wirklich dort. Wir sind dann nicht hier, in dem Augenblick, den wir gerade erleben, sondern an dem Ort in der Vergangenheit, an den wir denken. Und genau so ist das mit dem Bild der gesunden Zellen: Wenn wir uns ganz stark auf sie konzentrieren, dann sind sie Wirklichkeit, und man meint, sie buchstäblich greifen zu können.«

Drei Monate arbeitete er mit diesem inneren Bild, dann ging er mit neuem Mut zum nächsten Gehirnscan in die Klinik. Sein Gefühl sagte ihm, dass er große Fortschritte gemacht hatte. Sein rationaler Verstand konnte nicht daran glauben. Dann die Minuten im Scanner. Die Ungewissheit, die bange Erwartung. Dieses Schwanken zwischen Hoffnung und Angst. Und plötzlich fuhren sie ihn heraus aus der Röhre, schon nach zehn Minuten, wo er doch eine viel längere Untersuchung erwartet hatte. Was bedeutete das?
Er sah, dass einer der Ärzte weinte, und da wusste er, dass seine Hoffnung getrogen hatte, dass er jetzt sein Todesurteil erhalten würde. Dominik Polanski wartete schweigend, abwesend und leer.
Nach einem Moment hatte sich der Arzt gefangen, und dann sagte er mit leiser Stimme: »Er ist verschwunden. Wir können absolut nichts finden. Der Tumor ist tatsächlich spurlos verschwunden. Ich weiß nicht, wie ich mir das erklären soll, aber ich bin sehr glücklich über diesen Befund.«
Und dann umarmte er seinen Patienten, noch immer weinend.
Seit diesem Tag lebt Dominik Polonski in einer veränderten Zeit. Er blickt nicht mehr auf den kurzen Abschnitt zwischen zwei Untersuchungen, schwankt nicht mehr zwischen Hoffen und Bangen, misst sein neues Leben nicht mehr an seinem alten. Bei den Begegnungen mit seinem therapeutischen Begleiter geht es um immer größere Fortschritte auf der Ebene seines Körpers, aber auch der Bewusstheit im Sinne des Moshé Feldenkrais: Um die Wahrnehmung der persönlichen Wirklichkeit, um das Leben.
»Ich bin mehr im Jetzt, viel mehr als früher«, sagt Dominik. »Ich lebe, wann immer ich es kann, im gegenwärtigen Augenblick. Ich weiß, dass mir Zeit geschenkt wurde, dass ich eine Lebensspanne gewonnen habe, mit der niemand mehr rechnen konnte, am wenigsten ich selbst. Tatsächlich habe ich

nichts verloren, sondern ein neues Leben gewonnen. Ein ganz phantastisches, das ich so nie hätte planen können. Und das freut mich sehr, jeden Tag entdecke ich neue Dinge, neue Fähigkeiten an mir. Ich lerne das Leben neu, jeder Tag ist ein Abenteuer. Und ganz gleich, wie es ausgeht – wenn ich morgen sterbe, dann ist es wichtig für mich, sagen zu können: Es hat sich gelohnt.«

Dominiks Geschichte ist noch nicht zu Ende, was die Zukunft bringt, ist ungewiss. Aber die Erfahrung, mit der Kraft der Phantasie einen aussichtslos erscheinenden Kampf doch noch gewinnen zu können, hat seine Hoffnung gestärkt, nicht mehr völlig schutzlos zu sein.

Die gestaltende Kraft der Phantasie

Der Gedanke, dass Phantasiebilder eine formende Kraft haben, ist uralt. Eine der großen Figuren der Medizingeschichte, Theophrastus von Hohenheim, besser bekannt unter dem Namen Paracelsus, hielt die Imaginatio, die Vorstellungskraft, für entscheidend in jedem Heilungsprozess. Der Mensch besitze eine sichtbare und eine unsichtbare Werkstatt, schrieb er Anfang des 16. Jahrhunderts, die sichtbare sei der Körper, die unsichtbare die Imagination. Sie sei die Sonne in der Seele des Menschen. Der Geist sein Meister, die Seele sein Werkzeug, der Körper das formbare Material.
Angesichts einer Medizin, die in jenen Jahren längst schon den Anspruch hatte, mit äußeren Eingriffen die Erkrankungen des Körpers zu heilen (und die dabei aus wissenschaftlicher Unkenntnis nicht selten zu brachialen Methoden griff: der Gabe von hochgiftigem Quecksilber zum Beispiel), waren solche Vorstellungen revolutionär. Und Paracelsus ging noch weiter: Im Grunde brauche der Mensch keinen Arzt, der Arzt

sei in uns selbst gegenwärtig, in unserer eigenen Natur sei alles verborgen, dessen wir bedürfen.[24]

Das Geheimnis der Heilung liegt demnach im Patienten selbst, jede Heilung ist am Ende Selbstheilung – eine Sichtweise, die heute von der neurobiologischen Forschung mehr und mehr bestätigt wird.

Seit der Entdeckung des psychosomatischen Netzwerks, das Körper und Seele untrennbar verbindet, hat sich immer deutlicher gezeigt, auf welch subtile und im Einzelfall undurchschaubare Weise sich das Gleichgewicht einspielt – und wie gefährlich es sein kann, mit gleichsam groben Mitteln in ein filigranes System einzugreifen. Medikamente, auch wenn sie die neurowissenschaftlichen Erkenntnisse nutzen (wie zum Beispiel die sogenannten Antagonisten: Stoffe, die Rezeptoren abschalten und so in das Konzert der Botenstoffe eingreifen), haben ja nie das Ganze im Blick, sondern konzentrieren sich stets auf einen engumrissenen Teil: ein konkretes Symptom oder auch eine Kombination von Symptomen. Das hat ohne Zweifel Wirkung und ist manchmal unumgänglich, wenn das Netzwerk in einer schwierigen Situation nicht mehr in der Lage ist, in sein Grundmuster zurückzukehren – aber es hat Folgen für das Ganze. Denn natürlich muss ein milliardenfach verzahnter Regelkreis auf einen solchen Eingriff reagieren, um das Gleichgewicht wiederherzustellen. Was genau in diesem Moment geschieht, kann aber niemand voraussagen; es ist höchst individuell und von zahlreichen Faktoren abhängig, die ein Mediziner niemals überblicken kann.

Da war Paracelsus vor 500 Jahren schon einen Schritt weiter: Er ahnte, dass jeder Mensch über die (wenn auch verborgene, nur selten bewusste) Fähigkeit verfügt, sich selbst zu heilen. In den meisten Fällen wurden die Menschen ja wieder gesund, obwohl kein Arzt eingriff (und angesichts der Methoden jener Zeit manchmal vielleicht auch gerade deshalb, weil kein Arzt zur Verfügung stand). In schweren Fällen allerdings fanden Patienten nicht mehr wie von selbst zurück in den Zustand des inneren Gleichgewichts. Warum das so war, konnte Paracelsus mit den Mitteln seiner Epoche nicht biologisch entschlüsseln, aber er wusste, dass es dann darauf ankam, die Macht des Geistes ganz bewusst auszuspielen – seine Fähigkeit, den Körper nach dem eigenen Bild zu formen.

Imaginatio nannte er diese Fähigkeit, ein Begriff, der dem griechischen Wort *phantasía* entspricht. Paracelsus wählte die deutsche Übersetzung »Einbildungskraft«, in dem etwas Machtvolles mitschwingt, das Bild einer nicht zu unterschätzenden Fähigkeit.

Phantasie und Imagination – das sind in unserem alltäglichen Sprachgebrauch Begriffe, die mit der Vorstellung des Unwirklichen verbunden sind: Phantasie, das ist jene Kraft, die uns Luftschlösser bauen lässt, kreative Gebilde ohne Bezug zur Realität. Phantasie ist zwar ein durchaus positiv besetzter Begriff, er ist verknüpft mit dem Unerwarteten, der Überraschung, dem gänzlich Neuen; aber er ist auch klar abgegrenzt von der Realität, dem Greifbaren, Echten, Wirklichen. Die Vorstellung, ein Patient könne über die Phantasie seine Gesundheit zurückgewinnen, erscheint deshalb dem rationalen Geist unserer Zeit als Illusion, als Einbildung. Bei Paracelsus bedeutet »Einbildung« aber viel mehr: etwas höchst Konkretes, das die sichtbare, materielle Wirklichkeit beeinflusst. Eine Veränderung wird ein-gebildet, aus einem inneren Bild formt sich greifbare Wirklichkeit – das Gegenteil von Illusion.

Diese Sicht des Geheimnisses der Heilung ging in der Medizingeschichte bald verloren, denn mit zunehmender Trennung von Geist und Körper in der Vorstellung der modernen

Heilkunde konzentrierten sich die Ärzte ja mehr und mehr auf den Körper, auf die »Maschine«, die es zu reparieren galt.

Erst zu Beginn des 20. Jahrhunderts kehrte der Gedanke zurück, innere Bilder könnten Einfluss auf die Gesundheit nehmen. C. G. Jung, einer der Mitbegründer der Psychoanalyse und lange Jahre Schüler und rechte Hand Sigmund Freuds, bis es zum Zerwürfnis über die Zukunft dieser neuen Wissenschaft kam, entwickelte eine Technik, die er »aktive Imagination« nannte: Nach einer Phase der Entspannung richtet der Patient seine Aufmerksamkeit nach innen und beobachtet, welche Bilder entstehen. Wie in einem Theater erscheinen dann auf der Bühne der Vorstellungskraft unterschiedliche Szenen und Personen, die mehr oder weniger bedeutsam sein können und die jetzt ihr Spiel beginnen. Aber anders als in einem normalen Traum, der dem Träumer keinen persönlichen Handlungsspielraum gibt, kann der Patient in der aktiven Imagination den Zuschauerraum verlassen und auf die Bühne gehen, um direkt in die Handlung einzugreifen. Damit ist er den inneren Bildern nicht mehr ausgeliefert, sondern nimmt gestaltend Anteil. C. G. Jung sah hier eine neue Möglichkeit, das Unbewusste zu erreichen und dort gespeicherte Bilder und Vorstellungen zu beeinflussen – mit positiven Folgen für die Gesundheit.

Der Gedanke, dass Menschen über innere Bilder Einfluss nehmen können, hat sich in vielen Bereichen auch jenseits der Psychotherapie durchgesetzt. Im Leistungssport zum Beispiel gehört die »mentale Vorbereitung« längst zum Standard. Bei Skirennen konzentrieren sich Abfahrtsläufer vor dem Start noch einmal detailliert auf die Rennstrecke, nehmen in ihrer Vorstellung das Rennen vorweg, versuchen jede Kurve innerlich wahrzunehmen, jede Bodenunebenheit zu spüren. Und tatsächlich hat diese Vorbereitung positive Folgen für die Körperbeherrschung: Die Strecke ist dem Läufer »in Fleisch und Blut übergegangen« – der Geist beeinflusst die Reaktionsfähigkeit des Körpers.

In den siebziger und achtziger Jahren erforschte der Sportpsychologe Paul Tholey an der Frankfurter Universität diesen besonderen Zugang zum Körper mit Experimenten im Schlaflabor. Tholey war alten Berichten nachgegangen, die behaupteten, jeder Mensch könne lernen, im Schlaf das Tagesbewusstsein aufrechtzuerhalten und auf diese Weise aktiv ins Traumgeschehen einzugreifen. Tholey erlernte tatsächlich diese besondere Form des Träumens, die er in seinen Publikationen »Klartraum« nannte oder, dem englischen Begriff folgend, »luzides Träumen«.

Er gab seine eigenen Erfahrungen einer Gruppe von Sportstudenten weiter. Sobald die Versuchspersonen gelernt hatten, in ihren Träumen bewusst zu bleiben oder bewusst zu werden, startete das Experiment: In der geschützten Situation des Traumes sollten die Studenten nun komplizierte Turnübungen erproben, einen mehrfachen Salto zum Beispiel. Die klassische Form, einen Salto zu lernen, durch praktische Übung nämlich, ist ja mit großer Verletzungsgefahr verbunden – je komplizierter der Bewegungsablauf, umso gefährlicher war das Training, umso weniger durften die Sportler riskieren. Im Traum dagegen konnte dem Körper nichts geschehen – der lag ja ruhig und sicher im Bett.

Nachdem die Studenten die Übungen eine Zeitlang im Traum trainiert hatten, überprüften sie ihre Fähigkeiten in der Praxis. Und tatsächlich stellte sich heraus, dass sie erhebliche Fortschritte gemacht hatten – so als ob sie den komplizierten Abschluss einer Bodenturnkür unter realen Bedingungen in der Halle trainiert hätten. Tatsächlich lief das Training im Traum unter ähnlichen Bedingungen wie in der Wachwirklichkeit ab: Manchmal gelang ein Sprung, manchmal aber auch nicht. Immer wieder einmal stürzten die Turner und spürten dabei bisweilen sogar den Schmerz – aber sie wussten ja zu jedem Zeitpunkt, dass ihnen »mechanisch« nichts geschehen konnte: Knochenbrüche und Sehnenverletzungen waren ausgeschlossen.[25]

Die Experimente in Frankfurt hatten zweifelsfrei erbracht, dass mentale Bilder auf das Bewegungslernen Einfluss nehmen – dass sie eine vergleichbare Wirkung haben wie körperliches Training. Aus Sicht der Hirnforschung ist diese Erkenntnis heute nicht mehr verwunderlich: Bei jedem Training verstärken sich ja im Gehirn vorhandene Bahnen und entstehen neue Verknüpfungen, die den Bewegungsablauf speichern und in der Verbindung mit dem psychosomatischen Netzwerk auch im Körper verankern. Die Einheit von Körper und Geist erinnert sich dann im Moment der Übung an alles, was damit zusammenhängt – und kann so ganz automatisch die notwendigen Bewegungsmuster abrufen.

Für das Gehirn macht es keinen Unterschied, ob sich der Lernprozess durch die Wiederholung von realen körperlichen Bewegungen oder durch lediglich vorgestellte Handlungen vollzieht: Weil sich alles im Gehirn in den unendlichen Verzweigungen der neuronalen Netzwerke abbildet, ist das Ergebnis dasselbe, auch wenn sich die Quellen unterscheiden. Tatsächlich hat sich in der Forschung inzwischen zweifelsfrei gezeigt, dass sich innere und äußere Bilder in denselben Arealen auf ähnliche Weise zeigen. Jede äußere Wahrnehmung, auch die körperlicher Bewegung, ist stets mit einem inneren Bild verbunden, und so kann das innere Bild allein eine große Wirkung erzielen, wenn auch die Verbindung von beidem, Bewegung und Imagination, sicher von besonderer Wirkung ist.

Wo aber sind die Grenzen dieses Weges, über den Geist Einfluss auf den Körper zu nehmen? Das kann heute niemand mit letzter Sicherheit sagen. Zahlreiche Einzelbeispiele lassen erstaunliche Fähigkeiten vermuten, unter den wissenschaftlichen Bedingungen eines Laborexperiments wurde jedoch bis heute nur eine beschränkte Menge »harter« Daten gewonnen, die eindeutige Aussagen zulassen. Dass aber nicht nur Bewegungsmuster auf mentalem Weg beeinflussbar sind, sondern sich messbare körperliche Veränderungen zeigen können, das belegt ein Versuch in den USA, der sich ebenfalls mit sportlichem Training befasste.

In dem Experiment ging es darum, zu überprüfen, ob allein die Vorstellung, einen Muskel zu trainieren, eine Verbesserung der Kraft hervorrufen würde. Die Mediziner Guang Yue und Kelly Cole teilten ihre Versuchspersonen in zwei Gruppen ein. Die erste Gruppe sollte die Muskulatur eines Fingers durch regelmäßige Kontraktionen üben, jeweils fünfzehnmal in Folge, unterbrochen von einer kurzen Pause, die zweite Gruppe lediglich in der Vorstellung trainieren. Jeder Teilnehmer an der Mentalgruppe sollte sich zusätzlich selbst motivieren, indem er innerlich »Stärker, stärker!« rief, während er übte.

Tatsächlich erreichte nicht nur die »Sportlergruppe« eine Steigerung ihrer Kraft (33 Prozent Zuwachs in fünf Tagen), sondern auch die Gruppe, die lediglich imaginiert hatte: Sie konnte in derselben Zeit einen Zuwachs von 22 Prozent erzielen.[26]

Allein über vielleicht unwillkürliche Muskelbewegungen, die natürlich bei einer mentalen Übung nicht vollständig zu vermeiden sind, lässt sich dieses erstaunliche Ergebnis nicht erklären. Die Wissenschaftler gehen davon aus, dass Gehirnzellen, die für die Bewegungsfolgen des Fingers zuständig sind, durch das innere Bild gestärkt wurden, was sich dann auf die Muskelbewegung auswirkte und dem Finger damit zu größerer Kraft verhalf. Etwas Vergleichbares dürfte bei den Klartraum-Übungen in Frankfurt geschehen sein: die Verankerung neuer und verbesserter Bewegungsmuster im Gehirn.

Aber zumindest bei den »Mentalsportlern« in den USA könnte darüber hinaus die Muskulatur selbst an Volumen zugenommen haben. Größere Kraft ist ja nicht nur eine Frage verbesserter Bewegungsabläufe, sondern hat nicht unerheblich mit dem Volumen der Muskulatur zu tun. Hier werden sicher weitere Experimente Aufschluss bringen.

Die Frage, wie sich Imaginationen körperlich auswirken, steht mit solchen Untersuchungen und Experimenten erst am Anfang. Sicher ist nur, dass sie eine Wirkung haben – aber was genau sich im Gehirn und im Körper abspielt, wenn innere Bilder Erkrankungen beeinflussen, dazu gibt es bisher keine endgültige wissenschaftliche Aussage.

Was der Musiker Dominik Polonski, aber auch zahlreiche andere Krebspatienten erlebten, ist kein einfacher, eindimensional erklärbarer Prozess, sondern hängt sicherlich von vielen Faktoren ab. Das Netzwerk von Körper und Seele, in dem alle Menschen gleichermaßen aufgehoben wie gefangen sind, verfügt über unzählige Möglichkeiten der Reaktion, so wie Musiker bei einer Improvisation über eine unendliche Zahl möglicher Melodien verfügen. Es gibt keine Möglichkeit, die Rückkopplungen in diesen verzweigten Regelkreisen vollständig zu durchschauen. Die Unberechenbarkeit ist es ja gerade, die ein lebendes System von einer Maschine unterscheidet. Genau das ist aber auch seine Chance, denn darin verbergen sich selbst in schwierigen Situationen immer noch Auswege: realistische Chancen, dass sich das Gleichgewicht wieder einstellt und die verlorene Gesundheit zurückkehren kann. Die Neurowissenschaftlerin Candace Pert, die sich seit Jahrzehnten diesen Zusammenhängen widmet, kommt zu einem ebenso radikalen wie ermutigenden Schluss:

»Die neuere Forschung lässt darauf schließen, dass dem Bewusstsein eine fast unendliche Zahl von Übertragungswegen

zur Verfügung steht, um das Unbewusste und den Körper zu erreichen – und zu verändern.«[27]

Auch wenn es also keine Aussicht auf ein Rezept gibt, das jeder Patient und jeder Arzt sozusagen wissenschaftlich abgesichert und mit Erfolgsgarantie anwenden kann, macht es deshalb Sinn, die Zusammenhänge so genau wie möglich zu untersuchen, gleichsam die einzelnen Musiker dieses Klangkörpers kennenzulernen und zu verstehen, wie sie im Laufe ihrer Zusammenarbeit die gemeinsamen Grundmotive gefunden, also die inneren Bilder ihres Konzerts entwickelt haben.

Wie ordnende Muster entstehen

Der Begriff des »inneren Bildes« kommt aus der Psychologie, aber er hat inzwischen auch Einzug in die Hirnforschung gehalten. Der Göttinger Forscher Gerald Hüther benutzt ihn ganz bewusst als eine Metapher für komplizierte Verschaltungsprozesse im Gehirn. Seine These ist ebenso klar wir radikal: Es sind innere Bilder, die unsere Wahrnehmung der Welt bestimmen, sowohl die individuelle als auch die kollektive: Nicht nur ist jeder einzelne Mensch von diesen Mustern bestimmt, sondern auch Gruppen, die einer gemeinsamen Idee folgen, bis hin zu Nationen.[28] Was im allgemeinen Sprachgebrauch als »Nationalcharakter« erscheint, ist eine Sammlung innerer Bilder, die der ganzen Nation gemeinsam ist und damit ihre Wahrnehmung der Wirklichkeit beeinflusst und steuert.

Innere Bilder filtern alle Eindrücke, die über die Sinnesorgane das Gehirn erreichen. Sie sind Ordnungsfaktor und Zensor zugleich: Was keine Entsprechung im Inneren hat, wird als irreal wahrgenommen, als Sinnestäuschung, als Halluzination. Wenn sich äußere Wahrnehmung und innere Bilder aber vollständig entsprechen, wenn sie deckungsgleich sind, dann erscheinen sie als real, als wirkliche Wahrnehmung der Umgebung. So leitet das Bewusstsein Sinneswahrnehmungen durch das Filter innerer Muster, und mit jeder Bestätigung graben sich die Vorstellungsbilder tiefer ins Gehirn, legen sie breitere Bahnen und steuern alle Körperprozesse und Handlungen mit wachsender Starrheit. Die Welt erscheint Menschen, die im Wesentlichen nur die Bestätigung ihrer inneren Bilder suchen und damit neue Erfahrungen ablehnen, als sicher und fest, aber sie nehmen sich, ohne das zu bemerken, auch mehr und mehr die Möglichkeit, etwas zu verändern, sich weiterzuentwickeln, überraschende Lösungen in schwierigen Situationen zu finden.

Auch wenn diese Haltung, die sich selbst mit jeder neuen Bestätigung immer mehr verfestigt, durchaus hilfreich sein kann, in einer immer komplizierter erscheinenden Welt zu überleben, ist das kein unproblematischer Zustand: Zum einen benötigt das Bewusstsein eine große Menge an Energie, um die irritierenden Widersprüche abzuwehren, die sich immer wieder zeigen (im Extremfall, wenn Widersprüche plötzlich unauflösbar sind, kann es zu einem völligen Zusammenbruch des Weltbildes und damit der Persönlichkeit kommen). Zum anderen hat diese wachsende Starrheit auch ganz grundsätzliche Konsequenzen für die Gesundheit. Denn ein Bewusstsein, das die Unbeweglichkeit kultiviert, wird sich auch dann gegen neue Wege und überraschende Wendungen stemmen, wenn eine Neuorientierung hilfreich wäre, zum Beispiel in der Situation einer chronischen Erkrankung. Manchmal nämlich liegt gerade in der Abkehr von alten Mustern die Chance zu einer Veränderung, die am Ende vielleicht auch körperliche Wirkung haben kann: die Linderung von Schmerzen, die Heilung von Wunden, vielleicht auch die Rückbildung von Krebszellen.

»Innere Bilder«, dieser Begriff umfasst viele Ebenen. Zunächst einmal erzeugt jede Vorstellung (und natürlich auch die Wahrnehmung der äußeren Wirklichkeit) im Gehirn ein inneres Bild. Viele dieser Bilder sind aber flüchtig und haben keine prägende Kraft. Mehr schon können bewusste Visualisationen innere Bilder erzeugen, die länger Bestand haben, je nachdem, wie intensiv die Vorstellung oder die Erinnerung einer Erfahrung ist.

Entscheidend aber sind innere Bilder, die sich über lange Zeit eingeprägt haben, die im Laufe der Entwicklung eines Menschen entstanden und vielleicht darüber hinaus auf noch ältere Strukturen zurückgreifen: klar umrissene Muster, die nun wie ein Schaltplan die Handlungen eines Menschen, aber auch das Wechselspiel des psychosomatischen Netzwerkes und damit die Gesundheit beeinflussen können.

Wenn sich das Netzwerk von Körper und Seele als eine Gruppe von Musikern verstehen lässt, die ein Konzert improvisieren, in der also unterschiedliche Instrumente auf vielen Ebenen zusammenwirken, um gemeinsam etwas Harmonisches zu schaffen, dann entsprechen die inneren Bilder einzelnen Melodiefolgen und Rhythmen, Klangfarben und Betonungen, musikalischen Elementen also, die zum kleineren Teil von Anfang an festliegen, vor allem aber im Spiel selbst sich mehr und mehr herausbilden. Sie lenken die lebendige Improvisation in feste Bahnen, ohne sie im Idealfall an unerwarteten und unvoraussehbaren Bewegungen zu hindern.

Je offener ein Mensch sich zeigt (was natürlich auch von den in ihm wirksamen inneren Bildern abhängt), umso mehr kann er die Grundmotive beeinflussen oder sogar verändern und damit dem Konzert insgesamt eine neue Richtung geben. Es ist so, als ob einzelne Musiker plötzlich einen neuen Einfall kreierten, der den Gesamtklang beeinflusst und ihn neu färbt. Die so entstehenden neuen Melodien werden nun zum Ausgangspunkt des weiteren Spiels, eine Veränderung hat stattgefunden, die nicht voraussehbar und auch nicht planbar war, aber nun können sich alle Musiker und mit ihnen das Konzert neu orientieren und auf einer anderen, manchmal höheren Ebene zur Harmonie finden.

Wer aber schreibt die ersten Motive, mit denen die Musiker in das Abenteuer der Improvisation gehen? Wie entwickeln sich die inneren Bilder eines Menschen im Bewusstsein und im Gehirn, und auf welchen Wegen lassen sie sich vielleicht beeinflussen?

Jedes Baby bringt eine Grundausstattung mit auf die Welt, eine nicht geringe Zahl von Mustern, die in der langen Geschichte der Menschheit gesammelt und an die Nachkommen vererbt wurden. Viele von diesen in den DNA-Sequenzen verankerten Bilder lassen sich als steuernde Elemente hinter allen äußerlich sichtbaren und messbaren lebendigen Phänomenen verstehen,[29] haben aber zunächst keine Funktion, sie sind »Voreinstellungen«, Angebote, die so lange schlummern, bis sie eine Situation in der Außenwelt aktiviert.

In der Entwicklungsgeschichte des Lebens, von den Pflanzen über die Tiere bis zum Menschen, kamen manche dieser durch äußere Erfahrung gesammelten Bilder erst der kommenden Generation zugute, in der individuellen Geschichte jedes einzelnen Menschen aber gehören sie zum Schatz der Vorerfahrungen, dessen Juwelen je nach äußeren Gegebenheiten und zunehmend auch inneren Befindlichkeiten genutzt oder für spätere Zeiten zurückgelegt werden. Alle diese Grundbilder wirken gleichsam aus der Tiefe und beeinflussen Wahrnehmung und Handlungen.

Bei höheren Lebewesen, vor allem aber beim Menschen, kommt eine entscheidende Ebene hinzu: die des Lernens. In der Auseinandersetzung mit der persönlichen Umwelt entsteht von Anfang an (und das meint auch schon die Situation vor der Geburt im Uterus) eine Fülle neuer Bilder, die sich aus der persönlichen Erfahrung, aus positiven wie negativen Erlebnissen entwickeln, bis nach und nach eine große Zahl in sich geschlossener Motive zur Verfügung stehen, auf die das psychosomatische Netzwerk zurückgreifen kann, je nachdem, was die Situation verlangt.

Was beim Einsatz dieser Muster geschieht, ist in der Regel kein bewusster Akt, sondern eine unbewusste, kreative und spontane Reaktion auf äußere und innere Auslöser. Indem die inneren Bilder das psychosomatische Netzwerk beeinflussen, geben sie die Richtung vor, steuern sie einzelne Regelkreise, die ihrerseits weitere Kettenreaktionen auslösen. Je fester diese steuernden Bilder im Laufe des Lebens werden, umso mehr pendelt sich das System in einen bestimmten Rhythmus ein. Eine Zeitlang kann das die Gesundheit eines Menschen günstig beeinflussen. Aber es kann auch geschehen, dass das System mehr und mehr an Flexibilität verliert und damit die Fähigkeit einbüßt, auf unerwartete Situationen kreativ zu reagieren. Je tiefer die Bilder eingraviert sind, je mehr sie sich durch ihre ständige Anwendung bestätigt sehen, umso schwerer wird es, sie durch neue Bilder zu ersetzen, auch wenn dies für die Entwicklung eines Menschen und die Erhaltung oder Wiedergewinnung der Gesundheit notwendig wäre.

So kann es geschehen, dass die gewohnten Muster nicht mehr ausreichen, um auf eine neue Situation zu reagieren. Das psychosomatische Netzwerk kommt aus dem Gleichgewicht, und das zeigt sich in den Symptomen einer Erkrankung. Wenn der äußere Druck unverändert bleibt und sich keine neuen Muster entwickeln, um darauf zu reagieren, kann die Erkrankung chronisch werden.

In einer solchen schwierigen Phase des Lebens könnte die bewusste Kreation eines neuen inneren Bildes dem Netzwerk einen Anstoß geben, der ihm vielleicht hilft, die Balance wiederzufinden. Natürlich genügt es nicht, eine Visualisation zu erschaffen und nach einer kurzen Beschäftigung mit diesem neuen Bild zur Tagesordnung überzugehen.

Die lebenslange Erfahrung mit einer Medizin, die stets den schnellen Effekt sucht, indem sie Symptome mit Medikamenten zum Verschwinden bringt und damit den Eindruck vom Blitzsieg über eine Erkrankung vermittelt, lässt die meisten Menschen auch bei komplementären Techniken auf einen Soforteffekt hoffen. Wenn dieser Effekt nicht eintritt, verlieren sie schnell das Vertrauen in die mögliche Wirksamkeit. Die vielen Enttäuschungen, die Patienten in Jahren vergeblicher Behandlungen mit den Mitteln der konventionellen Medizin erlebten, lassen sie schnell ungeduldig werden, wenn sich bei einem Heilpraktiker, einem komplementär arbeitenden Arzt oder einem Heiler nicht schnell Erfolge zeigen. Aber diese Methoden setzen ja gerade nicht auf die Unterdrückung von Symptomen, die nur der äußerlich sichtbare Ausdruck einer Erkrankung sind, sondern eher auf die viel tiefer liegenden Ursachen, die zu der Erkrankung führten: Ursachen in der Störung des psychosomatischen Netzwerks.

Wenn nach dieser Vorstellung von Krankheit und Gesundheit etwas grundsätzlich in Unordnung, aus dem Rhythmus geraten ist, dann bedarf es einer tiefgehenden Neuorientierung, einer grundsätzlichen Veränderung der Muster. Einzelne, besonders begabte Menschen mögen dazu in der Lage sein, ihre inneren Bilder schnell zu beeinflussen, die meisten Patienten aber werden dazu sehr lange brauchen. Die krank machenden Muster sind ja auch nicht von heute auf morgen entstanden, sondern wurden in einer langen Phase der persönlichen Entwicklung geprägt, bis sie zu jenen »Programmen« wurden, die jetzt das Leben bestimmen und möglicherweise in ihrer Starrheit eine Heilung verhindern. Sie haben aber keineswegs die älteren, früher wirksamen Bilder vollständig ausgelöscht, sondern lediglich in den Hintergrund gerückt: Die neuen

Programme legen sich wie eine undurchdringliche Sperrschicht über die tieferen Gewölbe des Bewusstseins, in denen die uralten Bilder weiterleben, wenn auch der Kontakt zu einigen von ihnen unterbrochen ist.

Seit den Entdeckungen der Psychoanalyse werden diese weitverzweigten Räume der Seele »das Unbewusste« genannt, und die dort ruhenden Muster sind keineswegs wirkungslos, sondern melden sich immer wieder aus der Tiefe, ohne dass dies im Wachbewusstsein wahrgenommen werden könnte.

Die ältesten von ihnen lassen sich als die Essenz jahrtausendealter Erfahrungen verstehen, die in der Entwicklung jedes Menschen durch Erzählungen und Geschichten lebendig werden, und durch einfache, aber bedeutsame Handlungen: Wenn eine Mutter über die schmerzende Wunde eines Babys bläst, wenn sie die Haut berührt und dazu leise ein Lied singt, dann sind auch diese frühen Erfahrungen Auslöser wirksamer innerer Bilder, ebenso wie Märchen und Mythen, in denen sich uraltes Wissen versteckt. Wie schon erwähnt, hat C. G. Jung diesen Bereich der Seele »das kollektive Unbewusste« genannt, weil sich bei den meisten Menschen erstaunliche Ähnlichkeiten zeigen, wenn einzelne dieser Bilder in Träumen oder in der Trance bis ins Wachbewusstsein vordringen, wo sie sich als starke, steuernde Kräfte zeigen. Dies sind die »Archetypen«, von denen Jung immer wieder spricht.

Mit jedem Jahr, in dem sich in der Entwicklung des Menschen das rationale Bewusstsein stärker in den Vordergrund schiebt, werden diese gespeicherten Erfahrungen mehr und mehr durch neue, »moderne« Bilder verdeckt, die den Weg zum Ursprung schließlich ganz versperren können.

Die ältesten Bilder, in denen sich die Erkenntnisse vieler Generationen spiegeln, haben aber grundsätzlich eine lebenserhaltende Funktion. Über Jahrtausende wurden sie weitergegeben, weil sie sich als nützlich und hilfreich erwiesen haben. Sie sind es im Grunde, die den komplizierten Organismus von

Anfang an im Gleichgewicht und buchstäblich am Leben erhalten. Denn das Leben ist aus der Sicht von Physik und Chemie keineswegs eine Selbstverständlichkeit, sondern höchst labil.

Das berühmte Gesetz der Entropie stellt ja unmissverständlich fest, dass alle Ordnung zwangsläufig zu immer größerer Unordnung strebt, bis das vollständige Chaos herrscht. Die Ordnung ist ein besonderer Zustand, Unordnung die Regel. Aber genau dieses Gesetz scheint bei lebendigen Wesen für eine gewisse Zeit aufgehoben. Solange ein Zustand der inneren Ordnung besteht, fühlt sich ein Mensch gesund. Sobald die Ordnung ins Wanken gerät, fühlt er sich krank. Die maximale Unordnung ist der Tod: Wenn sich der komplizierte Organismus aufzulösen beginnt, um am Ende in seine chemischen und physikalischen Bestandteile zu zerfallen, ist die Entropie erreicht.

Das Mittel, die Entropie aufzuhalten, ist Energie, die über die Nahrung und letztlich über das Licht dem Organismus die Kraft gibt, die immer wieder entstehende Unordnung in einen geordneten Zustand zurückzuführen. Aber Energie allein würde nichts bewirken, sie ist nur das Mittel zum Zweck, ist aus sich heraus niemals zielgerichtet, sondern bedarf der steuernden Führung: der immer neuen Organisation durch innere Bilder, durch uralte Muster, die ihre Wirksamkeit in der langen Zeit der Evolution immer mehr gesteigert haben.

Negentropie, also der Zustand der Ordnung, stellt sich nicht automatisch ein, sondern muss immer wieder neu gewonnen werden. Die Tendenz, Struktur zu verlieren und nach und nach im wachsenden Chaos zu versinken, ist nur durch einen Akt der Intelligenz aufzuhalten.

Eine Maschine kann sich nicht selbst reparieren. Wenn sie nicht mehr richtig funktioniert, nützt aller Treibstoff nichts. Es braucht einen Eingriff von außen, die Intervention des

Mechanikers: »Aus sich heraus« ist sie nicht wieder in Bewegung zu bringen.

Lebendige Wesen aber funktionieren nicht wie Maschinen, sie halten sich selbst im Lot, sind in der Lage, Fehler rechtzeitig zu erkennen und zu beheben, können sogar dann noch neue Ordnung herstellen, wenn das Gleichgewicht aus welchen Gründen auch immer einmal dramatisch gestört ist, und sie halten so den Weg ins Chaos über viele Jahrzehnte auf. Lebendige Wesen reagieren mit intelligenten Aktionen und Reaktionen auf alle Veränderungen des Gleichgewichts, um am Leben zu bleiben. Aber dafür brauchen sie einen Plan, eine ausgefeilte Idee aller wichtigen Zusammenhänge, kurz: »ein inneres Bild von dem, wie es sein müsste oder werden könnte«, wie Gerald Hüther schreibt. Und der Hirnforscher kommt zu einem radikalen Schluss:

»Was ein lebendes System auszeichnet, ist nicht die Kompliziertheit der in ihm ablaufenden Prozesse, sondern die Fähigkeit, all diese Prozesse so zu steuern und zu lenken, dass das betreffende System auch dann noch erhalten bleibt, wenn es nach den Gesetzen der Physik oder Chemie eigentlich zerfallen müsste.«[30]

Dieser Satz macht unmissverständlich deutlich, wie groß die Bedeutung innerer Bilder tatsächlich ist: Sie sind der eigentliche »Steuermann«, der Plan hinter dem Sichtbaren, die Intelligenz, die das psychosomatische Netzwerk aus der Tiefe im Gleichgewicht hält.

Was aber, wenn dieser Plan verlorengegangen ist oder wenn es keinen Zugang mehr zu ihm gibt? Es wäre vermessen, zu glauben, in einer solchen Situation genügten vorgefertigte Phantasiebilder aus der Ratgeberliteratur, um eine Veränderung in der Orientierung zu bewirken. Hilfreiche Bilder lassen sich nicht standardisieren, sie sind immer individuell. Andererseits müssen sie sich aber an Regeln halten, die sich im Laufe einer Jahrtausende währenden Entwicklung herausgebildet haben.

Ein Weg, diese verborgenen Regeln und damit einen Schlüssel zum Geheimnis der Heilung zu entdecken, ist die Betrachtung der dramatischen Veränderungen, die das menschliche Bewusstsein über Zehntausende von Jahren erlebte.

Das rationale Bewusstsein unseres Alltags ist nicht nur die letzte Stufe in der persönlichen Entwicklungsgeschichte jedes Menschen, sondern auch in der kollektiven Geschichte der Menschheit eine eher junge Erscheinung des Geistes. Bevor diese Form des Denkens die Macht übernahm, dachten und fühlten die Menschen in anderen Kategorien, hatten ein anderes Weltbild, als es uns heute logisch und realistisch erscheint. Manche Bilder und Strategien aus der alten Zeit halfen unseren Vorfahren, ihre Gesundheit zu erhalten und in schwierigen Lebenssituationen das verlorene Gleichgewicht wiederzugewinnen. Dieses alte Wissen neu zu entdecken und nutzbar zu machen kann auch für die Menschen unserer Zeit sehr hilfreich sein. Es ist wie die Suche nach einem Schatz, der vor langer Zeit vergraben wurde. Ihn wiederzufinden wird nicht alle Probleme lösen – aber er hat noch immer einen großen Wert, seine Juwelen und Goldstücke sind zeitlos. Und sie können auch heute noch nützlich sein, wenn Menschen nach Wegen suchen, eine schwere Erkrankung zu überwinden.

Das Geheimnis des Ursprungs

Wie wir wurden, was wir sind

Bevor die Reise beginnt, ist es wichtig, die Voraussetzungen zu klären. Das Alte, das es zu entdecken gilt, ist nämlich nicht von vornherein besser als die Bewusstseinsstufe der Gegenwart. Manche Verfechter des alten Wissens erwecken aber genau diesen Eindruck, so als ob die Entwicklungsgeschichte von Jahrtausenden die Geschichte eines stetigen Rückschritts wäre, aus der paradiesischen Vergangenheit hin zur dornenreichen Gegenwart, die Geschichte eines Verlustes also. Hier versteckt sich eine Haltung, die stets nur eine einzige Wahrheit gelten lassen möchte, die Haltung des Entweder-oder. Sie unterscheidet sich von der kompromisslosen Einstellung mancher Vertreter der konventionellen Medizin nur durch die Blickrichtung. Während diese alles Alte ablehnen, als Ausdruck magischen Unwissens, sehen jene im Fortschritt der modernen Heilkunde nur die seelenlose Apparatemedizin.

Die Wahrheit liegt vielleicht nicht genau in der Mitte, setzt sich aber aus beiden Blickrichtungen zusammen, in stetiger Entwicklung: Die Haltung eines Sowohl-als-auch macht auf allen Ebenen wertvolle Entdeckungen. Sie erkennt, dass die jahrtausendelange Entwicklung, die uns zu immer mehr Bewusstheit geführt hat, im Kern eine gute Entwicklung ist: Sie gibt uns die Möglichkeit, aus der Sicherheit modernen Wissens unvoreingenommen zurückzuschauen auf das, was war, und damit zu erkennen, was auch in unserer Zeit noch hilfreich sein kann. Dabei geht es nicht darum, die so mühsam errungene Stufe des rationalen Bewusstseins, in dem wir heute im Alltag überwiegend leben, zugunsten eines Rückfalls in archaisches Denken aufzugeben. Es geht vielmehr darum, ein neues Bewusstsein zu kreieren, ein neues inneres Gesamtbild, das alle Ebenen verbindet und so auch den gegenwärtigen Zustand überwindet: das integrale Bewusstsein, eine neue Weltsicht, die Zusammenhänge herstellt, aber auch Sichtweisen gleichberechtigt nebeneinanderstehen lässt, die sich nicht einfach verbinden lassen.

Denn wie die moderne Physik gezeigt hat, gibt es in der Welt ein Grundprinzip, das sich auf der Ebene der kleinsten Bausteine als Dualismus, als Wechselspiel zweier eigentlich unvereinbarer Zustände zeigt: Je nachdem, für welche Form der Messung sich ein Beobachter entscheidet, erscheinen in der subatomaren Welt entweder winzige, unfassbar kleine Teile – oder Wellenmuster ohne festen Umriss, ohne festen Ort. Beide Erscheinungsformen schließen sich aus, sind aber dennoch Ausdruck derselben dahinterliegenden Wirklichkeit.

Es gibt gute Gründe, anzunehmen, dass dieses Prinzip in der Welt insgesamt gilt, nicht nur auf der tiefsten Ebene, dass es also überall einander komplementäre (sich ausschließende, sich diametral gegenüberstehende) Wahrheiten gibt, die dennoch beide Ausdruck derselben Wirklichkeit sind.[31] Wer diese philosophische Vorstellung akzeptiert, erkennt schnell, dass der Kampf um die allein selig machende Wahrheit sinnlos ist. Es kommt einfach auf den Blickwinkel an – und damit auf das innere Bild, dessen Entsprechung wir in der äußeren Wirklichkeit suchen. Aber wie schon angedeutet, könnte es für die Anhänger beider Sichtweisen bereichernd sein, die jeweils entgegengesetzte Auffassung als zweiten Blick auf die Wirklichkeit zu akzeptieren und am Ende in eine neue Weltsicht zu integrieren.

Die persönliche Bewusstseinsreise jedes Menschen beginnt in der Zeit vor der Geburt. In diesen Monaten lebt der Embryo in vollkommener Symbiose mit der Mutter, Innenwelt und Außenwelt sind eines. Er nimmt wahr, was die Mutter fühlt, auch die Geräusche der Außenwelt: Musik und Stimmen formen seine ersten, nicht durch die genetische Prägung bestimmten inneren Bilder. Aber alle seine Wahrnehmungen empfindet er nicht als äußere Erlebnisse, sondern sie sind von vornherein Teil seiner selbst, weil es noch keine Trennung gibt. Was ein Baby im Mutterleib erlebt, wird das ozeanische Bewusstsein genannt, ein tief verankertes Gefühl der All-Einheit, in dem es buchstäblich nur das Ganze gibt, weil die Vorstellung eines Teils nicht einmal denkbar ist.

Diese Stufe des Bewusstseins bleibt noch, in fließend sich verändernder Form, eine ganze Zeitlang nach der Geburt bestehen, auch wenn Säuglinge nach neuen Erkenntnissen bereits über eine Reihe ausgeprägter Fähigkeiten verfügen (Wissenschaftler sprechen von »Kompetenz«): Tatsächlich können Säuglinge von Anfang an unterschiedliche Sinneswahrnehmungen miteinander in Beziehung setzen. Sie haben Erwartungen, reagieren überrascht auf Veränderungen, können Ekel, Schmerz und Interesse ausdrücken, sie erkennen ihre Mutter am Geruch und treffen Entscheidungen, wenn ihnen Alternativen geboten werden. Sie treten mit ihrer Mutter in Beziehung, erkennen sie als Gegenüber – und dennoch bleibt das Gefühl der Einheit mit ihr und der Welt insgesamt wohl noch längere Zeit bestehen, und damit auch ein Gefühl der Allmächtigkeit. Jeder Wunsch wird unmittelbar erfüllt, man muss ihn nur äußern – geschieht dies nicht, entstehen Unwohlsein und Angst. In der Beschreibung dieses besonderen Zustandes zeigt sich, dass Worte nur unzureichend die Wahrnehmung in einer Zeit beschreiben können, in der Sprache ja noch nicht entwickelt ist (wenn auch das Verständnis bereits da ist). So sind alle Beschreibungen dessen, wie sich diese früheste Phase in der menschlichen Entwicklung anfühlt, nur vorsichtige Annäherungen, die unzureichend wiedergeben, was wirklich geschieht.

Die Phase der All-Einheit, aus der das Kleinkind nach und nach vertrieben wird wie aus dem Paradies, erschafft eine große Zahl innerer Bilder, die mit Gefühlen und Vorstellungen wie Vertrauen, Gelassenheit, innerer Sicherheit, intuitivem Wissen und Verstehen jenseits des Verstandes verbunden sind. Aber es entstehen auch entgegengesetzte Bilder, Muster, die Angst ausdrücken und aus einem grundlegenden Gefühl des Verlorenseins entstehen. In dieser frühen Phase lange vor dem Spracherwerb nämlich können Momente des Alleinseins, die vielleicht nur Minuten dauern, das Ausmaß einer Tragödie annehmen, die Erkenntnis des unmittelbar bevorstehenden Endes, eines Traumas, das sich tief in die entstehende Bilderwelt eingräbt. Es ist klar, dass alle Formen von Gewalt, die ein Kind in dieser Zeit erlebt, ganz grundlegend die Welt der inneren Bilder prägt und damit Auswirkungen auf das ganze Leben hat. Diese Bilder später durch positive zu ersetzen ist aber prinzipiell möglich. Die Traumapsychologie hat die entsprechenden Wege geöffnet, und die neue Erkenntnis der Neuroplastizität des Gehirns hat gezeigt, dass eine Veränderung tatsächlich auch physiologisch möglich ist.

Hat das Baby diese Phase, die auch die archaische genannt werden kann, ohne wesentliche traumatische Erlebnisse erfahren, dann wird es auf die Bilder dieser Zeit immer wieder im heilsamen Sinne zurückgreifen. Das geschieht natürlich selten bewusst, sondern das prägende Grundmuster, das sich mit dem Schatz der ererbten Bilder verbunden hat, formt eine Basis, auf die das psychosomatische Netzwerk sich beziehen kann, um Körper und Seele im Gleichgewicht zu halten.

Wenn das Baby heranwächst, entwickelt es über die Erfahrung, dass nicht alles so geschieht, wie es das wünscht, eine immer deutlichere Vorstellung davon, dass eine klar abgegrenzte Außenwelt existiert. Diese Vorstellung ist zunächst nur vage, nimmt aber immer mehr Gestalt an, wenn aus dem physischen Begreifen die abstrakten Begriffe der Sprache entstehen. Es sind die Millionen neuer Eindrücke einer in jeder Beziehung unbekannten Umgebung, die dem Gehirn einen gewaltigen Wachstumsschub geben und in ihm immer neue innere Bilder verankern, bis das Kind in eine Phase eintritt, die »magisch« genannt wird (spätestens im dritten Lebensjahr): Zwar hat es längst gelernt, zwischen sich selbst und der Außenwelt zu unterscheiden, behält aber das Gefühl, alles nach seinem Willen steuern zu können. Was es will, soll geschehen, und es wird geschehen (wenn auch immer weniger häufig). Gleichzeitig ist das, was die Mutter oder der Vater als wichtigste Bezugspersonen sagen, unumstößliche, geradezu göttliche Wahrheit, und was sie voraussagen, wird Wirklichkeit: Wenn die Mutter ihrem Kind verspricht, dass seine Schmerzen bald vergehen und es sich wieder wohl fühlen wird, dann geschieht das auch, und zwar nicht selten unmittelbar.

Die magische Phase lebt vom Vertrauen in die Kräfte des Wunsches und des Willens, von der Gewissheit, dass es Zauberei gibt (auch wenn ein Dreijähriger das Wort vielleicht noch nicht vollständig erfassen kann). In dieser Zeit wachsender Abgrenzung entwickelt sich also gleichzeitig das Bild, dass die Trennung zwischen dem Kind und der Außenwelt aufgehoben werden kann, allein durch den Wunsch, den Willen, die Vorstellung, auch durch das Wort, das Türen öffnet und gleichsam Berge versetzen kann, ein Mittel also von großer Zauberkraft.

Die Grenzen zur mythischen Phase (dieser Begriff kommt mehr aus der Geistesgeschichte und spielt in der Psychologie keine entscheidende Rolle) sind fließend. Denn auch ihre Bilder haben ja noch etwas Magisches, wenn auch gleichsam in einer höheren, dem Rationalen näheren Ordnung.

Im mythischen Bewusstsein spielen Götter oder der eine Gott eine wichtige Rolle, die Frage von Gut und Böse und von Schuld und Sühne rückt in den Vordergrund. Die Erfüllung eines Wunsches scheint sich jetzt mehr an die Einhaltung von Regeln oder gar Gesetzen zu knüpfen, weniger an die Intuition. Und wenn auch Gebete durchaus noch einem magischen Ritual ähneln, nehmen sie doch oft den Charakter eines Geschäfts an: Weil das Kind seine Pflicht erfüllt, wird es auch belohnt. Die inneren Bilder dieser Entwicklungsstufe sind von Größe und Erhabenheit geprägt, sie spiegeln Vertrauen ebenso wie Angst, aber sie geben auch die Ahnung eines Sinns. Das Bild Gottes hat starke ordnende Macht.

Aber in dieser Phase der Entwicklung, in kleinerem Maße auch schon zuvor, wenn das magische Denken noch fast vollständig die Macht hat, blitzt mehr und mehr das erwachende rationale Bewusstsein auf, die Fähigkeit, Dinge zu überprüfen und aus eigener Kraft als wahr oder falsch zu beurteilen. Das Kind wechselt zwischen der Gewissheit unmittelbar gestalterischer Macht oder dem Vertrauen auf göttliche Hilfe einerseits und der fast wissenschaftlichen Überprüfung von Ursache und Wirkung andererseits hin und her, bis im Laufe der Jahre das alte Denken immer mehr in den Hintergrund tritt.

In einer Umgebung, die (zumindest in den westlichen Industrienationen) fast vollständig auf das rationale Bewusstsein setzt, erobert dieser Weg, die Wirklichkeit wahrzunehmen, nahezu vollständig den Raum des Wachbewusstseins.

Mit jedem Tag wird das Geflecht rational geprägter innerer Bilder differenzierter und damit stärker. Und wenn auch die alten Bilder noch in der Verborgenheit weiterleben, sichtbar vor allem in den Träumen, schätzt sie das Kind von Jahr zu Jahr geringer und rückt sie damit immer weiter in den Hintergrund. Der Weg zu den grundlegenden Bildern der frühesten Zeit gerät nach und nach in Vergessenheit, und damit wird es immer schwieriger, in Zeiten der Krise oder einer Erkrankung die alten heilenden Muster zu aktivieren. Nur ein Teil der Bilder behält ihren Zugang zur Oberfläche, andere wirken unbemerkt aus der Tiefe, einerseits positiv, andererseits aber auch negativ, denn keineswegs alles, was im Laufe der Jahre entstand, ist ein Ausdruck von Kraft. Auch die Traumata, die das Kind erlitt, ruhen in starken Bildern in den Schichten ihrer Zeit und entfalten von dort aus Wirkung.

Diese kurze Zeitreise in die persönliche Entwicklungsgeschichte zeigt, wie sich das Weltbild jedes Menschen nach und nach verändert, wie Schicht um Schicht neue Bilder die alten überlagern und den grundlegenden Plan verändern. Wie aber lassen sich die Wege wieder öffnen, die zu verborgenen heilenden Bildern führen? Und welche Bilder sind es, die Menschen unserer Zeit helfen können, ihre Gesundheit zu erhalten oder eine Erkrankung zu überwinden?
Um dies zu klären, möchte ich die Reise noch einmal beginnen und dabei den Blickwinkel auf die Epochen der Menschheitsgeschichte lenken, in denen sich die grundlegenden Bilder entwickelten. Denn was jeder Mensch gleichsam im Zeitraffer eines einzigen Lebens nachvollzieht, entspricht der langen Entwicklungsgeschichte des Geistes.
Diesmal beginnt die Reise in der Gegenwart, auf der Ebene des rationalen Bewusstseins, die unser Alltagsdenken bestimmt. Von dieser sicheren Plattform aus ist es leichter möglich, Schritt für Schritt in die Tiefe zu steigen und nach den verlorenen Schätzen lange vergangener Epochen zu suchen, um ihren Wert zu überprüfen.

Das rationale Bewusstsein

Der rationale Geist denkt in einfachen Kategorien. Seine Welt ist vollständig berechenbar. Was heute noch unverständlich erscheint, wird sich aus seiner Sicht früher oder später erklären lassen. Weil jede Wirkung eine Ursache hat, ist es das Ziel dieses Denkens, entlang aller Hebel und Schalter bis zum Ursprung zurückzukehren, der für die beobachtete Wirkung verantwortlich ist. Wer die Ursache kennt, kann die Wirkung steuern, das ist sein Credo.

Das rationale Denken ist aber nicht in der Lage, Netzwerke zu erfassen, in denen unendliche Wechselwirkungen überraschende Wendungen erzeugen, sondern kann nur kleine Bereiche überblicken. Weil es sich dieser Einschränkung bewusst ist, hat es eine Methode entwickelt, die Reduktionismus genannt wird: Sie betrachtet immer kleinere Ausschnitte der Wirklichkeit, um von ihnen auf das Ganze zu schließen. Aus ihrer Sicht lässt sich die Welt vollständig verstehen, wenn alle ihre kleinsten Teile bekannt und entschlüsselt sind. Der Reduktionismus versteht die Welt als ein gewaltiges Uhrwerk, in dem es im Grunde nichts wirklich Überraschendes gibt: Er beschäftigt sich mit jedem einzelnen Zahnrad und seiner Bewegung, um das Ganze zu begreifen.

Tatsächlich haben die Menschen in den zwei Jahrhunderten, die vom rationalen Geist bestimmt sind, wissenschaftliche und technische Erfolge erzielt, die früheren Jahrhunderten wie Zauberei erschienen wären. Sie haben sich von Abhängigkeiten befreit, die einst als gottgegeben betrachtet wurden, sie haben ihr Leben selbst in die Hand genommen und begannen mehr und mehr zu glauben (und in manchen Fällen sogar zu beweisen), jeder Mensch könne alles erreichen, was er wolle.

Die Denkweise des rationalen Bewusstseins hat innere Bilder erzeugt, die der Skepsis einen großen Wert beimessen. Nur das, was nach anerkannten wissenschaftlichen Kriterien beweisbar ist, wird akzeptiert, alles andere gilt als rückständige, falschem Denken verhaftete Haltung. Selbst die eigene Wahrnehmung genießt kein Vertrauen mehr, sie könnte ja »verunreinigt« sein durch verborgene Wünsche und Ziele. Deshalb spielt die Wissenschaft im rationalen Denken eine entscheidende Rolle: Ihr allein wird die Fähigkeit zur Objektivität beigemessen, die als Voraussetzung für die Suche nach der Wahrheit gilt. Auch wenn die Wissenschaft längst selbst die Grenze ihres Modells gezeigt hat (mit der Erkenntnis, dass der Beobachter eines Experiments Teil des Versuchs ist und durch seine Entscheidung, also letztlich seine Intention, die Messung beeinflusst), bewegt sich der rationale Geist nach wie vor in der Illusion, dass Objektivität prinzipiell möglich und Subjektivität abzulehnen ist. Damit trennt er den Menschen von der Welt, deren Teil er ist, und stellt ihn gleichsam als Beobachter außerhalb der Wirklichkeit. Diese neue Position ist geistesgeschichtlich zunächst ein Fortschritt, denn jetzt kann der Mensch nicht nur die vermeintlich von ihm getrennte Natur »von außen« betrachten, sondern auch sich selbst, kann sich – ebenfalls wie von außen – sogar beim Denken zuschauen, aus der übergeordneten Position eines Beobachters, der hinter dem denkenden und handelnden Ich ein Eigenleben zu führen scheint, eine größere Person hinter der kleineren. Die alte Vorstellung des alltäglichen Bewusstseins, es gebe ein unveränderliches, eindeutiges, abgegrenztes Ich, erweist sich endgültig als Illusion.

Wie jede Entwicklungsstufe des Bewusstseins glaubt aber auch das rationale, allein die Krone des Fortschritts zu tragen – auf Dauer und endgültig. Es hat dieses Zeichen seiner Herrschaft von den Bewusstseinsstufen früherer Jahrhunderte übernommen, die ebenso sicher waren, die höchste Stufe erklommen zu haben. Dass es jenseits von magischen oder mythischen Weltbildern so etwas wie eine rationale Erklärung der Wirklichkeit geben könnte, war den Menschen vergangener Jahrhunderte schlicht unvorstellbar – so wie sich unsere Zeit in der Illusion wiegt, jenseits des Rationalen könne es kein weiteres Modell mehr geben.

In der Medizin entwickelten die Ärzte seit dem Siegeszug des rationalen Bewusstseins das Maschinenmodell des Menschen, und mit wachsendem Verständnis für die gleichsam mechanischen Vorgänge in der Biologie des Körpers wurden erstaunliche Heilerfolge möglich, vor allem in der Chirurgie, die das Handwerk der Reparatur zur Kunst entwickelte: Bis in das Grenzgebiet von Körper und Seele wagen sich diese Spezialisten der Körpermechanik, wenn sie im Gehirn Aneurysmen oder Tumoren entfernen.

Eine Gehirnoperation ist für den Beobachter wie der Blick in eine Science-Fiction-Szenerie: Der Patient liegt nahezu unsichtbar unter antiseptischen Tüchern verborgen, umgeben von lebenserhaltenden Maschinen, die in steriles Plastik verpackt sind, um die gefürchteten Krankenhauskeime im Zaum zu halten. Die Chirurgen betrachten das winzige Operationsfeld durch Mikroskope, oder sie überwachen auf Farbmonitoren die Bewegung ihrer Instrumente in verborgenen Bereichen, die erst das Röntgengerät sichtbar machen.

Viele Stunden dauert eine solche Operation, eine verantwortungsvolle Arbeit in höchster Konzentration, in der ein ganzes Team von Spezialisten in futuristischer Umgebung zusammenwirkt.

Das immer schneller wachsende Verständnis für die Details des Körpers hat auf vielen Gebieten der Chirurgie erstaunliche Möglichkeiten eröffnet, auf die heute niemand verzichten möchte, auch nicht die Kritiker der konventionellen Medizin. Aber diese unbestreitbaren Erfolge festigen gleichzeitig die Vorstellung vom Menschen als einer biologischen Maschine und drängen damit den Gedanken der Einheit von Körper und Seele weiter in den Hintergrund.

Je mehr das rationale Denken die Medizin beherrschte, umso größer wurde das Bedürfnis, Erkrankungen immer mehr zu differenzieren. Indem einzelne oder eine bestimmte Kombination von Beschwerden mit einem Namen belegt wurden, gewannen sie Gestalt, wurden aus der unübersichtlichen Ganzheit herausgelöst und als kleines Detail plötzlich auch aus der Froschperspektive überschaubar. So entstanden Tausende von Krankheitsbildern, zwischen denen es keine oder nur geringe Zusammenhänge zu geben schien. Nun konnten sich die Wissenschaftler jede einzelne Erkrankung vornehmen und die genaue biologische Ursache herausfinden: Sie entdeckten Erreger wie Bakterien oder Viren, die von außen den Menschen befallen, oder sie spürten entartete Zellen auf, die ihren Angriff von innen starten. Schließlich fanden sie heraus, dass auch Mangelzustände die Ursache einer Erkrankung sein können, zu geringe Konzentrationen wichtiger Stoffe im Körper, oder dass umgekehrt auch der Spiegel bestimmter Substanzen erhöht sein und so negative gesundheitliche Folgen auslösen kann.

Je tiefer die Forscher in die biologischen Zusammenhänge eintauchten und ihre Erkenntnisse bei der Bekämpfung Abertausender Krankheitsbilder erprobten, umso mehr ging der Blick auf das Ganze verloren. Die Froschperspektive war zum Grundprinzip des rationalen Bewusstseins geworden, und dabei schien der Frosch auch noch weiterzuschrumpfen, denn immer neue Details, aber eben auch immer kleinere Ausschnitte der Wirklichkeit wurden sichtbar gemacht. Manchmal gelang den Pharmaforschern auf diese Weise die Kreation einer Wirkstoffkombination, die Leben retten oder zumindest verlängern konnte, aber gleichzeitig entfernten sie sich auf diesem Weg immer mehr von der Wirklichkeit selbst. Denn die Wirklichkeit ist unteilbar und tritt immer als Ganzheit auf. Wer sie erfassen möchte, muss sie am Ende aus der Perspektive eines Riesen betrachten. Der Reduktionismus aber läuft Gefahr, die Summe vieler einzelner Erkenntnisse für die Erkenntnis des Ganzen zu halten und sein Modell der Wirklichkeit für die Wirklichkeit selbst.

Dennoch ist diese wissenschaftliche Methode nicht etwa falsch. Das rationale Zeitalter hat sie aus der Erkenntnis entwickelt, dass es nicht im Bereich menschlicher Möglichkeiten liegt, das Ganze mit den strengen Maßstäben der Logik sozusagen auf einen Blick zu erfassen. Der rationale Geist kann nicht zur Größe eines Riesen wachsen, deshalb ist es auch eine Geste der Demut, wenn er sich nur kleinen Ausschnitten der Wirklichkeit zuwendet. Solange er diese bewusst gewählte Einschränkung nicht vergisst, ist sein wissenschaftliches Arsenal hilfreich und unersetzlich. In der Geschichte der Medizin ist das jedoch mit jedem neuen Teilerfolg immer weniger der Fall.

Das rationale Bewusstsein hat mit seiner messerscharfen Logik viele alte Bilder zerstört, aber auch nicht wenige neue hervorgebracht. Dass Menschen heute in der Lage sind, sich das Innere des Körpers vorzustellen und – wie in der Visualisation des polnischen Cellisten – das Wachstum gesunder Zellen auf der Leinwand der Imagination zu sehen, ist eine nicht zu unterschätzende neue Fähigkeit. Die Nähe des Phantasiebildes zur körperlichen Wirklichkeit könnte gerade für einen Menschen, der im rationalen Denken lebt, hilfreich für die Konstruktion eines neuen Musters sein, das am Ende körperliche Veränderungen erzeugt.

Andererseits zeigen die Erfahrungen der Hypnotherapie, dass es nicht unbedingt auf die Wirklichkeitsnähe eines Bildes ankommt: Eine Metapher, die den gewünschten Zustand in einem symbolischen Bild darstellt, lässt dem Bewusstsein die Freiheit, genau die Muster anzusteuern, die im Augenblick wichtig sind. Denn das Gehirn verfügt prinzipiell über die Fähigkeit, alle Prozesse im Netzwerk von Körper und

Seele so zu steuern, dass sich ein Zustand der Balance einstellt.

In einer Krisensituation aber scheint es auf diese tiefsten Muster, die man auch »Blaupausen der Gesundheit« nennen kann, nicht mehr zurückgreifen zu können, so als ob es die Orientierung verloren hätte. Und genau das ist wohl auch der Fall: Orientierung stiftende innere Bilder sind verlorengegangen oder wurden blockiert – und deshalb bedarf es eines neuen Anstoßes, damit das Netzwerk wieder in die Balance zurückfinden kann. Auch wenn moderne, an rational verfügbarem Wissen angelehnte Bilder sich bei vielen Menschen als wirksam erwiesen haben, scheinen doch die alten Muster über eine besondere Kraft zu verfügen. Deshalb macht es Sinn, in den Schichten des Geistes die nächsten Stufen nach unten zu steigen, in die Zeit des mythischen Bewusstseins.

Das mythische Bewusstsein

Als das rationale Denken in der Mitte des 5. Jahrhunderts vor Christus im antiken Griechenland geboren wurde, trat es auf einen Schauplatz, der von Mythen geprägt war. Es überdauerte zunächst nur in Nischen, in den Zirkeln der Philosophen und im Alltag pragmatischer Politiker und Geschäftsleute. Es brauchte über zweitausend Jahre, bis es die Kraft hatte, in der europäischen Aufklärung die Macht und am Ende faktisch die Weltherrschaft zu erringen, die es bis heute mit durchaus wachsender Intoleranz gegen die Kräfte der Vergangenheit verteidigt.

Aber die Bilder des mythischen Zeitalters sind stark und tief im Bewusstsein der Menschen verankert. Es sind Bilder, die das Leben auf gänzlich andere Weise interpretieren, jenseits der Vernunft, doch keineswegs ohne Logik: Im mythischen Bewusstsein sind es Götter oder der eine Gott und seine Begleiter in den jenseitigen Sphären, die ihre Gesetze in der Welt durchsetzen. Mag auch vieles in der alltäglichen Wirklichkeit von Zusammenhängen gesteuert sein, die nicht auf den Eingriff übernatürlicher Kräfte zurückgehen, so sind doch die Naturgesetze die Folgen eines Schöpfungsaktes, und der letzte Sinn hinter allem ist den Kräften des Himmels (oder in gewisser Weise auch ihres Gegenspielers, der Hölle) geschuldet. In diesem Sinne folgt das Leben einem unendlichen und letztlich unentschiedenen Kampf zwischen Gut und Böse. Weil es diese beiden Ebenen gibt, kann sich der Mensch schuldig machen: indem er sich auf die Seite des Bösen stellt und womöglich das Gute bekämpft. Wo Schuld ist, kann nur Sühne reinigen, und so entwickelt das mythische Bewusstsein je nach der Kultur, in der es sich entfaltet, genaue Vorstellungen von dem, was richtig und was falsch ist und welchen Preis ein Mensch für seine Vergehen (oder im christlichen Sinne: für seine Sünden) zu zahlen hat.

Eines der inneren Bilder, die sich aus dieser Weltsicht ergeben können, ist das Muster der Selbstbestrafung, und je nach den Geschichten, die ein Mensch im Laufe seines Lebens gehört und tief in seinem Innern verankert hat, wird dieses Bild mehr oder weniger stark auf das Netzwerk von Körper und Seele einwirken, bis sich der betroffene Mensch zur Umkehr im Sinne des Mythos entschließt.

Andererseits ist die Vorstellung Gottes als einer übergeordneten Kraft, die alle menschlichen Gesetze sprengt und deren Weisheit deshalb unergründlich ist, ein starkes inneres Bild, das auch widerstreitende Muster miteinander versöhnen kann, denn es weist über den beschränkten Horizont des menschlichen Geistes hinaus. Damit hat es eine ordnende und auf lange Sicht heilende Wirkung.

Der Ursprung des mythischen Bewusstseins wurzelt in einer Zeit, die ein ganzes Pantheon von Göttern kannte – Göttern mit durchaus menschlichen Zügen, die ihre persönlichen Interessen verfolgten, die Liebe ebenso kannten wie Hass und geradezu skrupellos ihre übernatürlichen Kräfte nutzten, um ihre ureigenen Wünsche zu befriedigen, mal mit, mal gegen die Menschen.

Asklepios, der Heilgott des antiken Griechenland zum Beispiel, war ein Unsterblicher, der aus einer Verbindung des Göttervaters Zeus und der Königstochter Koronis hervorging. Weil er sich mehr den Menschen als den Göttern verpflichtet fühlte und Kranke zu heilen begann, ja sogar Tote erweckte, griff er in das komplizierte Herrschaftsgeflecht der Götter ein. Pluto, der über den Hades, das Totenreich, herrschte, bestand bei Zeus auf seinem angestammten Recht. Und weil der Tod nicht aus der Welt verschwinden durfte, streckte Zeus seinen Sohn Asklepios mit dem Donnerkeil nieder, und er nahm ihm so die Unsterblichkeit, die ihm als Sohn des Olymp eigentlich zustand.

Asklepios hatte sich aus Liebe zu den Menschen geopfert: ein antikes Motiv, das sich später im Opfertod Jesu wiederholte. Folgerichtig ähneln die Statuen des Asklepios späteren Darstellungen Jesu: ein Zeichen dafür, dass der Mythos in neuem Gewand überdauerte.

In den mythischen Zeiten Griechenlands mussten die Menschen, die in die Heiligtümer des Asklepios kamen, um dort gesund zu werden, einen materiellen Preis zahlen, der ihnen (weil die meisten aus armen Gebieten des Landes kamen) oft nicht leichtfiel: Das mindeste war die Opferung eines Hahns, aber nicht selten wurde auch ein höherer Preis erwartet. In den Heilzentren von Epidauros bis Kos traten die Patienten in einen Stein gewordenen Mythos ein, der ihnen wie ein Abglanz des göttlichen Olymp vorgekommen sein muss: phantastische Bauwerke voller erlesener Kunstwerke, in denen die Menschen opferten, tanzten und sangen, bis sie in der entscheidenden Nacht ins Innerste des Heiligtums eintreten durften, ins Abaton, wo sie auf einen Traum warteten, in dem ihnen der Gott die Heilung bringen würde. Einige dieser Heilungsgeschichten, eingraviert in steinerne Stelen, haben die Zeit bis heute überdauert und künden von plötzlichen Genesungen, die stets als Eingriff des Asklepios interpretiert wurden.[32] Aber es gibt auch Beispiele von Patienten, die dem Gott den Ausgleich verweigerten. In einer der überlieferten Geschichten wurde ein Mann, nachdem er zunächst geheilt war, wieder so krank wie zuvor. Erst als er um Verzeihung bat und das versprochene Opfer brachte, erhielt er eine neue Chance. Asklepios verzieh ihm und heilte ihn zum zweiten Mal, diesmal dauerhaft, so berichtet es eine antike Stele.

Dass es eine Heilung nicht »umsonst« gibt, dass ein Patient Opfer bringen muss, um gesund zu werden, ist bis heute tief im Bewusstsein verankert, auch wenn der rationale Geist darüber lächeln mag. Das mächtige innere Bild, das sich aus diesen Geschichten entwickelt hat, umfasst das ganze Spektrum des antiken Mythos und lässt auch die Vorstellung zu, dass sich manchmal ein Mensch für einen anderen opfern muss, um ihm die Heilung von einer schweren Erkrankung zu ermöglichen.

Eine bewegende Geschichte aus unserer Epoche zeigt, was das bedeuten kann. Es ist die Geschichte einer Mutter und ihrer kranken Tochter. Das Mädchen litt an einer medizinisch unerklärlichen Erkrankung, die kurz nach der Geburt aufgetreten war. Es war nun zwei Jahre alt und ständig bettlägerig. Die Ärzte wussten sich keinen Rat und taten das Menschenmögliche, das Kind am Leben zu erhalten, aber wenn sie sich genau prüften, sahen sie keine Chance auf Heilung. Die Mutter spürte, dass ihre Tochter sterben würde, und sie fasste einen schwerwiegenden Entschluss. Obwohl sie schon lange mit der christlichen Religion gebrochen hatte, ging sie eines Tages in ein Marienheiligtum in Süddeutschland, um für die

Genesung ihres Kindes zu beten. Es war ja kein Gebet für sie selbst (das hätte sie angesichts ihrer agnostischen Haltung niemals in Erwägung gezogen), sondern für ihr unschuldiges Kind. Und wenn sie sich auch nicht gestattete, für möglich zu halten, dass diese Handlung grundlegend helfen könnte, so würde das Gebet doch zumindest nicht schaden. Vor dem Standbild der Muttergottes flehte sie darum, ihrer Tochter die Krankheit wegzunehmen. Und sie bot sich selbst als Opfer an: Lass das Kind gesund werden und gib mir die Krankheit, betete sie. Sie fühlte sich stark genug in ihrer Liebe, und es war ihr gleichgültig, was mit ihr geschah, wenn nur die Tochter am Leben bliebe.

Einige Tage später besserte sich der Zustand des Kindes, völlig überraschend für die Ärzte, und wenige Wochen später war das Mädchen vollständig gesund.

Aber nun wurde offenbar, dass diese medizinisch unerklärliche plötzliche Heilung eine zweite Seite hatte, einen hohen Preis: Einige Monate später erkrankte die Mutter an Krebs. Die Wucherungen wuchsen schnell und breiteten sich im ganzen Körper aus. Operationen und Chemotherapien verzögerten das Siechtum eine kurze Zeit, konnten die Erkrankung aber nicht zum Stillstand bringen. Bald darauf starb die Frau.

Die Macht des Gelübdes

Dieses dramatische Beispiel zeigt, dass Worte bedeutsam sind, vor allem, wenn sie in einer besonderen, tragischen Situation gesprochen werden: Wer ein Geschäft vorschlägt, auch wenn es aus den besten Motiven geschieht, muss den Preis zahlen. Das jedenfalls scheint der tief verankerte Glaube der Seele zu sein. Und so lässt sich die Begleichung des Preises als den verzweifelten, wenn auch nicht bewussten Versuch verstehen, der Heilung des eigenen Kindes Dauer zu verleihen, denn hätte die Mutter jetzt ihr Gelübde aufgelöst, so musste sie befürchten, dass auch die Erkrankung der Tochter zurückkehrte.[33]

Die Übernahme eines Leidens ist ein Preis, den niemand zahlen muss und vielleicht auch nicht zahlen darf: ein geradezu göttliches Opfer und deshalb in gewisser Weise blasphemisch, auch wenn dieser Begriff einer Agnostikerin sicherlich fremd wäre. Aber die Geschichte zeigt auch, wie tief sich mythische Bilder in der Seele verankern, wenn ein Mensch in einer Umgebung aufwächst, in der diese Bilder noch lebendig sind. Auch wenn die Mutter schon lange mit ihrer vom Mythos geprägten Vergangenheit gebrochen hatte, wenn sie also glaubte, die Welt nur noch aus Sicht des rationalen Bewusstseins zu verstehen und zu meistern, behielten die alten Bilder ihre Kraft. Der Weg zu ihnen war vielleicht eine Zeitlang versperrt, solange das Leben ohne existenzielle Bedrohung verlief. Aber genau im Moment der persönlichen Krise, als es um das Leben des geliebten Kindes ging, öffnete sich der Pfad, und die alte Verbindung stellte sich wieder her.

Was jetzt in den tiefen Schichten des Bewusstseins geschah, war mit rationaler Einsicht nicht mehr zu steuern: Der alte Glaube an die Möglichkeit, dass eine so starke Kraft wie die Jungfrau Maria ein Wunder wirken könnte, verband sich mit der Vorstellung, dass für ein solches Wunder ein Preis zu zahlen ist. Und was könnte eine unsichtbare Kraft mehr von der Ernsthaftigkeit des Gebetes überzeugen als das Angebot, sich selbst zu opfern? Der besondere Ort, an dem die verzweifelte Mutter ihre Bitte vortrug, das Heiligtum, dem seit Generationen eine große Kraft beigemessen wurde, verstärkte sicherlich das Gefühl einer außergewöhnlichen Handlung. Ein Pakt wurde geschlossen, der um jeden Preis einzuhalten war.

In den tiefen Schichten des Bewusstseins sind all die Bilder verankert, die jetzt zusammenspielen und das psychosomatische Netzwerk beeinflussen. In dem Augenblick, in dem das Gebet erhört wird, gibt es für die Seele keinen Ausweg mehr. Auch wenn das rationale Bewusstsein von Anfang an zweifelt, auch wenn es nach der unerwarteten Heilung des Kindes nicht glauben kann, dass eine höhere Macht eingegriffen hat, wenn es deshalb auch nicht erwartet, dass jetzt der versprochene Preis zu zahlen ist, übernehmen die alten inneren Bilder die Macht, bis der Pakt erfüllt ist.

Die Mutter in dieser tragischen Geschichte handelte aus Verzweiflung und in der besten Absicht, so wie es auch Kinder gern für ihre erkrankten Eltern tun, was die Psychotherapie am Beispiel vieler Krankengeschichten belegt hat: Lass meinen Vater, meine Mutter am Leben und nimm lieber mich. Wenn sie bleiben dürfen, will ich gern gehen.

Aus der Sicht eines Kindes, das sich nicht vorstellen kann, ohne die Eltern weiterzuleben, ist das eine verständliche Haltung, aber die Folgen können tatsächlich tödlich sein, manchmal sehr schnell, manchmal auch erst nach vielen Jahren und selbst Generationen später, so als ob sich das Versprechen vererbt hätte wie ein tödlicher Fluch.[34] Die Seele lebt in Bildern und nimmt alle Sätze wörtlich, sie folgt nicht den Gesetzen der Rationalität, in ihrem Grund gelten Gelübde auf ewig, und Flüche entfalten ihre Wirkung, manchmal auch jenseits der Schranken der Zeit.

In der Psychotherapie, vor allem der systemischen, lernen die Patienten deshalb, die Grenzen zu wahren: Nur ihr eigenes Schicksal können sie annehmen, nicht das ihrer Eltern oder anderer wichtiger Menschen. Ein Opfer für eine geliebte Person zu bringen hat also klar umrissene Grenzen, und Worte, die den Charakter eines Gelübdes annehmen, sind deshalb gut zu bedenken.

Hätte es für die Mutter in unserer Geschichte einen Ausweg gegeben, nachdem das Gelübde einmal abgelegt war? Die

Antwort auf eine solche Frage ist natürlich Spekulation, denn niemand kann bis heute die unendlich verzweigten Bilder der Seele überblicken. Aber mir scheint zumindest eines gewiss: Wenn die alten mythischen Bilder noch fast ungebrochen aus der Tiefe des Bewusstseins wirken, dann macht es keinen Sinn, mit der Ratio gegen sie zu kämpfen. Wer etwas verändern möchte, muss sie wohl oder übel annehmen, muss sie in sein bewusstes Denken und Handeln einbeziehen wie ein altes Familienmitglied, das vielleicht lange Zeit vergessen war. Einen solchen Verwandten wieder in die Familie aufzunehmen bedeutet, ihn zu würdigen. Seine Existenz, seine Kraft, seine guten wie schlechten Seiten zu sehen und ihn als Persönlichkeit anzunehmen, ohne ihn zunächst nach dem eigenen Bild verändern zu wollen. Dann erst ist ein Gespräch auf Augenhöhe möglich.

Dem rationalen Bewusstsein bleibt deshalb nichts anderes übrig, als die Existenz der alten Bilder und ihrer Gesetze zu akzeptieren. Das bedeutet keinen Rückfall in das mythische Weltbild mit allen seinen negativen Konsequenzen für die persönliche Freiheit – es ist einfach ein Akt der Logik, weist also über das mythische Bewusstsein hinaus: In einem solchen Moment wird es möglich, einen kleinen Schritt in das neue, »integrale« Denken zu machen.[35] Wenn die alten Bilder aus der Tiefe wirken, wenn diese Bilder (weil sie aus Zeiten stammen, in denen das rationale Bewusstsein noch nicht entstanden war) die Sprache des rationalen Denkens nicht verstehen, dann ist es notwendig, mit ihnen in ihrer Sprache zu sprechen. Aus streng rationalen Erwägungen also ist es sinnvoll, den Mythos als gleichberechtigte Macht zu akzeptieren. Das ist ein Fortschritt, eine Weiterentwicklung, denn es lässt beiden Bewusstseinsebenen ihre Kraft.

Vielleicht hätte die Mutter in unserer Geschichte noch einmal das Marienheiligtum aufsuchen und das Gespräch wieder aufnehmen können: In der Sprache des Mythos hätte sie sich dann entschuldigen können für den blasphemischen Gedanken, sich für das Leben der kranken Tochter opfern zu wollen wie ein antiker Gott. Weil aber der Pakt nach uralter Vorstellung (die als inneres Bild ja offenbar wirkte) unauflöslich ist, hätte sie vielleicht einen anderen hohen, aber nicht tödlichen Preis anbieten können – eine für das alltägliche Bewusstsein große Aufgabe zum Beispiel, in welchem Bereich auch immer. Ob diese Veränderung des Gelübdes akzeptiert worden wäre oder nicht, kann niemand wissen – das ist von Mensch zu Mensch völlig verschieden und hängt sicher davon ab, ob es tief im Innern Bilder der Versöhnung und der Gnade gibt, wichtige Begriffe, die im Mythos der Beziehungen zwischen Gott (oder Göttern) und den Menschen eine große Rolle spielen.

Jenseits aller Spekulationen scheint mir aber wichtig, den Gedanken festzuhalten, dass ein Mensch, gleich ob er für sich selbst oder eine ihm nahestehende Person um Heilung bittet, sich der Bedeutung seiner Worte und Gedanken in vollem Umfang bewusst sein sollte: für die Seele ist nichts »so einfach dahingesagt«. Wenn in den tiefen Gewölben starke Bilder ruhen, ist es wahrscheinlich, dass sie irgendwann auch aktiviert werden – falls sie nicht ohnehin schon die ganze Zeit wirken. Und dann geht es sicher darum, mit ihnen freundlichen Umgang zu pflegen, ihnen gleichsam in die Augen zu sehen und (ohne deshalb das rationale Denken aufzugeben) ihre Bedingungen zu akzeptieren: dass nämlich ihre Gesetze gelten, solange ein Mensch versucht, ihre Kraft zu nutzen.

Wie aber konnte es geschehen, dass das Kind nach dem Gebet im Marienheiligtum tatsächlich gesund wurde? Diese Frage ist noch viel weniger sicher zu beantworten.
Dass im Fall der kleinen Mira, die in der Frankfurter Universitätsklinik entgegen allen Prognosen gesund zur Welt kam,

durch die tiefe Verbindung zwischen ihr und der Mutter Bewegung in das Konzert der Botenstoffe kommen konnte, ist für den rationalen Verstand vergleichsweise leicht nachvollziehbar: Mutter und Kind sind ja in symbiotischer Weise miteinander in Kontakt. Was die Gesundheit der Mutter fördert, fördert auch die des Kindes, und der innere Dialog der Mutter mit Gott, wie anklagend er auch war, kann die körperlichen Parameter vielleicht derart verändern, dass sie eine ganze Kaskade von inneren Reaktionen auslösen.

Aber hier lagen die Dinge ja völlig anders: Das Kind war schon lange auf der Welt, auch wenn es noch sehr klein und dem Babyalter noch nicht lange entwachsen war. Wie kann sich in einer solchen Situation ein Gelübde auswirken, auch wenn es mit der Kraft der Verzweiflung abgelegt wurde?

Eines ist sicher: Wenn ein Mensch ein derart schwerwiegendes Gebet spricht und bei aller früheren Skepsis offenkundig auf seine Wirkung hofft, dann muss sich seine innere Haltung grundlegend verändern. Die Mutter trat jetzt ihrem Kind sicherlich anders gegenüber als zuvor, mit der Kraft einer sehr starken Intention, dem Wunsch, zu heilen und dafür einen hohen Preis zu zahlen. Es ist sehr wahrscheinlich, dass sich eine solche Veränderung auch auf ein Kind auswirkt, das in einer Phase lebt, in der die Sprache noch keine große Rolle spielt. Denn die Veränderung zeigt sich in der körperlichen Berührung ebenso wie in der Stimme, mit der die Mutter zu ihrem Kind spricht und es vielleicht in den Schlaf singt. Die Veränderung der inneren Haltung überträgt sich auch auf das Umfeld, auf den Ehepartner und letztlich die behandelnden Ärzte, Krankenschwestern oder Pfleger, ein Wechsel in der Grundstimmung auf allen Ebenen, den ein kleines Kind intuitiv erspüren kann. Denn es lebt noch mehr über das Gefühl, über die Wahrnehmung kleiner Bewegungen der Seele, es kommuniziert also unmittelbarer als in späteren Lebensjahren, wenn Informationen vor allem über die Sprache fließen und die Fähigkeit unmittelbaren intuitiven Verstehens mehr und mehr von der rational urteilenden Vernunft abgelöst wird.

Dass sich auf diese Weise Gefühle von einem Menschen auf den anderen übertragen lassen, hat die Hirnforschung mit der Entdeckung der Spiegelneuronen belegt. Sie sind die neurophysiologische Entsprechung unserer Fähigkeit zu Mitgefühl und Verständnis für andere Menschen. Aber dennoch bleibt in der Heilungsgeschichte des Kindes ein Geheimnis, das wissenschaftlich nicht zu klären ist.

Spontanheilung

Für die konventionelle Medizin ist eine solche Genesung, wenn sie nicht unmittelbare Folge einer anerkannten ärztlichen Intervention ist, nur als zufälliges Ereignis zu verstehen. Die Forschung hat dafür den Begriff der Spontanheilung geprägt, ein anderes Wort dafür, dass es (noch) keine Erklärung für die sichtbaren biologischen Veränderungen gibt, dass also kein medizinisch erklärbarer Prozess für die Heilung verantwortlich ist.

Wissenschaftler haben sich in den vergangenen Jahren vor allem im Zusammenhang mit schweren Krebserkrankungen dem Thema gewidmet. Weil es nur selten gut dokumentierte medizinische Daten gab, hielten viele Ärzte lange Zeit die Diagnose für falsch. Wenn eine Heilung in einem bestimmten Stadium einer Krebserkrankung nach aller Erfahrung nicht mehr möglich ist, dann war offenbar die Ausgangslage nicht korrekt dargestellt worden, die Diagnose also mangelhaft. Wenn aber die Beurteilung des Patienten richtig war, dann hatten wohl doch noch die Medikamente gewirkt, vielleicht lange Zeit nachdem etwa eine Chemotherapie eingestellt worden war.

Untersuchungen am Klinikum Nürnberg und an der Universität Heidelberg haben aber unzweifelhaft nachgewiesen, dass Heilungen von lebensbedrohlichen Erkrankungen tatsächlich auch in medizinisch aussichtslos erscheinenden Fällen möglich sind, und zwar ohne dass Medikamente der konventionellen Medizin daran beteiligt waren. Allerdings unterschieden sich die Patientengeschichten auf den ersten Blick so sehr voneinander, dass die Forscher keine offenkundigen Gemeinsamkeiten im Verlauf feststellen konnten: Aufgegebene Krebspatienten, die auch nach ihrer tödlichen Diagnose genauso weiterlebten wie zuvor, wurden plötzlich gesund – genauso wie Patienten, die ihrem Leben einen neuen Sinn gaben. Ein klares und möglichst einfaches Muster, das allen Heilungsgeschichten zugrunde lag, war nicht erkennbar – die einzige Gemeinsamkeit schien die Tatsache zu sein, dass jeder Patient einen sehr persönlichen, also höchst individuellen Weg ging.

Andererseits zeigte eine Untersuchung des japanischen Psychosomatikers Horoshi Oda, dass es im Wesentlichen drei Strategien gab, die im Zusammenhang mit der Spontanheilung von einer Krebserkrankung standen.[36]

Die Patienten der ersten Gruppe entschieden sich für eine Strategie der Abwehr und des Kampfes, aktivierten einen starken Überlebenswillen und entwickelten den Optimismus, am Ende tatsächlich siegen zu können.

Die Patienten der zweiten Gruppe verstanden ihre Erkrankung als Schicksalsschlag, der einer göttlichen Prüfung nahekam: Indem sie wieder mehr Vertrauen in Gott setzten und auf das Übernatürliche bauten, versuchten sie, eine innere Haltung zurückzugewinnen, die sie vor langer Zeit aufgegeben hatten.

Die Patienten der dritten Gruppe nahmen ihre Erkrankung als Zeichen dafür, ihrer Seele nicht genügend Aufmerksamkeit gewidmet zu haben. So versuchten sie, sich grundsätzlich zu ändern, was auch eine Hinwendung zur Spiritualität einschloss, vor allem aber eine Geschichte der Selbsttransformation war.

Auch wenn sich die Patienten in Odas Untersuchung in vielen Punkten voneinander unterschieden, zeigten sich doch Gemeinsamkeiten: Es war immer eine Neuorganisation, die im Hintergrund wirksam zu werden schien. Wenn innere Bilder den entscheidenden ordnenden Einfluss auf das Netzwerk von Körper und Seele haben, dann ist es offenbar sinnvoll, an den stärksten Ressourcen anzuknüpfen, über die ein Mensch in den Schatzkammern seines Bewusstseins verfügt. Während die erste Gruppe näher am medizinischen Konzept unserer Zeit blieb, bei einer eher rational geprägten Sicht von Kampf und Abwehr (sie betrachtete die Krebszellen als Eindringlinge, die es zu bekämpfen galt, genauso wie das die Strategen der Chemotherapie sehen), wandten sich die beiden anderen Gruppen weitgehend von der konventionellen Sichtweise ab. Sie fanden zurück zu den alten Bildern des mythischen Denkens (die Patienten der zweiten Gruppe erlebten ihre Heilung schließlich als eine »Geschichte der Gottesgnade«), oder sie suchten nach anderen spirituellen Wegen, die sich aus dem Wunsch entwickelten, den Bedürfnissen ihrer Seele wieder gerecht zu werden.

Es könnte also darauf ankommen, genau den individuellen Weg in die tiefen Schichten des Bewusstseins zu öffnen, der in diesem Augenblick für diesen besonderen Menschen von Bedeutung ist. Auch wenn die Bilder vergangener Zeiten bei vielen Menschen ähnliche Grundmuster zum Klingen bringen (ebenso wie die vom medizinischen Wissen geprägten Bilder des rationalen Denkens), unterscheiden sie sich doch in ihrer Ausgestaltung und Gewichtung sehr. Bei der Betrachtung einzelner Patienten ist es deshalb nicht verwunderlich, wenn ihre Geschichten auf den ersten Blick unvergleichbar erscheinen.

Das bedeutet nicht, auf den Zufall vertrauen zu müssen, sondern macht es notwendig, eine persönliche Reise in die Schichten des Bewusstseins anzutreten, um dort wichtige, aber blockierte oder nicht aktive heilende Bilder aufzuspüren. Alle von Hiroshi Oda beschriebenen Patienten knüpften an solche Bilder an, aus welcher Epoche des Bewusstseins sie auch stammen mochten. Aber gleichzeitig kreierten die Patienten auch neue Vorstellungen, die sie mit den alten Bildern in Verbindung brachten und so vielleicht zu einem veränderten Gesamtbild verknüpften. Vielleicht war es dieses kreative Experiment, das am Ende zu einer plötzlichen Neuorganisation führte, die dem psychosomatischen Netzwerk den entscheidenden Impuls zur Veränderung gab, zu einem Weg von der Zerstörung zur Heilung.

Diese Überlegungen machen aber deutlich, dass es kein Patentrezept für Spontanheilungen gibt. Das Geheimnis liegt offenbar in der persönlichen Suche nach dem einen Muster, das nur für diesen einen Patienten in diesem besonderen Fall gilt. Aber wie dieses »Zaubermittel« aussieht, das ist keineswegs zufällig und schon gar nicht willkürlich, denn die Suche nach dem persönlichen Geheimnis der Heilung führt nur selten in ein neues Gebiet, das vollkommen unbekannte und noch von niemandem entdeckte Muster birgt. Die meisten Menschen werden in Landschaften fündig, die sie schon lange kennen, wenn auch die Erinnerungen manchmal verzerrt oder sogar vollständig verschwunden waren: Es sind die Landschaften ihrer Kindheit, die Ebenen der frühen Erfahrungen, in denen sich die uralten Bilder lange vergangener Epochen verbergen. Diese Bilder sind auch für das alltägliche Bewusstsein manchmal zum Greifen nah, denn sie finden sich in den Märchen, Legenden und Mythen, und sie warten darauf, gleichsam aus dem Dornröschenschlaf zu erwachen und wieder lebendig zu werden.

Orientierung und Sinn

Was in der unberechenbaren Welt der antiken Götter noch von der wechselhaften persönlichen Gunst abhängen mochte, von unverständlichen, aber durchaus menschlich erscheinenden Entscheidungen der höheren Mächte, gewann in der Welt des Monotheismus zunehmende Berechenbarkeit. Ein neues inneres Bild entstand, das Bild eines persönlichen Gottes, mit dem jeder Mensch in Zwiesprache treten kann: die Vorstellung des Gebetes, eines Gesprächs mit dem Höchsten. Im Gebet kann jeder Mensch für sich oder für andere alles erbitten, was er möchte. Ob der Wunsch erfüllt wird, liegt im Belieben Gottes, dessen Ratschlüsse unergründlich sind. Nur eines ist sicher: Wer sich an die Regeln hält, die Gott aufgestellt hat – zuerst in den Zehn Geboten des Judentums –, dessen Chancen, erhört zu werden, stehen besser, wenn dies auch keinesfalls als Garantie angesehen werden darf.

Im Dialog mit dem Höchsten entsteht von Kindheit an ein immer stärker werdendes inneres Bild, das im Bewusstsein der meisten Menschen bis heute einen wichtigen Platz einnimmt: das Bild eines liebenden, aber auch strafenden Vaters, der die Macht hat, über Gesundheit und Krankheit, über Leben und Tod zu entscheiden. Ein solches Bild (ganz unabhängig davon, ob das rationale Bewusstsein die Existenz Gottes zulässt oder leugnet) hat auch aus Sicht der Hirnforschung eine wichtige, steuernde Funktion: Es weist auf etwas, was jenseits der menschlichen Möglichkeiten liegt, jenseits dessen, was Menschen selbst tun können. Deshalb bietet es eine Orientierung für die Gestaltung der Höhen und vor allem der Tiefen des Lebens und damit die Kraft, Ängste zu überwinden, Krisen durchzustehen und sich immer wieder an der Hoffnung auf eine Besserung aufzurichten. Diese Kraft ist mit den Worten der modernen Psychologie eine Ressource, die Gesundheit erhalten kann, und eine Quelle der Heilung, wenn eine Erkrankung, aus welchen Gründen auch immer, Oberhand gewonnen hat.

In den alten Zeiten des mythischen Bewusstseins hat dieses innere Bild den Menschen immer wieder geholfen, sich angstfrei Bedrohungen zu stellen. Aus Sicht des rationalen Bewusstseins ist es nur eine Illusion, denn seine Weltsicht lässt die Vorstellung eines Gottes nicht zu. Das rationale Bewusstsein glaubt, im Menschen selbst alles gefunden zu haben, was die Welt erklärt. Doch der Blick in den Spiegel, entgegnet Gerald Hüther, gebe keine Antwort auf die Frage, warum man so ist, wie man ist. Aber eine Antwort darauf sei notwendig, um kreative Lösungen für immer neue Herausforderungen zu finden:

»Ein inneres Bild, das keinen Sinn stiftet und das dem Menschen keinen Ort der Geborgenheit zeigt ... eignet sich offenbar auch nicht als Orientierung stiftende Matrix für die Zuordnung und Einordnung all der vielen anderen inneren Bilder, die das menschliche Gehirn ständig aus alten Erinnerungen und neuen Wahrnehmungen hervorbringt. Menschen ohne Orientierung bietende innere Leitbilder sind verloren.«[37]

Die Konsequenzen aus dem Verlust des alten Leitbildes in unserer Gegenwart sind dramatisch. Wer ohne Leitbilder aufwächst, und deshalb keinerlei Orientierung in sich trägt, muss in einer Welt leben, die seltsam inhaltsleer und somit sinnlos erscheint. Für das Geflecht steuernder innerer Bilder, das allein dem psychosomatischen Netzwerk ordnende Impulse zu geben vermag, ist diese Orientierungslosigkeit äußerst gefährlich.

Natürlich bedeutet diese Erkenntnis nicht, dass der Glaube an Gott für die Erhaltung der Gesundheit unumgänglich ist. Menschen können auch andere Leitbilder entwickeln, um im Lot zu bleiben. Aber es müssen tatsächlich Bilder sein, die

über das menschliche Vermögen des Augenblicks hinausweisen, und diese Bilder zu entwickeln ist nicht leicht. Manche finden sie in der Sorge für die eigene Familie, andere für die Umwelt oder in einem sozialen Engagement.
Die Mehrheit der Menschen unserer rationalen Epoche aber tragen in den tieferen Schichten ihres Bewusstseins noch immer – verdeckt, verschüttet und nicht selten bekämpft – das Bild einer höheren Macht, und auch wenn sie es im Alltag gering schätzen und es aus Angst, sich vielleicht im Gespräch mit Freunden lächerlich zu machen, offen missachten, aktivieren sie es doch in Krisenzeiten – oft zu ihrem eigenen Erstaunen. Es ist so, als ob dieses alte Bild in solchen Momenten der Angst und der Ausweglosigkeit neue Energie erhielte, als ob es plötzlich aus der Vergessenheit erwachte wie aus einem langen Schlaf.

Wenn die Vorstellung einer mächtigen Kraft von so großer Bedeutung für die Erhaltung der labilen inneren Ordnung ist, dann könnte es für eine Medizin, die aus altem Wissen lernt, entscheidend sein, Spiritualität in ihr Denken und Handeln einzubeziehen. Aus Sicht des modernen Bewusstseins, das nicht den blinden Rückfall in alte Glaubensvorstellungen und die damit verbundenen Zwänge akzeptieren kann, kommt es nicht darauf an, der überlieferten Tradition wortgetreu zu folgen. Jeder Arzt, jeder Heilpraktiker, jeder Heiler und jeder Therapeut tut vielmehr gut daran, die individuellen Bilder der Menschen zu achten, die sich ihnen anvertrauen. Es geht ja darum, die verborgenen Muster aufzuspüren und wieder zum Klingen zu bringen, die der inneren Ordnung jedes einzelnen Menschen gerecht werden. Deshalb kann es nur schädlich sein, spirituelle Vorstellungen gleichsam zu standardisieren und die Menschen auf eine vorgefertigte Bahn zu zwingen.
Die Überlieferungen aus der langen Zeit des mythischen Denkens sind aber keineswegs die einzig möglichen spirituellen

Eckpfeiler, die für Patienten hilfreich sein können. Unter der weitverzweigten Ebene des Mythos mit seinen religiösen Motiven liegt ein noch tieferes Gewölbe, in dem sich noch viel ältere Bilder verbergen: die Bilder der magischen Epoche.

Das magische Bewusstsein

Das magische Bewusstsein hat das Weltverständnis des Menschen über eine sehr lange Zeit geprägt, wahrscheinlich über Zehntausende von Jahren. Das Wissen über diesen gewaltigen Zeitraum eines vom rationalen Denken vollständig unterschiedenen Bewusstseins setzten Wissenschaftler in einem geduldigen Puzzlespiel aus Kunstwerken zusammen, die bei Ausgrabungen ans Licht kamen: winzige Figuren und Schmuckstücke, manchmal aber auch Gegenstände, die vermutlich rituelle Bedeutung hatten. Ergänzt wurden diese Funde durch Wandmalereien, die in den Höhlen Südfrankreichs, Spaniens und Sibiriens entdeckt wurden, ungewöhnlich schöne, mit sicherer Hand aufgetragene Bilder von Tieren und seltener von Menschen, die mit diesen Tieren in einem rituellen Zusammenhang zu stehen scheinen. Alle diese Funde deuten darauf hin, dass die Menschen der magischen Epoche in einer Haltung der Verbundenheit aller Dinge lebten. Welche Funktion die unterirdischen Räume hatten, ist nicht eindeutig geklärt: Sie können Orte der Initiation gewesen sein, vielleicht auch in der äußeren Welt sichtbare Zugänge in die »Anderswelt«. Die Gemälde und Ritzzeichnungen zeigen nämlich nur selten Jagdwild, sondern stellen offenbar mächtige Tiere dar, sind also wohl eher Bilder von Geistern, mit denen sich die Zauberer der Vorzeit verbündeten. Diese Abbilder übermenschlicher Kraft wurden in den Höhlen lebendig, und die Wirklichkeit musste dann folgen – denn zwischen dem Tier und seinem Abbild besteht im magischen Denken kein wesentlicher Unterschied.

Für das rationale Bewusstsein ist es schwer, sich diese Weltsicht in letzter Konsequenz vorzustellen. Denn im Gegensatz zu heute, wo wir mit dem Suchscheinwerfer der logischen Verknüpfung und Einordnung frühere Bewusstseinsstufen betrachten können, fehlte den Menschen jener Zeit der Vergleich: Ihr Denken war die ausschließliche Form, die Welt zu verstehen, denn das rational-logische Bewusstsein existierte ganz einfach noch nicht. Innerhalb ihres Systems konnten die Menschen der Frühzeit natürlich durchaus logische Schlüsse ziehen: Wenn die Magie erfolgreich war, dann lag das daran, dass die Zauberer den richtigen Weg gefunden hatten. Wenn sie nicht funktionierte, dann fehlte den Zauberern die Kraft, oder andere Kräfte im Netz des Lebens waren stärker. Aber von einem übergeordneten Standpunkt aus, wie wir das heute tun können, vermochten die frühen Menschen die Welt nicht zu verstehen.

Ihr Denken kreiste um die Familiengruppe, zu der sie gehörten, um den Stamm, in dem sie sich bewegten, und um das überschaubare Gebiet, in dem sie jagten und sammelten. All das bildete eine Einheit, in der Gegenstände, Pflanzen, Tiere und Menschen untrennbar miteinander verbunden waren. Natürlich erkannten die frühen Menschen, dass die Welt nicht eins war, sondern offenkundig aus Teilen bestand, aber diese Teile waren vollständig miteinander verwoben. Wie ein Vogelschwarm, in dem jedes einzelne Tier zwar als Individuum erkennbar ist, im gemeinsamen Flug aber vollständig in der Ganzheit aufgeht, lebten die Clans der Vorzeit in einer Haltung, die das Leben als ein schwingendes Grundmuster wahrnahm, das um das Zentrum des Stammes kreiste. Er war der Mittelpunkt und der Sinn des Lebens. Manche Autoren sprechen davon, dass die Stämme eine Art Gruppenseele ausbildeten, dass sich also ihre einzelnen Mitglieder weniger als

Individuen wahrnahmen, sondern ihre Identität aus dem Zusammenhang des Stammes schöpften.[38]

Dieses Weltbild ist allerdings schon differenzierter als die Wahrnehmung in der archaischen Epoche, auf die ich später zu sprechen komme. Denn hier unterscheiden die Nomaden der vorzeitlichen Steppen und Wälder schon zwischen der Gruppe und der Außenwelt, heben also einen Teil des Ganzen deutlich hervor. Weil es diesen Unterschied gibt, braucht es ja die mächtigen Zaubermittel der Magie: Es geht darum, die Welt gefügig zu machen, sich zu schützen und zu ernähren, auch darum, das Wetter und andere Naturgewalten zu beeinflussen, um das Überleben der Gruppe zu sichern.

In dieser Epoche entstanden grundlegende innere Bilder der Verbundenheit zwischen dem scheinbar Getrennten und zugleich die tiefe Überzeugung, in der Auseinandersetzung mit der Welt etwas bewirken zu können – nicht nur unmittelbar mit den Händen, sondern mit der Kraft der Gedanken und einer gleichsam spiegelbildlichen Tat, dem Ritual.

Viele Statuetten und Zeichnungen dieser Epoche zeigen Menschen, die keinen Mund besitzen. Die Sprache war noch nicht das alles bestimmende Zaubermittel der Lebensgestaltung, nicht das machtvolle Werkzeug, die Welt zu begreifen und zu verändern, zu dem es die Menschen späterer Zeiten machten, vor allem in der rationalen Epoche. Es war der Geist, der alle Dinge bewirkte, aber seine Kraft schöpfte er aus der Handlung. Um die Natur beeinflussen zu können, genügte es nicht, diese Veränderung einfach zu wollen, mit welcher Stärke auch immer. Die Imagination allein war kein Akt der Macht über die Welt: Es kam darauf an, mit der sichtbaren Wirklichkeit in einer rituellen Tat in Resonanz zu treten. Diese Begriffe sind natürlich Metaphern des rationalen Denkens, aber sie machen vielleicht deutlich, was damals geschah: Über die äußere Handlung formte sich ein inneres Bild, das im gemeinsamen Ritual von der ganzen Gruppe verstärkt wurde. Indem die Menschen dieses Bild lebten, begann es gleichsam zu erwachen. Dabei maßen sie dem Unterschied zwischen der rituellen Tötung eines Jagdtieres und der tatsächlichen Jagd wohl keine wesentliche Bedeutung bei, nahmen ihn vielleicht nicht einmal wahr: Bevor der tödliche Schuss fiel oder das Tier im Kampf niedergerungen wurde, war es in ihrem Bewusstsein bereits tot.

Es sind also letztendlich Handlungen, die in der magischen Epoche für die Wirkung entscheidend sind. Und so stehen die inneren Bilder, die aus dieser Zeit überliefert wurden, offenbar mit den Kräften des Wollens, der Intention und des Fokus, also der klaren Absicht und genauen Konzentration auf einen Punkt, in Zusammenhang. Innere Bilder, die diesen Dreiklang ausdrücken, leben aber in einer Zeit- und Raumlosigkeit. Auch das ist ein wichtiger Aspekt des Bewusstseins in der magischen Epoche: Das Denken kreiste mehr um die Gegenwart, auch die Vorbereitung der Jagd im Ritual war nicht als Handeln für die Zukunft zu verstehen, sondern ist Ausdruck gegenwärtigen Seins. So gab es wohl keine nennenswerte überlieferte Geschichte, nur eine Wiederbelebung von Augenblicken, die dadurch von neuem Gegenwart wurde. Als die Stämme begannen, sich auf einen gemeinsamen Urvater (oder eine gemeinsame Urmutter) zu beziehen, machten sie schon den ersten Schritt ins mythische Denken, denn Geschichten von Herkunft oder Schöpfung sind Ausdruck des Mythos.

Die magische Handlung nahm stets eine bestimmte, durch Wiederholungen verstärkte Form an: Rituale entstanden, deren Genauigkeit wahrscheinlich ein Gradmesser ihrer Wirksamkeit waren. In den Höhlenzeichnungen tauchen ab und zu auch Darstellungen von Menschen auf, die offenkundig die Rituale ausführten. Manche scheinen Tiermasken zu tragen oder sich gerade in ein Tier zu verwandeln, äußere Bilder innerer Zustände also. Vielleicht stellen diese Zeichnungen auch eine Art Gebrauchsanleitung dar, zeigen also den Betrachtern, wie das Ritual auszuführen ist, damit es Erfolg hat.

Es ist weiter zu vermuten, dass magische Rituale das Leben der frühen Stämme ordneten und den Ablauf der Jahreszeiten gliederten (was nicht der These widerspricht, das magische Bewusstsein lebe in der Zeitlosigkeit: Auch die Veränderung der Jahreszyklen kann aus einem Bewusstsein ständiger Gegenwart erfahren werden). So entstanden über Jahrhunderte und Jahrtausende innere Bilder, die den Wunsch oder Willen, etwas zu bewirken, mit spiegelbildlichen Handlungen verband, Bewegungen der Seele also mit Bewegungen des Körpers. Und diese Verbindung fördert ja nachweislich das Entstehen neuer Verknüpfungen im Gehirn und regt das Wachstum der Nervenzellen an, wie viele Beispiele in diesem Buch gezeigt haben.

Die uralten Bilder unserer Vorfahren haben sich ohne Zweifel im Bewusstsein der Menschen bis in unsere Zeit eingeprägt: Sie überdauerten in den grundlegenden Mustern unseres Gehirns, die jeder Mensch von Geburt an mitbringt, vor allem aber in den Regionen, die von Anfang an durch Erzählungen und frühe Erfahrungen neuroplastisch beeinflusst werden.

Magische Vorstellungen werden von Generation zu Generation überliefert und in immer neuen Geschichten erzählt. Dass die Saga des Zauberlehrlings Harry Potter die Menschen weltweit bewegte (keineswegs nur die Kinder), zeigt vielleicht am deutlichsten, dass tief im Bewusstsein auch unserer Zeit, gleichsam unter dem Firnis des rationalen Denkens, also einer eher dünnen Schicht der Vernunft, die Vergangenheit noch existiert. Moderne Märchen bringen dieses alte Wissen für einen kurzen Moment zum Klingen, bis sich das rationale Bewusstsein zurückmeldet und an die Tatsachen erinnert:

Das dort ist Phantasie, keine Realität. In der Wirklichkeit gibt es keine Zauberei.
Aber sosehr dieser Satz für die Beeinflussung der äußeren Wirklichkeit gelten mag, so falsch könnte er sein, wenn es um die Beeinflussung des inneren Gleichgewichts und damit des Netzwerks von Körper und Seele geht.

Ein weiterer Schlüssel zum Geheimnis der Heilung könnte deshalb darin liegen, die magischen Bilder ernster zu nehmen, als es das alltägliche Bewusstsein zulassen möchte, und mit ihnen das Wissen über die Macht von Ritualen, die mit den verborgenen Mustern der Seele in Resonanz treten. Dieses Wissen wieder aufzuspüren ist weniger schwer, als es auf den ersten Blick scheint: Denn das magische Bewusstsein ist keineswegs in grauer Vorzeit mit all seinen Erfahrungen untergegangen, sondern hat bis heute überall auf der Welt überlebt, ist noch immer in den Stammeskulturen lebendig und leuchtet in Märchen, Sagen und Geschichten auf, die sich die Menschen in den abgelegenen Regionen der Welt erzählen. Auch in unserem Kulturkreis wurde es erst seit der Zeit der Aufklärung so weit zurückgedrängt, dass es im 20. Jahrhundert vollständig verschwunden schien. Bei genauer Betrachtung aber hat das alte Wissen genügend Spuren hinterlassen, um es rekonstruieren zu können.

Verborgene Welten

Die heilenden Bilder der Schamanen

Als C. G. Jung die Aktive Imagination entwickelte, betrat er nicht wirklich Neuland, sondern entdeckte nur wieder, was Paracelsus über 400 Jahre zuvor bereits erkannt hatte: Imagination ist die »unsichtbare Werkstatt«, die »Sonne in der Seele des Menschen«. Aber auch Paracelsus war keineswegs der erste Mediziner, der jene machtvolle Quelle der Heilung gefunden hatte. Vor ihm galt diese Erkenntnis über Jahrhunderte, letztlich sogar über Jahrtausende als wichtigste Grundlage jeder Behandlung. Erst im ausgehenden Mittelalter und der frühen Neuzeit, also auch noch zur Zeit des Paracelsus, war das Wissen um diese Kunst systematisch ausgerottet worden: in der Verfolgung von Hexen und Zauberern, die in ganz Europa, aber auch in den neuen Ländern des amerikanischen Kontinents, hysterische Ausmaße annahm – unter der Führung einer Kirche, die den alten Glauben an helfende Geister endgültig ausrotten wollte, der so lange Zeit auch die Missionsarbeit überlebt hatte.

Millionen von Menschen verloren in den Jahrhunderten der systematischen Verfolgung ihr Leben, und mit ihnen verschwand ein ungeheurer Schatz alten Wissens. Erst in den letzten Jahrzehnten ist es gelungen, Teile dieser oft nur mündlich weitergegebenen Überlieferungen wieder aufzuspüren: in alten Schriften, sogar in den Akten der Hexenjäger, die nicht selten während der Befragung ihrer Opfer

auch Rezepte zur Behandlung schwerer Erkrankungen notierten und diese Notizen bisweilen zwischen den Pergamentseiten der Gerichtsprotokolle vergaßen.[39]
Vor allem aber hat die moderne ethnologische Forschung einen gewaltigen Schatz alten Wissens gehoben und ihn für die Welt des 20. und 21. Jahrhunderts gerettet, buchstäblich im letzten Moment, bevor Goldsucher, Ölbohrtrupps und andere Vorboten der modernen Wachstumszivilisation die letzten Spuren dieses komprimierten Heilungswissens der Menschheit vernichteten. Was die Pioniere der Ethnologie sammelten, zunächst durchaus mit dem Dünkel einer überlegenen Zivilisation, die sich die eiskalte und messerscharfe Rationalität auf die Fahnen geschrieben hatte (wie irrational sie auch in der Praxis ihrer Konflikte und Kriege handelte), wurde später zur Grundlage unterschiedlicher Strömungen der humanistischen Psychologie, vom katathymen Bilderleben über geführte Phantasiereisen bis zur sogenannten Oberstufe des autogenen Trainings, bei der die Übenden in einer leichten Trance Kontakt mit inneren Lehrern aufnehmen.

Es ist letztlich der Schamanismus, der allen diesen Methoden zugrunde liegt.[40] Auch die Hypnotherapie in ihrer heutigen Form ist stark vom Schamanismus beeinflusst, wenn es sich hier auch zunächst um eine europäische Entdeckung handelt, die im 18. Jahrhundert aus dem Versuch des Arztes Franz Anton Mesmer erwuchs, die heilsamen Folgen des Auflegens der Hände zu erklären und mit einem wissenschaftlichen Konzept in der Medizin durchzusetzen.[41]
Der Schamanismus ist ein etwa dreißigtausend Jahre altes Heilungssystem, das vor allem auf die Kraft innerer Bilder und ihrer Darstellung in rituellen Handlungen setzt. Der Begriff »Schamane« kommt höchstwahrscheinlich aus der tungusischen Sprache Sibiriens und bedeutet in der Interpretation des rumänischen Religionspsychologen Mircea Eliade,

des Pioniers der vergleichenden Schamanismusforschung, so viel wie »Der außer sich ist« – also ein Mensch, der die körperlichen Fesseln sprengt und in eine innere Landschaft reist. In der Sichtweise der Schamanen allerdings hat diese Reise eine andere Richtung: Sie führt heraus aus der Welt der alltäglichen Wirklichkeit und hinein in unendliche, verzweigte Landschaften einer vollständig anderen Welt, in der die Regeln der herkömmlichen Naturgesetze aufgehoben sind. Diese Welt wird von besonderen Kräften beherrscht und von Geistern unterschiedlicher Stärke bewacht und bewohnt. In Jahren, manchmal Jahrzehnten der Übung lernen die Schamanenschüler, mit den Hütern dieser Welten Kontakt aufzunehmen und einzelne von ihnen als Helfer zu gewinnen. Diese persönlichen Helfer können menschliche oder tierische Gestalt annehmen, seltener erscheinen sie als Geister der Elemente oder der Richtungen, die aber in der schamanischen Vorstellung durchaus auch eine bewusste Präsenz besitzen, wie sie in der alltäglichen Welt nur Menschen zukommt.

Im Universum der Schamanen aller Völker und aller Traditionen gibt es eine große Zahl von Übereinstimmungen, die sich nur als universell gültiges Prinzip deuten lassen: Wenn überall auf der Welt ähnliche Vorstellungen entstehen und sich über Jahrtausende erhalten, dann liegt diesen Überlieferungen wohl ein stabiles inneres Bild zugrunde, das tief in den Seelen der Menschen verankert ist. Weder die Missionare mit ihrem Anspruch, aus der Bibel das allein gültige Wissen über die Wirklichkeit jenseits der Sichtbaren abzuleiten, noch die Vertreter des wirtschaftlichen Fortschritts konnten dieses innere Bild vollständig zerstören. Es überlebte als Grundgefühl auch in den Menschen der modernen westlichen Zivilisationen, vor allem aber in den Geschichten der sogenannten primitiven Völker, von denen es nun nach und nach zurückkehrt zu den Menschen, die unter der Alleinherrschaft des rationalen Denkens leben.

Innere Bilder existieren, auch wenn sie den Menschen nicht bewusst sind, sie können positiv oder negativ sein, also ebenso stärken wie schwächen, ohne dass das Wachbewusstsein daran etwas ändern kann – zu mächtig sind die Impulse, die aus den tiefen, unbewussten Schichten des Geistes kommen. Auch deshalb lohnt es sich, die Gedankenwelt jener Kulturen zu betrachten, in denen der Schamanismus überlebte.

Schamanen heilten und heilen in allen Kulturen stets in einem veränderten Bewusstseinszustand. Mit dem alltäglichen Wachbewusstsein war die parallele Welt der Geister nicht zu erreichen, in der Trance aber lag die »Anderswelt« gleichsam in Sichtweite. Die Bakairi in Brasilien erzählten den Reisenden aus Europa Ende des 19. Jahrhunderts, für einen Schamanen sei der Himmel »nicht höher als ein Haus«, sie erreichten ihn also in einem Augenblick, wie der Schamanismusforscher Eliade sagt.[42] In dieser Aussage wird die Raum- und Zeitlosigkeit magischen Denkens und Fühlens deutlich, denn alles kann für den Geübten sofort geschehen, es ist nur einen Lufthauch von der sichtbaren Welt entfernt.

Das erste wirksame Bild, das uns aus der magischen Vergangenheit erreicht, ist also die Vorstellung der unmittelbaren Gegenwart aller denkbaren Welten und damit der Möglichkeit, diese anderen Welten zu erreichen, wenn das notwendig ist – Welten, in denen eine übermenschliche, heilende Kraft lebt, aber auch ihr Gegenteil, Krankheit bringende Geister. In die Sprache der Wissenschaft übersetzt bedeutet das: Die neuronalen Netzwerke, in denen die alten Bilder im Gehirn gespeichert sind, sind nicht unerreichbar, wenn das Bewusstsein die richtigen Wege findet.

Die Aufgabe der Schamanen war und ist, wo immer sie noch im ursprünglichen Sinne tätig sind, in diese Welten zu reisen, also die gewünschten Bilder anzusteuern, mit den negativen Kräften zu ringen und gleichzeitig gute Kräfte aufzuspüren und sie davon zu überzeugen, ihren Patienten zu helfen.

Die »andere Wirklichkeit« der jenseitigen Welten ist in nahezu allen Kulturen ähnlich aufgebaut und damit ein so grundlegendes Bild, dass seine sinnstiftende und damit ordnende Macht nicht unterschätzt werden darf. Es zeigt eine Welt, die aus drei Ebenen besteht: einer unteren, einer mittleren und einer oberen. Die mittlere Ebene entspricht der dreidimensionalen Wirklichkeit des Alltags, in dem die bekannten Naturgesetze gelten. Die unteren und oberen Welten sind Orte großer Kraft.

Die Shipibo-Conibo aus dem Amazonas-Tiefland Perus, ein Volk, das bis heute über eine ausgeprägte schamanische Überlieferung (und inzwischen auch wieder zunehmende Praxis) verfügt, sehen in den unteren Welten zum Beispiel vor allem schöne Landschaften, in denen sich kraftvolle Tiere bewegen, während in den oberen Welten eher engelhafte Wesen leben, aber auch die große Gemeinschaft der Ahnen, mit denen schamanische Heiler in ihren Ritualen häufig Kontakt aufnehmen. Wohin aber ein Mensch nach seinem Tod geht, das hat nichts mit Belohnung oder Strafe zu tun. Und so können die Seelen Verstorbener auch in der unteren Welt leben, wo sie Positives für die Lebenden bewirken können.

Von einer Familie der Shipibo erfuhr ich bei einer Reise in das Tiefland des Rio Ucayali vor einigen Jahrzehnten, dass man nur auf den Fluss hinausfahren müsse, wenn man verstorbene Verwandte oder Freunde treffen möchte. In der Tiefe stehe dort ein Haus, in das man hinuntersteigen könne, um sie zu sehen und mit ihnen zu reden. Nach einer anderen Erzählung muss der Suchende in der Mitte des Flusses den Kontakt mit der Hilfe von Liedern aufnehmen. Der Gesang verbinde wie eine unsichtbare Schnur die Nachgeborenen mit den Ahnen, erzählte der Informant. Die Vorstellung eines Treffpunkts zwischen Lebenden und Toten in der Anderswelt war für die Shipibo, mit denen ich sprach, völlig selbstverständlich – genauso real wie die Beschreibung eines Versammlungsplatzes in der alltäglichen Wirklichkeit.

Das zweite wirksame Bild aus der schamanischen Überlieferung ist demnach die Vorstellung hilfreicher »Geistwesen«, mit denen Menschen in Kontakt treten können. Die moderne Psychologie sieht in diesen Geistern »Teilpersönlichkeiten«, die sich als innere Helfer aktivieren lassen. Sie können als mächtige Ressource in schwierigen Situationen Kräfte mobilisieren, die dem Alltags-Ich sonst verschlossen bleiben. Die Botschaft der schamanischen Überlieferung gibt den inneren Helfern aber einen spirituellen Aspekt und eröffnet dadurch eine größere Kraft: Spirituelle Wesen (im Christentum würde man von Engeln sprechen) weisen ja über den beschränkten menschlichen Horizont hinaus und können so ordnend in den Fluss der inneren Bilder eingreifen.

Zwischen den Ebenen der Wirklichkeit bestehen nicht nur in schamanischer Vorstellung immer Wechselwirkungen. Auch wenn viele Vertreter der medizinischen Wissenschaft noch immer rastlos daran arbeiten, Erkrankungen vor allem aus der Sicht der »mittleren Welt« zu verstehen, und sich deshalb fast ausschließlich mit körperlichen Ursachen und Wirkungen beschäftigen, setzen sich mehr und mehr Vorstellungen durch, die gerade auf die Wechselwirkungen Wert legen. Wie das Fachgebiet der Psychosomatik immer wieder beschreibt, hat nahezu jede Erkrankung stets eine physische und eine psychische Seite. Selbst wenn eine offenkundige mechanische Ursache vorliegt, etwa bei einem Knochenbruch, zeigen sich nicht nur zwangsläufig psychische Folgen (die Erkrankung beeinflusst ja das ganze Leben), sondern die Psyche kann sogar ursächlich an dem Schaden beteiligt sein: Wie es einem Menschen gerade geht, ob er in sich ruht, ob ihn Sorgen bewegen oder ob er glücklich ist, das beeinflusst zum einen auf einer grundlegenden Ebene die körperlichen Parameter (was sich langfristig auch auf die Stabilität der Knochen auswirken kann), zum anderen kann es ihn so »aus dem Lot bringen«, dass er in einer vielleicht harmlosen Situation wie zufällig stürzt oder nicht mehr in der Lage ist, einem Hindernis auszuweichen.

Im schamanischen Weltbild ist diese Erkenntnis selbstverständlich, und so verwundert es nicht, dass Schamanen Meister der psychosomatischen Intervention und Meister des Umgangs mit inneren Bildern sind. Dabei nutzen sie die Fähigkeit, sich in ihre Patienten hineinzuversetzen, um herauszufinden, mit welchem Bild die Erkrankung in Resonanz tritt: Wenn sie in Trance gehen, dann zeigt sich ihnen die Ursache in klaren Szenen, in denen krankmachende und helfende Geister um die Gesundheit des Patienten kämpfen. Am Ende der Reise, wenn es gelungen ist, die negativen Kräfte zu besiegen, entsteht ein Bild neuer Kraft, das der Schamane nun dem Patienten übergibt: Häufig stellt es sich als innerer Helfer dar, als »Krafttier«, das von nun an den Genesenden begleitet. Wenn die Reise zu einem glücklichen Abschluss kam, dann vermittelt sich das dem Patienten auf vielfältige Weise. Nicht selten berichten die Schamanen in plastischer Sprache vom Verlauf der inneren Auseinandersetzung und malen die Beschreibung des Sieges über die Erkrankung besonders aus. In manchen Kulturen verbinden sich diese Erzählungen mit einer schauspielerischen Performance – Schamanen stellen dar, was sie erlebt haben (bisweilen geschieht das auch schon simultan während des Tranceerlebens selbst).

Auf diesem Weg wird das innere Erleben des Heilers in der Außenwelt sichtbar, wo es in der Darstellung noch einmal an Kraft gewinnt. Und so kann auch im Bewusstsein des Patienten ein starkes inneres Bild des Sieges über die Erkrankung entstehen. Es ist das gemeinsame Weltbild, das Schamanen und Patienten eine Ordnung vorgibt, in denen sich die inneren

Bilder von Krankheit und Heilung verankern können. Niemand zweifelt an dieser Ordnung, und so wirken die Bilder aus der Sicherheit einer sinnstiftenden Struktur: Ein Gefühl kann entstehen, dass sich nun alles zum Besten wendet.

Landkarten des Geistes

Dieser Gedanke ist die dritte Botschaft aus der schamanischen Überlieferung und besonders wichtig für die Menschen in der westlichen Zivilisation: Es macht Sinn, wenn Ärzte und alle anderen in heilenden Berufen Tätige die Weltsicht ihrer Patienten anerkennen und sie darin bestärken. Gerade in einer schweren Erkrankung ist die persönliche Vorstellung von dem, »was die Welt im Innersten zusammenhält«, von vielleicht entscheidender Bedeutung. Sie verleiht dem Geschehen Sinn und gibt den Rahmen vor, in dem sich die inneren Bilder ordnen können. Wenn Patienten jenseits medizinischer Erklärungen nach einem Weg suchen, besser zu verstehen, was ihnen in der Erkrankung geschieht, dann hilft es ihnen nicht, wenn ihre Ärzte auf einer streng rationalen Analyse bestehen und alle anderen Vorstellungen ablehnen (dies gilt natürlich auch umgekehrt).

Noch immer gibt es nicht wenige Ärzte, die ihre Patienten unter Druck setzen, auf keinen Fall komplementäre Behandlungsmethoden mit den konventionellen zu verbinden. Manche Mediziner drohen sogar, die Behandlung abzubrechen, wenn ihre Patienten gegen diese Regel verstoßen sollten. Diese Haltung ist in hohem Maße schädlich, denn sie verbietet den Kontakt zu einer Kraft, die gerade in einer schwierigen, möglicherweise lebensbedrohenden Situation äußerst hilfreich sein kann. Wenn es Patienten gelingt, sich mit ihrem vielleicht über lange Zeit verschütteten Weltbild neu und bewusst zu verbinden, können auch die Methoden der konventionellen Medizin besser wirken, denn sie werden dann von einem Gefühl wachsender innerer Klarheit unterstützt. Ein Mensch, der mit sich wieder mehr im Einklang ist und den seine Ärzte in dieser Haltung unterstützen, tritt seiner Erkrankung gestärkt gegenüber.

Die alten Vorstellungen, wie sie die schamanischen Kulturen überliefern, sind keineswegs unmittelbar in unsere Welt des 20. Jahrhunderts übertragbar. Es sind keine Glaubenssätze, die gegen das rationale Weltbild ausgespielt werden dürfen. Aber sie sind nah an der »Denkweise« tieferer Schichten unseres Bewusstseins. Was uns die Ethnologen übermitteln, hat deshalb noch immer viel mit den Menschen des 21. Jahrhunderts zu tun.

Im schamanischen Universum sind die oberen und unteren Welten, in denen sich hilfreiche Kräfte aufspüren lassen, bei genauer Betrachtung nicht von der mittleren Welt des Alltags getrennt, sondern stellen eine gemeinsame Wirklichkeit dar. So zeichnete ein Heiler der Shipibo die drei Welten als einen großen Kreis, in dessen Mitte die alltägliche Wirklichkeit schwebt wie eine Fläche in einer gläsernen Kugel. Das innere Bild des Universums, das dieses indigene Volk entwickelte, gibt den unsichtbaren Ebenen allerdings größeren Raum als den sichtbaren und damit auch größere Bedeutung. Die alltägliche Wirklichkeit ist vom Jenseitigen umschlossen, oder in der Sprache der Psychologie ausgedrückt: Das bewusste Ich schwimmt in einem Meer des Unbewussten, aus dem prägende Bilder Einfluss nehmen, im Guten wie im Schlechten. Weil alles vollständig miteinander verbunden ist, macht es demnach auch aus Sicht rationaler Überlegung keinen Sinn, der mittleren Welt eine zu große Bedeutung beizumessen. Sie ist offenbar vollständig abhängig von dem, was um sie herum geschieht, sie wird von den oberen und unteren Welten gelenkt, geordnet und letztlich am Leben gehalten – eine märchenhafte Beschreibung, die in farbigen Metaphern ausdrückt, was Hirnforscher eher nüchtern als »ordnende Macht der inneren Bilder« bezeichnen.

In manchen Stämmen zeichnen die Schamanen kunstvolle Landkarten der Anderswelt, die sie über viele Jahre immer wieder um neue Bereiche ergänzen wie Kartographen, die unbekanntes Gebiet vermessen.
So erblicken die Berge und Täler, die Flüsse und Seen der oberen und unteren Welten das Licht der mittleren Welt und sind dem Tagesbewusstsein zugänglich: Jetzt vermischen sich die Ebenen endgültig. Das Unsichtbare wird in einem Bild gebannt und verliert damit das Ungreifbare, Unheimliche. Es waren Schamanen, die auf diese Weise eine Methode entdeckten, innere Bilder aus den tiefen Gewölben der Seele ans Tageslicht zu bringen, wie das heute Patienten auch in der Maltherapie tun, wenn sie ihre Träume und Phantasien, ihre Ängste und Wünsche zu Papier bringen – auch dies eine unmittelbare Form, mit dem weiten Land der Seele ins Gespräch zu kommen.
Es gibt aber einen entscheidenden Unterschied zwischen der Weltsicht eines Schamanen und der eines modernen Psychotherapeuten: Für den Schamanen in den Steppen Sibiriens oder den Urwäldern Südamerikas ist die Anderswelt ebenso wirklich wie die Welt des Alltags. Was er dort erlebt, was ihm in den jenseitigen Landschaften begegnet, das würde er niemals als symbolisch betrachten, als lediglich sinnbildliche Entsprechung einer darunterliegenden seelischen Wirklichkeit – am wenigsten die Geister, mit denen er sich in diesen Welten auseinandersetzen muss.
Ein Schamane nimmt vielmehr alles, was er sieht, vollkommen wörtlich und interpretiert es nicht im psychologischen Sinn: Ein Geist ist ein Geist und bedeutet nichts anderes. Die Idee des Symbols ist eine Erfindung des rationalen Bewusst-

seins, eine Neuinterpretation der ursprünglichen magischen Betrachtung der Welt. Aber dass Symbole noch immer eine solche Kraft im Leben der Menschen besitzen, könnte daran liegen, dass die Seele in ihrer tiefsten Ebene nicht zwischen unterschiedlichen Realitäten unterscheidet, sondern letztlich nur eine Wirklichkeit kennt.

Dieser Gedanke lässt sich auch mit Erkenntnissen der Hirnforschung untermauern: Das Gehirn unterscheidet nämlich nicht zwischen Wahrnehmungen einer realen und einer lediglich vorgestellten Handlung. In beiden Fällen sind dieselben Areale aktiv. Was wirklich ist und was Phantasie, lässt sich deshalb auf physiologischer Ebene nicht von vornherein feststellen: Erst die Bewertung durch andere Sektoren des Gehirns macht offenbar eine Zuordnung möglich, die dem Bewusstsein hilft, die Innen- und die Außenwelt voneinander zu unterscheiden. Letztlich ist für das Gehirn aber alles »innen«, denn auch die Wahrnehmung einer äußeren Szene wird ja erst im Gehirn zu einem Bild, mit dem das Bewusstsein dann umgehen kann.

Wenn ein Mensch in einem besonderen Bewusstseinszustand wie der Trance intensive innere Bilder erzeugt, dann kann sein Bewusstsein in diesem Moment auch keinen Unterschied zur »äußeren Wirklichkeit« erkennen – so wie ein Träumer in einem normalen Traum die Bilder der Nacht so lange für die alltägliche Realität hält, bis er aufwacht. Aber auch wenn er dann zweifelsfrei weiß, nur geträumt zu haben, können die Bilder noch lange nachklingen und seine Gefühle, aber auch seine Handlungen im Alltag beeinflussen.

Trance und Träume

Armin Schütz, der an Krebs erkrankt war und dem die Ärzte keine Heilungschancen mehr eingeräumt hatten, erlebte eine Reihe solcher Träume, die er als Bestätigung für seinen Weg empfand, mit komplementärmedizinischen Methoden und einer Psychotherapie seiner Erkrankung auf neue Weise gegenüberzutreten.

Als er den Entschluss für die Therapie in einer Spezialklinik gefasst hatte, träumte er, wie er beim Überqueren eines Bahngleises beinah von einem Zug überrollt worden wäre. Erst im letzten Moment konnte er sich retten. Er setzte seinen Weg mit dem Gefühl fort, die Gefahr überwunden zu haben. Oberhalb der Böschung, auf der anderen Seite der Bahnstrecke, hörte er Musik und menschliche Stimmen – wie von einem Fest, das für ihn ausgerichtet wurde.

Als er am Morgen erwachte, fühlte er sich erleichtert und sicher, die richtige Entscheidung getroffen zu haben.

Einige Monate später, als er einen schweren Rückschlag erlitt und an seiner Entscheidung zweifelte, träumte er von zwei Wegen, die er nun beschreiten konnte: Einer war breit und bequem, auf ihm gingen die meisten Menschen, die in seiner Situation waren – ein Weg »ohne Aussicht«, denn hohe Bäume versperrten den Blick. Der andere war schmaler und unbefestigt, er führte einen steilen Grat entlang und war offensichtlich gefährlich, bot aber »phantastische Aussichten« – auf eine vielversprechende, wunderschöne Landschaft. Im Traum entschied er sich für diesen gefährlicheren, doch aussichtsreichen Weg, und das tat er auch im Wachbewusstsein: Er setzte die komplementärmedizinische Therapie fort, obwohl ihm konventionelle Mediziner davon abrieten.

In einem dritten Traum, gegen Ende der Behandlung, fand er sich auf einem hohen Berg sitzend: Von dort überblickte er das Leben, das er vorher geführt hatte – aber er sah auch eine

Landschaft, die er früher nicht wahrgenommen hatte. Er wusste, dass er beides brauchte und beides wollte – und dass er, indem er nun beides verband, etwas ganz Neues gewonnen hatte.
Kurze Zeit darauf war er vollständig von seiner Erkrankung genesen, und der Krebs kehrte auch nicht mehr zurück.[43]

Diese direkte Kommunikation mit tiefen Bewusstseinsschichten ist selten, zumindest nehmen die meisten Menschen die Möglichkeiten ihrer Träume weniger wahr. Indem Armin Schütz seinen Traumbildern folgte, gab er ihnen die Möglichkeit, in der Tiefe ordnend zu wirken, ihn mit sich selbst wieder ins Lot, in die Balance zu bringen. Viele Jahre lang hatte er den Bewegungen seiner Seele keine große Bedeutung beigemessen, hatte sich vollkommen auf seinen Beruf und die Notwendigkeiten des Alltags konzentriert. Erst als es keinen Ausweg mehr gab, sein Leben fortzusetzen wie bisher, war ihm die Umkehr gelungen: auf das zu vertrauen, was ihm das Unbewusste an Geschichten zuspielte, den Kontakt zu den lange vernachlässigten inneren Bildern auf ganz direkte Weise wiederherzustellen. Indem er ihnen vollständig vertraute, kamen sie mit ihm ins Gespräch, meldeten sich immer dann mit neuen Botschaften, wenn es wichtig war. So konnte er die rationale Steuerung mehr und mehr aufgeben und sich einer Kraft überlassen, die viel älter ist als das rationale Bewusstsein. Und auch wenn die Szenen, die er sah, Gegenstände und Menschen unserer Zeit enthalten, sind es doch uralte Bilder, die ganz unmittelbar, vollkommen wörtlich ausdrücken, was die Seele meint: Die Aussicht auf eine Verbesserung ist im Traum eben auch die Aussicht auf eine schöne Landschaft. Beide Bilder sind über die Sprache verknüpft, die ihre gemeinsame Bedeutung in einem einzigen Wort zusammenfasst.

Wenn Armin Schütz seine Träume auch nicht für eine andere Ebene der Realität hielt, waren sie für ihn doch Wirklichkeit, denn er nahm sie zunächst als Bestätigung seiner bereits getroffenen Entscheidung und später, in einer erneut sehr bedrohlichen Situation, sogar als Entscheidungshilfe. Damit ähnelt seine Haltung der eines Schamanen, allerdings mit einem wesentlichen Unterschied: Für ihn sind und bleiben Träume dennoch etwas grundlegend anderes als die Realität des Alltags.

Im magischen Bewusstsein, das die rationale Ebene noch nicht kennt, fehlt die Instanz, die am Ende die Realitätsebenen voneinander trennt. Aber das bedeutet natürlich nicht, dass ein Schamane unterschiedliche Schichten der Wirklichkeit nicht unterscheiden konnte, auch nicht wenn er im Paläolithikum praktizierte und noch gänzlich im magischen Weltbild gefangen war – er nahm lediglich keine Wertung vor, und das gilt auch für die Schamanen der Stammeskulturen unserer Epoche. Sie betrachten die Landschaften der oberen und unteren Welten nicht als Phantasie, genauso wenig, wie sie die alltägliche Wirklichkeit als bloße Vorstellung des Geistes verstehen würden. Für sie sind es einfach zwei gleichberechtigte Realitäten, die sich wechselseitig beeinflussen.

Es ist sehr wahrscheinlich, dass bei vielen Menschen auch im rationalen 21. Jahrhundert dieses alte Denkmuster noch nicht aufgelöst, sondern nur von anderen Mustern überlagert ist, wie ja auch die Ergebnisse der Hirnforschung bei vorsichtiger Interpretation nahelegen. Wenn es Patienten gelingt, starke und für sie bedeutungsvolle innere Bilder zu finden, die dieses alte Muster berühren, dann können sie offenbar Veränderungen bewirken, die sich auf der körperlichen Ebene zeigen. Denn innere Bilder haben ja eine formende Kraft, und so können sie ordnend in das Netzwerk von Körper und Seele eingreifen.

Nicht alle Bilder, die in Träumen oder Phantasien entstehen, sind aber positiv. Bilder, die Verzweiflung und Ausweglosigkeit ausdrücken, Bilder der Angst also, sind im Prinzip genauso wirksam wie ihre positiven Gegenspieler. Auch sie können in das psychosomatische Netzwerk eingreifen, vor allem dann, wenn ein Patient beginnt, sich intensiv mit ihnen zu beschäftigen, seine Gedanken immer wieder auf sie zu lenken.

Negative Gedanken, vor allem wenn sie sich in plastische Bilder kleiden, wollen wie die positiven wahr werden, weil sie das Bewusstsein bereits als wahr erlebt. Deshalb gibt es in der Welt der inneren Bilder, wie sie im Schamanismus in besonderer Weise kultiviert wurden, auf Dauer keine Negationen: ein Schamane kämpft zwar mit den Geistern einer Erkrankung, aber am Ende seiner Bewusstseinsreise steht im Idealfall ein heilendes Bild: Nur dieses Bild bringt er dem Patienten aus den oberen und unteren Welten zurück.

Die moderne Suggestionsforschung bestätigt diese Haltung: Tatsächlich ist das Unbewusste nicht in der Lage, Verneinungen zu verstehen. Es nimmt alles wörtlich und bemüht sich nach Kräften, es Wirklichkeit werden zu lassen. Formuliert man beispielsweise den Satz »Ich möchte keine Schmerzen mehr haben«, nimmt die Seele davon nur den Begriff »Schmerz« wahr, und sie beginnt sofort, ihn zu verstärken. Deshalb ist nur die Vorstellung des *gewünschten* Zustandes wirklich hilfreich. Statt die Gedanken auf das schmerzhafte Knie zu lenken und sich zu wünschen, der Schmerz möge verschwinden, kann sich ein Patient zum Beispiel vorstellen, wie er sich leicht und spielerisch bewegt, wie er tanzt und vielleicht ein Rad schlägt, plastische Bilder des gewünschten Zustandes, die mit einem Gefühl der Freude verbunden sind.[44]

Als der Cellist Dominik Polonski in seiner Imagination die Krebszellen bekämpfte, richtete er sein Augenmerk zunächst nicht auf den gewünschten Zustand, sondern auf seine Erkrankung – offenbar ohne Erfolg. Die Wende kam erst, als er lernte, sich auf die gesunden Zellen zu konzentrieren, nur ihnen in seinem Bewusstsein Bedeutung beizumessen. Vielleicht entzog er damit den kranken einfach die Kraft – denn es ist die Aufmerksamkeit, die inneren Bildern Energie zuzuführen scheint.

Natürlich wäre es vermessen, aus diesem Beispiel Regeln abzuleiten, die für alle Patienten gleichermaßen gelten. Spontanheilungen, das hat die Forschung ja gezeigt, sind stets individuelle Ereignisse, die von vielen Faktoren abhängen. Und so kann manchmal, je nach der persönlichen Vorgeschichte, auch das innere Bild eines heroischen Kampfes wirkungsvoll sein, wie einige der Patienten aus der bereits zitierten Krebs-Studie Hiroshi Odas belegen (jene Gruppe, die erst im Kampf wieder den Zugang zu ihrer persönlichen Kraft fand): Wer zeit seines Lebens seine eigenen Interessen zurückstellte und anderen den Vortritt ließ, wer sich nur selten wehrte, auch wenn er zu Unrecht angegriffen wurde, wer seinen Ärger stets »heruntersschluckte«, statt ihn wahrzunehmen und auch einmal zuzulassen, für den kann eine Strategie des Kampfes ein wirklicher Neubeginn sein, eine veränderte Haltung der Welt und sich selbst gegenüber – ein neues Muster könnte entstehen, das die innere Landschaft auf andere Weise interpretiert und ordnet. Was der richtige Weg ist, das kann ein Krebspatient nur herausfinden, wenn er in Dialog mit sich selbst tritt, am besten unterstützt durch einen in der Psychoonkologie geschulten Therapeuten.

Auch die vielleicht entscheidende, grundlegende Erkenntnis des schamanischen Weltbildes wird von Psychologen und Hirnforschern immer wieder bestätigt: Wer in den tiefen Schichten seines Bewusstseins nach den Ursachen einer Erkrankung, vor allem aber nach den Möglichkeiten einer Heilung sucht, kommt nicht weiter, wenn er das rationale

Denken zum einzigen Maßstab seines Verhaltens macht. Mit der messerscharfen Analyse innerer Bilder, die sich plötzlich ins Tagesbewusstsein drängen können oder die in Träumen auftauchen, mag zwar das akademische Verständnis wachsen, doch die unmittelbare Wirkung dieser Botschaften aus der Tiefe könnte verlorengehen, weil sie nicht mehr selbst sprechen dürfen. Die schamanische Strategie aber nimmt die Bilder nicht als verschlüsselte Symbole, sondern als Ausdruck einer Welt, die ihre eigene Sprache besitzt.

Mit inneren Bildern zu arbeiten kann deshalb aus heutiger Sicht bedeuten, dass Patienten lernen sollten, ihre Vorstellungen, Träume und Phantasien nicht als »Hirngespinste« zu sehen, sondern sie ernst zu nehmen. Niemand ist seinen Bildern ausgeliefert, aber es kann sehr hilfreich sein, sie mit dem Wissen um ihre Kraft als ordnende Muster zu würdigen, wie das Schamanen tun.

Ein inneres Bild, das im Tagtraum oder in anderen Formen der Trance entsteht, ist aus ihrer Sicht zunächst einmal das, was es ist. Ein Schamane würde, wenn es ihn ängstigt, seine persönlichen Helfer rufen und unter deren Schutz mit den Wesen, die sich vielleicht in diesem Bild zeigen, in Kommunikation treten. Dann könnte es geschehen, dass sich das Bild verwandelt, dass aus ängstigenden Wesen freundliche Helfer werden oder dass es notwendig ist, den Ort, an dem sie sich zeigen, in Zukunft zu meiden und nach einer anderen inneren Landschaft zu suchen. Die humanistische Psychotherapie ist ein Weg, der Patienten unserer Zeit helfen kann, an diese uralte Technik anzuknüpfen.

Ein inneres Bild ernst zu nehmen bedeutet aber keineswegs, es auch wörtlich zu nehmen. Wenn in Träumen negative Botschaften auftauchen, Bilder der Angst vor dem schlechten Ausgang einer Krankheitsgeschichte zum Beispiel, dann ist das aus schamanischer Sicht keineswegs eine prophetische Voraussage, sondern eine Herausforderung: Die Botschaft zeigt lediglich, dass es diese Kräfte gibt. Sie drängen vielleicht dazu, die Macht zu gewinnen, aber sie besitzen diese Macht noch nicht. Sie zu ignorieren wäre nicht klug, denn dann würden sie die Chance ergreifen, gleichsam ohne Aufsicht aus der Deckung des Vergessens umso stärker zu wirken. Statt dies zuzulassen, würde ihnen der Schamane ins Auge blicken und seine Vorstellung der Zukunft entgegenhalten: das Bild der Heilung, in dem der ängstigende Geist vielleicht nicht vollständig besiegt, aber in seine Schranken verwiesen ist.

Auch ohne die Kunst der schamanischen Reise zu beherrschen, kann ein Patient lernen, auf ähnlich direkte Weise mit seinen persönlichen Ängsten umzugehen: ganz einfach, indem er in einem inneren Dialog mit ihnen ins Gespräch kommt und ihnen so gleichsam ins Auge blickt. Ein solches persönliches Gespräch mit sich selbst nimmt die Bilder, die aus der Tiefe aufsteigen, vollkommen ernst, aber unterwirft sich ihnen nicht.

Armin Schütz, der sich während seiner Krebserkrankung von seinen Träumen leiten ließ, stellte sich dem inneren Bild der kranken Zellen und begann mit ihnen zu sprechen wie mit einem menschlichen Gegenüber:

»*Ich habe versucht, ihnen klarzumachen: Hört mal zu, ihr könnt jetzt weiterwachsen, ihr könnt mein Leben weiter bedrohen, ihr könnt mich auch umbringen, aber ihr sterbt dann mit. Andererseits können wir auch eine Art Waffenstillstand aushandeln. Wir treffen uns in der Mitte. Wir leben beide weiter, und ich versuche, mein Leben wieder so einzurichten, dass es für alle Zellen, für meine gesamte Natur, wieder lebenswert wird, und dann könnt ihr wieder mitspielen im normalen Zellalltag.*«[45]

Auch wenn die Krebszellen in diesem inneren Dialog wie fremde Angreifer erscheinen, mit denen Waffenstillstandsverhandlungen geführt werden, war sich Armin Schütz doch darüber im Klaren, dass der Krebs in Wahrheit »nichts Fremdes« war. »Der Krebs, das bin ich selbst«, sagt er, und nur deshalb war es ja möglich, auf so direkte Weise mit ihm ins Gespräch zu kommen.

Dieses Beispiel zeigt, wie sich eine alte, vor Jahrtausenden entwickelte Fähigkeit erhält und zugleich im Licht des rationalen Bewusstseins weiterentwickelt: Im Gespräch mit den Krebszellen erschienen gleichsam die Geister der Erkrankung, um sich der Auseinandersetzung zu stellen, so wie das auch ein Schamane erleben würde. Gleichzeitig aber war sich Armin Schütz darüber im Klaren, dass es keine wirkliche Trennung zwischen dem kranken Körper und seinem Bewusstsein gab, eine Vorstellung, die sich mit den Erkenntnissen der Wissenschaft vollständig deckt. Eine Synthese entstand, in der beide Sichtweisen der Wirklichkeit zusammenflossen wie zwei Seiten derselben Medaille.

Im Gespräch mit den Krebszellen aber blieb der Patient allein, war auf sich selbst und seine Fähigkeit gestellt, der Erkrankung zu begegnen, was ihm offensichtlich gut gelang. Im schamanischen Universum dagegen tritt der Heiler seinen inneren Bildern niemals allein gegenüber. Hilfreiche Geister übernehmen die Führung, wenn das Gebiet neu und unbekannt ist, sie weisen den Weg und geben dem Reisenden in den Bewusstseinsräumen der oberen und unteren Welten Schutz und Geleit. Aus dieser Erfahrung wächst gleichzeitig das Vertrauen, auch den Alltag bewältigen zu können – ein Hauch der Kraft aus den verborgenen Räumen der Seele bleibt also auch noch wirksam, wenn der Bewusstseinszustand längst wieder zur »normalen« Wahrnehmung zurückgekehrt ist. So entwickelt sich ein enger

Kontakt zu jenen Kräften, die sich nicht nach Gutdünken steuern lassen, und es wächst auch die Fähigkeit und die Bereitschaft, Dinge anzunehmen, die sich vielleicht einer Änderung entziehen.
Für das magische wie das mythische Bewusstsein ist diese Erkenntnis selbstverständlich. Aber auch die Menschen unserer rationalen Epoche könnten von dieser Sichtweise lernen: Die Vorstellung einer Kraft, die existiert, auch wenn sie im Alltag unsichtbar ist, kann helfen, das eigene Leben und seine Höhen und Tiefen anders zu beurteilen, Vertrauen zurückzugewinnen, wo eine Erkrankung vielleicht alle Sicherheit erschüttert hat. Wenn sich ein Patient intensiv mit dem inneren Bild einer im Kern positiven, ja liebevollen Macht beschäftigt und versucht, sie tatsächlich zu spüren, dann kann sich nach und nach auch die innere Haltung verändern – und das bleibt nicht ohne körperliche Folgen, denn Körper und Seele sind ja nur zwei Ebenen in einem großen Netzwerk, das das Leben im Gleichgewicht hält.

Die Ärztlich-Schamanische Ambulanz

»Der Wolf stand am Waldrand zwischen Schwarzerlenstämmen im Schnee. Sein Fell war dicht und weiß, und ich sah, wie er vorsichtig Witterung aufnahm. Ich hatte keine Angst, war nur gespannt, was geschehen würde. Ich wollte, dass er zu mir kommt, wollte in seiner Nähe sein, denn ich spürte seine Kraft, und diese Kraft wollte ich für mich gewinnen.
Es war ein Polarwolf, und er war sehr groß. Und äußerst vorsichtig.
Plötzlich bewegte er sich, nicht schnell, sondern Schritt für Schritt, trotz seiner Größe wirkte er leicht, und er kam genau auf mich zu. Schließlich sah ich seine gelben Augen, in die ich hätte versinken können. Ich bin tatsächlich versunken in

diesen großen gelben Augen. Es war eine wundervolle Begegnung, voller Kraft.«[46]

Die Frau, die diese Geschichte erzählte, war aus der Trance ins Wachbewusstsein zurückgekehrt. Vielleicht ein halbe Stunde hatte ihre Reise gedauert, im Rhythmus zweier Trommeln, die von einem Mann und einer Frau geschlagen worden waren. Der monotone Klang der Trommeln hatte ihre Hirnströme verändert, bis sie im Theta-Rhythmus schwangen und sich das Tor zu einer traumähnlichen Parallelwelt geöffnet hatte. Wissenschaftler sprechen von »veränderten Wachbewusstseinszuständen«, um diese Reise in die Bilderwelt der Seele von den nächtlichen Träumen abzugrenzen. Denn wer im Rhythmus der Trommel reist, bleibt vollständig wach und erinnert sich an alle Details seiner Visionen, manchmal erscheinen sie so real wie die alltägliche Wirklichkeit, aber dennoch weiß der Reisende stets, dass er sich in einem besonderen Zustand befindet. In gewisser Weise verdoppelt sich das Bewusstsein: Ein Teil schwebt in der Welt innerer Bilder, der andere beobachtet sich selbst dabei und weiß jederzeit, dass der Körper auf dem Fußboden eines Raumes liegt oder sitzt, während ein oder zwei Helfer die Trommel schlagen. Was die Reisenden sehen, gibt niemand vor. Es sind Bilder, die wie von selbst aus den tiefsten Schichten des Bewusstseins aufsteigen, uralte Bilder aus der kollektiven Geschichte der Menschheit, wirksam wie vor Zehntausenden von Jahren.

Die Frau, die von ihren Erlebnissen berichtete, ist eine Patientin, die an Hautkrebs erkrankt war. Das Melanom konnte entfernt werden, und sie brauchte aus Sicht der konventionellen Medizin keine Chemotherapie oder Bestrahlung. Aber sie hatte große Angst vor einem Rückfall, und sie wusste, dass solche Ängste sich negativ auswirken können. Diese paradoxe Situation erleben heute viele Patienten:

Je mehr sie über das Zusammenspiel von Körper und Seele wissen, vor allem über mögliche schädliche Einflüsse, umso mehr kann sich die Angst verstärken, diese Einflüsse nicht ausschalten zu können. Es ist die Vernunft, also das urteilende, rechnende, rationale Bewusstsein, das auf diese Weise eine Heilung erschweren kann. Aber das rationale Bewusstsein ist nicht leicht davon zu überzeugen, diese Haltung aufzugeben.

In einer solchen Situation kann die Psychoonkologie helfen, die um diese Zusammenhänge weiß. Und tatsächlich konnten Studien nachweisen, dass eine psychotherapeutische Begleitung helfen kann, Rückfälle zu verhindern und Leben zu verlängern.[47]

Aber hier war etwas anderes geschehen, was in mancherlei Hinsicht darüber hinausging: Die Patientin hatte Kontakt mit den tiefen, magischen Schichten ihres Bewusstseins aufgenommen und auf diese Weise unmittelbar erfahren, was sie sich sehnlich wünschte: das Gefühl einer großen, unüberwindlichen Kraft.

Sie könne diese Kraft jetzt immer mitnehmen, erzählt sie einige Wochen später, könne dieses »Wölfische« spüren, wann immer sie wolle, und so ein ganz neues Lebensgefühl entwickeln. Diese märchenhafte Phantasiewelt, in der sie sich als Kind einst zu Hause gefühlt habe, sei gleichsam aus der Vergangenheit in die Gegenwart gekommen und habe ihr geholfen, sich wieder stark und angstfrei zu fühlen.

Dr. Thomas Schmitt, Allgemeinarzt, Onkologe und Psychotherapeut, ist der Initiator dieses ungewöhnlichen Behandlungsangebots in Wien, das sich »Ärztlich-Schamanische Ambulanz« nennt. Das erklärte Ziel der Initiative ist es, an Krebs Erkrankten »einen erweiterten Zugang zu Behandlung und Bewältigung ihrer Erkrankung«[48] zu ermöglichen – nicht etwa, eine konventionelle Behandlung zu ersetzen. Er sagt:

»Die Schulmedizin ist reich an Technik, aber arm an Bildern. Sie ist reduziert auf den Körper und auf Laborwerte und Röntgenbilder, sie vernachlässigt gänzlich die Seele. Wenn aber das Märchenhafte hinzukommt, wenn die Phantasie im Patienten selbst geweckt wird und er seine persönlichen inneren Bilder findet, dann kann er eine Kraft entwickeln, die wesentlich zur Heilung beiträgt.«[49]

Dieses Märchenhafte hat der Onkologe in der schamanischen Reise gefunden, wie sie von dem amerikanischen Anthropologen Michael Harner nach jahrzehntelanger Feldforschung entwickelt wurde. Es ist die Essenz uralter Methoden der Bewusstseinsveränderung, die in den Eingeborenenkulturen Amerikas und Asiens die Zeit überdauert haben.

Paul Uccusic, der Europa-Direktor der von Harner gegründeten »Foundation for Shamanic Studies«, unterstützt den Onkologen bei seinem Projekt und vermittelt Menschen, die das schamanische Reisen gelernt haben und deshalb Patienten begleiten oder anleiten können.

Stets geht es in den Vorgesprächen um beide Ebenen, die für eine Genesung wichtig sind: die körperliche und die seelische, deren Trennung im medizinischen Alltag der Onkologe gern überwinden möchte. Alle Untersuchungsergebnisse werden einbezogen, die Krankengeschichte aufgenommen, die Ergebnisse der konventionellen Therapien betrachtet. Nach dieser Anamnese kann der Arzt ergänzende schulmedizinische oder komplementäre Therapien vorschlagen, und dazu gehört auch die Möglichkeit einer schamanischen Behandlung.

Die Absolventen der Foundation for Shamanic Studies nennen sich selbst »Schamanisch Praktizierende«, in bewusster Abgrenzung zu den Schamanen der Eingeborenenkulturen. Praktizierende, die später für die Behandlung zur Verfügung stehen, nehmen in der Ärztlich-Schamanischen Ambulanz bereits an den Vorgesprächen teil: auch dies ein Weg, Trennungen zu überwinden.

Nach der Anamnese haben die Patienten die Gelegenheit, unmittelbar eine Behandlung zu erleben. Das bedeutet nicht, dass sie selbst auf die Reise in die »anderen Wirklichkeiten« gehen müssen. Wenn sie es wünschen, kann der schamanisch Praktizierende das für sie tun. Er geht dann mit Hilfe eines monotonen Trommelrhythmus in Trance und öffnet sich den Bildern, die er nun sieht. Was er dann in den drei Welten des schamanischen Universums findet, »überträgt« er am Ende seiner Reise mit der Kraft seiner Konzentration. Dabei spielt körperliche Berührung eine Rolle, wie auch das Setting der Behandlung insgesamt große Nähe ausdrückt, zugleich aber auch etwas sehr Altes, sehr Geheimnisvolles. Das heilende Bild, das der Reisende in die alltägliche Wirklichkeit bringt, vermittelt er seinem Patienten auch in einer kleinen Geschichte, die er ihm erzählt, in einem kurzen Bericht seiner Reise.
Auch ohne dass ein Patient selbst eine schamanische Tranceerfahrung macht, kann so die Vorstellung eines kraftvollen Tieres entstehen: Manchmal ist es geradezu körperlich spürbar, wie sich die Atmosphäre im Raum verändert, wenn das Bild der Kraft erscheint, noch bevor der Praktizierende davon berichtet, aber es gewinnt natürlich noch mehr an Klarheit, wenn die bildhafte Erzählung hinzukommt und so dem Gefühl eine Gestalt gibt.

Die schamanische Reise ist ein starkes Ritual, das Menschen mit ihren tiefen Bewusstseinsschichten in Verbindung bringen kann, ganz gleich, ob sie die Bilder nur empfangen oder selbst auf die Suche gehen. Die Ärztlich-Schamanische Ambulanz ermöglicht beides, und viele Patienten entscheiden sich früher oder später dafür, die »andere Wirklichkeit« auch »mit eigenen Augen zu sehen«.

Eine Patientin, die an Brustkrebs erkrankt war und trotz des medizinisch vermuteten Risikos nach Operation und Chemotherapie auf weitere konventionelle Behandlungen verzichtete, fand in mehreren Reisen eine neue Kraft, die ihr vorher unvorstellbar erschienen war. Sie habe nach der Chemotherapie ihre Körpergrenzen nicht mehr gespürt, hatte das Gefühl, ihr Körper habe kein Ende mehr, löse sich förmlich auf, erzählt sie dem Arzt. Alle Kraft, die sie vielleicht vorübergehend einmal gewonnen habe, sei sofort wieder verschwunden. Die Medikamente seien sicher sehr hilfreich gewesen, aber nicht ausreichend. Mit den Medikamenten allein hätte sie ihre Erkrankung nicht überwinden können, sagt sie. Es sei ihr sehr schlechtgegangen, als sie zur ersten schamanischen Behandlung erschienen war.

Schon nach einer Stunde aber erlebte sie eine grundsätzliche Veränderung: Das Gefühl der Körpergrenzen kehrte zurück, und sie spürte, dass die Energie wieder bei ihr blieb. Eine schamanisch Praktizierende hatte die Reise für sie unternommen, sie blieb in dieser ersten Sitzung nur in der Rolle der Empfangenden.

Aber einige Tage später ging sie selbst unter Anleitung auf die Reise und erlebte sie als »das Schönste, das man sich vorstellen kann«. Es sei eine ganz außergewöhnliche Erfahrung gewesen, etwas Einzigartiges, Authentisches:

»Diese ungeheure Kraft zu fühlen, sich dieser spirituellen Seite zu öffnen und zu neuer innerer Stärke zu finden, das ist wirklich aufwühlend. Ich konnte danach Dinge tun, die mein Leben völlig verändert haben. Es war sehr bewegend, diese universelle Kraft zu spüren.«[50]

Die Ambulanz versteht sich noch immer als Forschungsprojekt, deshalb versuchte eine begleitende Studie herauszufinden, wie die Patienten die Verbindung von Schulmedizin und

schamanischen Methoden erleben. In den Tests mit Hilfe standardisierter Fragebogen zeigte sich hochsignifikant, dass sich die Patienten nach der schamanischen Intervention besser, ruhiger und wacher fühlten. Auch die Nebenwirkungen bei notwendigen konventionellen Behandlungen wie etwa der Chemotherapie seien nach einer schamanischen Behandlung deutlich geringer, berichtet der Onkologe Thomas Schmitt, die Patienten klagten seltener über Übelkeit, und die Motivation, der Erkrankung engagiert zu begegnen, sei wesentlich höher als zuvor. In einzelnen Fällen hätten sich sogar die Immunparameter messbar positiv verändert, wie medizinische Untersuchungsergebnisse zeigten.[51]
Demnächst soll die Verbindung von schamanischer Reise und onkologischer Begleitung im Kaiser-Franz-Joseph-Spital in Wien unter klinischen Bedingungen erprobt werden. Sollte der Versuch erfolgreich sein, erwägen die Ärzte um den Neuroonkologen Prof. Christian Dittrich, die Methode im Rahmen der onkologischen Abteilung ständig anzubieten, ein geradezu revolutionärer Gedanke, der noch vor wenigen Jahren völlig utopisch erschienen wäre.

Der Onkologe Dr. Thomas Schmitt und die schamanischen Berater haben beobachtet, dass die meisten Patienten bei ihrer ersten Reise zunächst sehr aufgeregt sind: Sie wissen ja nicht, was sie in der nichtalltäglichen Wirklichkeit der Trance erwartet, welche Botschaften ihnen die archetypischen Figuren dieser Welten vermitteln, die in Tiergestalt oder auch als Geister in menschlicher Form auftreten können. Was auf der inneren Leinwand erscheint, ist nicht zu steuern, und deshalb kann das, was sich zeigt, sehr überraschend sein. Aber gleichzeitig ist es auch vertraut, denn es gründet ja auf den Erfahrungen von Jahrtausenden, deshalb erscheint es manchmal so, als ob mit einem Mal eine lange vergessene Erinnerung zurückgekommen wäre. Thomas Schmitt berichtet:

»Aus der Spannung und Erregung gleitet der Reisende früher oder später in eine lang anhaltende Entspannungshaltung hinein, denn es sind ja seine persönlichen Krafttiere, seine persönlichen spirituellen Lehrer, die sich in der Trance zeigen, und nicht die vielleicht vorgegebenen Bilder einer Religion, die den Weg weisen. Weil die Bilder also sehr individuell sind, entsteht auch eine gute innere Unterstützung, die lange, oft viele Monate anhält.«[52]

Tatsächlich beobachtete der Onkologe, dass die Patienten auch drei Monate nach einer solchen Erfahrung noch deutlich entspannt waren, auch deshalb vielleicht, weil sie mit Hilfe ihrer neugewonnenen inneren Bilder eine Autonomie entwickeln konnten, die sie vorher nicht kannten:

»Für die Patienten sind drei Dinge wichtig: Das eine ist, sich den Druck zu nehmen, gesund zu werden, also ein Gefühl der Gelassenheit. Das zweite ist, eine neue Leidenschaft zu entwickeln, den persönlichen Sinn des Lebens zu finden, und diesen Sinn spüren die Menschen, wenn sie wieder für etwas ›brennen‹, etwas, was sie wirklich tief im Innern interessiert. Und das dritte ist, sich zu öffnen, neue Wege zu gehen, Ungewöhnliches zu wagen, das Leben gleichsam neu zu erfinden.«[53]

Aus diesem Dreiklang entsteht dann wohl eine Kraft, die auch körperliche Veränderungen auslösen oder einen vielleicht mit Hilfe der konventionellen Medizin gewonnenen Zustand stabilisieren kann. Eine Kraft, die als innere Gewissheit, als ein Gefühl der Sicherheit und Geborgenheit, vielleicht dauerhaft wirkt.

Die grundlegende, heilsame Veränderung der inneren Haltung kann paradoxerweise auch helfen, von einer größenwahnsinnigen Phantasie der rationalen Epoche Abstand zu nehmen: dass alles, was wir uns wünschen, auch möglich ist, dass es in der Medizin nur darauf ankommt, die besten Diagnosemöglichkeiten zu nutzen, die besten Geräte und die neuesten Medikamente und Operationstechniken einzusetzen, um irgendwann jede Krankheit zu besiegen. Aus dieser Haltung erwächst auch die immer rastlosere Suche nach ärztlichen Kunstfehlern, die Suche nach einem Schuldigen für den Tod also, der noch immer und immer mehr unbegreiflich erscheint.

Auch wenn es selbstverständlich sträfliche Nachlässigkeiten gibt, möchte ich doch die Sichtweise auf eine andere Haltung lenken, die vom altmodischen und fast schon vergessenen Begriff des Schicksals bestimmt ist. Auch dies ist eine Vorstellung, die über viele Epochen des Denkens stets im Hintergrund erhalten blieb: dass jedes Leben in einem verborgenen Zusammenhang steht, auf den einzelne Menschen nur bedingt Einfluss haben.

Die Suche nach dem letztendlich Schuldigen, so verständlich diese Haltung auch ist, lenkt den Blick aber weg von der Annahme des Unveränderlichen und der Trauer und lenkt ihn auf einen Menschen, der nun als Täter erscheint. Darin spiegelt sich auch eine magische Vorstellung wider, die im Glauben vieler Völker überdauert hat: dass Krankheit und Tod stets menschliche Verursacher haben.

Im Schamanismus zeigt sich dieses alte innere Bild im Kampf des Heilers gegen den Zauberer, der die Seele eines Patienten gestohlen oder einen verletzenden magischen Pfeil geschleudert hat. Wenn ihn der Schamane aufspürt und ihn im Kampf besiegt, wird der Patient wieder gesund. Bis in die Zeit der Hexenverfolgung, die ja erst im 18. Jahrhundert in Europa zu Ende ging, behielt dieser Glaube auch in unserem Kulturkreis eine große Kraft, obwohl das rationale Bewusstsein längst seinen Siegeszug begonnen hatte: Hexen machten angeblich

Menschen und Tiere krank, vernichteten gar die Ernte, waren verantwortlich für jedes Unglück in einem Dorf.

Das alte Bild, dass jedes Unglück von einem Menschen verschuldet ist, wirkt bis heute und lenkt oft davon ab, mit den heilenden Bildern in Kontakt zu kommen, die in jedem Menschen verborgen sind.

Diese Bilder aber müssen keineswegs immer die Farb- und Formenkraft schamanischer Erlebnisse haben. Sie können sogar besonders wirksam sein, wenn sie jenseits konkreter bildlicher Vorstellungen liegen, ja sogar ohne jede Form auskommen. Wenn Menschen in die tiefsten Bereiche der Seele reisen, dann können sie einen Bewusstseinszustand erreichen, den man paradox als »Raum ohne Begrenzung« bezeichnen könnte, in dem völlige Zeitlosigkeit herrscht. Hier liegen die Ursprünge des menschlichen Denkens und Fühlens. Kein Begriff, den eine Sprache formulieren könnte, findet hier seine wirkliche Entsprechung. Deshalb ist es schwer, die Kraft dieses besonderen Geisteszustandes in Worte zu fassen. Er wird von den Bewusstseinsforschen »archaisch« genannt, weil er schon existierte, als sich der menschliche Geist erst zu entwickeln begann. Und in ihm liegt ein weiterer Schlüssel zum Geheimnis der Heilung.

Das archaische Bewusstsein

Die Epoche des archaischen Bewusstseins liegt in der Frühzeit des Menschen, in einer Zeit ohne Überlieferung. Ihre Anfänge verlieren sich in so weiter Ferne, dass noch nicht einmal eine differenzierte Sprache entstanden war. Aus dieser Epoche gibt es keine gesicherten Erkenntnisse – es ist nur möglich, aus Zeugnissen, die später aufgezeichnet wurden, vorsichtige Rückschlüsse auf jenen Bewusstseinszustand zu ziehen, in dem der menschliche Geist noch keine Begrenzung spürte und sich selbst in der vollständigen Einheit des Seins fand.

Jean Gebser, der dieser Epoche den Namen »archaisch« gab, abgeleitet vom griechischen Begriff *arché* für »Ursprung«, sieht in der archaischen Struktur einen Zustand des Denkens, Fühlens und Wahrnehmens, der allen späteren Bewusstseinszuständen zugrunde liegt, also im Laufe der langen Geschichte des Geistes keineswegs vollständig verschwunden ist: Immer wieder schimmern in der Geistesgeschichte Anklänge dieser verlorenen Zeit auf, und die jahrtausendealte Praxis der Meditation ist ein Weg, für eine gewisse Zeit dorthin zurückzukehren. In diesem Sinne ist jede Meditation auch eine Zeitreise in die Vorgeschichte, zum Ursprung, in dem eine große Kraft liegt. Und ähnlich, wie sich in den Überlieferungen der Schamanen die alten Bilder des magischen Denkens spiegeln, lassen sich aus den Aphorismen der taoistischen Denker und der anderer östlicher Geistesschulen Rückschlüsse auf das Denken und Fühlen der archaischen Epoche ziehen.

Der chinesische Weise Dschuang Dsi, der im 3. Jahrhundert vor Christus lebte, bezeichnete die Menschen der archaischen Zeiten als »die wahrhaftigen«, die »traumlos schliefen«,[54] die also in einem Zustand des bilderlosen Seins lebten. Diesen Zustand betrachtet Dschuang Dsi als erstrebenswerte Haltung des Geistes, deshalb spricht er von den Menschen der Frühzeit als den »wahrhaftigen« : Ihr Bewusstsein war noch nicht erwacht, um sich selbst von der Ganzheit zu trennen, war eins mit der Welt; und wenn es auch ohne Zweifel wahrnahm, dachte und fühlte, bewegte es sich doch in einem Zustand vollständiger Selbst-Gewissheit.

Dieser Gedanke widerspricht nicht der Bedeutung gegenständlicher innerer Bilder. Er legt nur nahe, zu den tiefsten, ursprünglichen Mustern zurückzukehren, in denen nach der

Vorstellung des chinesischen Weisen die größte ordnende Kraft liegt: den Zustand der Ganzheit.

Das archaische Denken lässt sich demnach als ein Zustand ohne Dimension beschreiben, in dem weder Zeit noch Raum wahrgenommen werden; und was nicht im menschlichen Bewusstsein wahrnehmbar ist, scheint auch nicht zu existieren. Erst wenn ein Beobachter alles, was er sieht und fühlt, mit Begriffen bezeichnet, trennt er es voneinander, und er trennt damit auch sich von der Welt. Was aber noch nicht mit Begriffen unterschieden ist, das ist noch eins.

Noch bis in die chinesische Frühzeit haben Spuren der ursprünglichen Ganzheit überdauert. Richard Wilhelm, auf den die wichtigsten Übersetzungen und Interpretationen der alten chinesischen Weisheitslehren zurückgehen, weist darauf hin, dass mit dem alten Begriff »T'sing« in jener Zeit sowohl die Farbe des Himmels als auch die Farbe der sprossenden Pflanze bezeichnet wurde: »Blau und Grün sind ... noch nicht entschieden«, schreibt er – Himmel und Erde also gleichsam noch nicht voneinander getrennt.[55]

Mit dem Heraufdämmern der nächsten Epoche des Bewusstseins aber kam eine völlig neue Wahrnehmung der Welt, der Sturz aus der »Einfalt«, aus einem Zustand also, in dem noch »alles in eins gefaltet« ist. Dschuang Dsi empfindet diesen Moment als Verlust des sicheren inneren Wissens, der Klarheit und der vollständigen Verwobenheit mit der Welt. »Bei wem die reine Einfalt dahin ist«, schreibt er, »der wird ungewiss in den Regungen des Geistes.«[56] Und aus der Ungewissheit erwächst eine immer größere Trennung, umgekehrt aber auch der Wunsch, mit der verlorenen Ganzheit auf neue Weise in Kontakt zu kommen: »Der höchste Mensch wendet seinen Geist zurück zur Ewigkeit ... Er ist wie das Wasser, das fließt, ohne Formen anzunehmen.«[57]

Ganz ähnlich drücken dieses Ziel auch die Mystiker des europäischen Mittelalters aus, die ja tief in der mythologischen

Epoche lebten und sie überwinden wollten, indem sie zurück zum Ursprung gingen – wie der christliche Mystiker Meister Eckhart (1260–1328). »Wer in der Zeit sein Herz auf die Ewigkeit gestellt hat und in wem alle zeitlichen Dinge tot sind, da ist Vollendung der Zeit ... Ewigkeit ist Einssein ...«[58] So lassen sich alle auf das archaische Bewusstsein folgenden Stufen ebenso als Überwindung der Vergangenheit wie als fortdauernde Suche nach dem Ursprung verstehen, vom magischen über das mythische bis zum rationalen Bewusstsein – und darüber hinaus.

Die modernen Lehrer der östlichen Weisheit, vom Taoismus über Zazen (wörtlich: »Sitzen in Versenkung«) bis zu den Schulen des tibetischen Buddhismus, verstehen ihre Wege nicht als Rückschritt in längst vergangene Zeiten, sondern als Lehre übergeordneter Weisheit, ganz im Sinne einer Suche nach dem Ursprung, der in der Gegenwart noch sichtbar ist. So lassen sich die aus den Meditationslehren abgeleiteten Vorstellungen vom Charakter des menschlichen Bewusstseins als vorsichtige Schritte zu einer Weltsicht verstehen, die alle früheren Epochen integriert, ohne die geistigen Errungenschaften der Gegenwart zu leugnen. Das hohe Interesse des Dalai Lama an den Erkenntnissen der modernen Hirnforschung ist ein Beispiel dafür: Die Hirnforscher dringen mit ihren Mitteln bildgebender Verfahren »von außen« in die unendlichen Regionen des Geistes vor; die Meditierenden erforschen diese Regionen »von innen«, indem sie sich selbst beim Denken beobachten und so das Denken als trennenden Vorgang des Geistes überwinden. So nähern sie sich auf zwei entgegengesetzten Wegen derselben Wahrheit. Erst in der Verbindung von beiden Erkenntnissen aber kann sich das Ganze erschließen.

Gerald Hüther sieht in der Rückkehr zum Ursprung eine große Chance für den Erhalt und die Wiedergewinnung der Gesundheit. Die grundlegende Fähigkeit, alle Körperprozesse positiv zu beeinflussen, sind nach seiner Ansicht im Hirnstamm archiviert: Wenn ein Baby auf die Welt kommt, regeln uralte Muster im entwicklungsgeschichtlich ältesten Teil des Gehirns alle notwendigen Funktionen mit gleichsam nachtwandlerischer Sicherheit.[59]

Mit jedem neuen Muster, das ein Mensch entwickelt, mit jedem neuen inneren Bild, das er dazugewinnt, verändert sich die Struktur des Geistes, er wird differenzierter und verliert die Einfachheit des Anfangs. So legen sich gleichsam Schicht um Schicht über die ursprünglichen Bilder, und diese komplizierte Struktur wechselseitiger Beeinflussung macht es dem Netzwerk von Körper und Seele immer schwerer, auf die in Jahrmillionen entstandenen Muster des Stammhirns zurückzugreifen.

Körper und Seele gehen dabei neue Wege, so wie es die persönliche Entwicklung notwendig macht, verknüpfen neue Muster miteinander und lernen auf diese Weise, Erkrankungen wirksam zu verhindern oder intelligent zu bekämpfen. Aber diese Entwicklung kann auch Umwege nehmen und in Sackgassen führen, denn es gibt neben den positiven Mustern viele negative, die im Laufe des Lebens entstehen und die Wege im psychosomatischen Netzwerk immer komplizierter werden lassen. So kann das Geflecht der steuernden inneren Bilder irgendwann an seine Grenzen geraten.

Bei einer schweren Verletzung legen die Ärzte ihre Patienten oft für eine gewisse Zeit in ein künstliches Koma. In diesem Zustand sinkt das Bewusstsein auf eine sehr tiefe, ursprüngliche Stufe – es fällt gleichsam zurück in die Ebene der Vorzeit, in eine archaische Struktur des Geistes, die nahezu alle im Laufe des Lebens erworbenen inneren Bilder verdeckt wie mit einem schwarzen Vorhang. Alles versinkt in der Dunkelheit eines Museums, das für eine gewisse Zeit geschlossen ist (aus Renovierungsgründen sozusagen). Nur in dem untersten

Geschoss, in einem besonderen Raum, in der Schatzkammer des Ursprungs, herrscht Helligkeit. Hier werden die ältesten Kunstwerke aufbewahrt, an denen die Menschen aller Zeiten ebenso wie ihre Vorfahren in der tierischen und pflanzlichen Welt über unendliche Zeitepochen gemalt haben: die ersten inneren Bilder, die grundlegenden Muster des menschlichen Geistes.

Unbeeinflusst von der gewaltigen Galerie anderer Epochen, werden nun diese Bilder aktiv und versetzen das Netzwerk mit ihren grundlegenden Impulsen in Schwingung. Nicht selten führt dieser »Rücksturz« zum Ursprung schneller zur Erholung, als es sonst möglich gewesen wäre.

Ein weiterer Schlüssel zum Geheimnis der Heilung könnte darin liegen, Wege zu erkunden, auf denen man bewusst in diesen Zustand zurückfindet, der es dem Ursprung überlässt, sein Werk zu tun. Die unterschiedlichen Formen der Meditation sind eine Möglichkeit, die »Schatzkammer« der heilenden Bilder im Hirnstamm zu erreichen, um sich ihrer uralten Weisheit zu überlassen.

Auf dem Weg zu dieser tiefsten Quelle innerer Bilder durchqueren die Reisenden all die anderen heilsamen Schichten, die ich in den letzten Kapiteln beschrieben habe. Weil jede dieser Ebenen mit Weltbildern zu tun hat, lassen sie sich auch als Glaubensvorstellungen verstehen, und weil diese inneren Bilder eine so große Kraft entfalten, können wir zu Recht von einer »Macht des Glaubens« sprechen.

Die Macht des Glaubens

Das innere Streitgespräch

Als Ursula Mannweiler in der Frankfurter Uniklinik um das Leben ihres ungeborenen Kindes kämpfte, war sie jeden Tag für viele Stunden allein in ihrem kleinen Patientenzimmer. In dieser Zeit, als Angst und zugleich Hoffnung ihr Denken bestimmten, begann sie ein Streitgespräch mit Gott.

Dass ein solcher innerer Dialog mit einer dem Menschen übergeordneten Kraft Veränderungen im Netzwerk von Körper und Seele auslösen kann, legen viele Beispiele nahe, die ich bereits geschildert habe. Aber es bleibt die Frage offen, welche Rolle dabei der persönliche Glaube spielt, wie genau die inneren Bilder wirken, die mit ihm verbunden sind.

In den Wochen nach dem tragischen Verlust ihres ersten Kindes, das tot zur Welt gekommen war, hatte Ursula Mannweiler ihre Einstellung zu Gott verändert. Sie war noch immer ein Mensch, dem Spiritualität etwas bedeutete, aber ihr alter Glaube an einen väterlichen Gott, der die Dinge der Menschen klug und einfühlsam lenkt, war ins Wanken geraten. Wie konnte es Gott zulassen, dass ein unschuldiges Kind stirbt?

Aber nun, nach Tagen des vergeblichen Wartens auf eine Besserung der medizinischen Werte, nahm sie wieder Kontakt auf mit diesem unverständlichen, strafenden Gott. Doch sie begegnete ihm nicht mehr wie ein Kind, das bedingungslos vertraut, sondern gleichsam auf Augenhöhe. Ein Mensch, der

sich nicht mehr gefallen lässt, was andere für ihn entscheiden. Der das Leben selbst in die Hand nehmen will, der Forderungen stellt.
Und so wurde das Gespräch mit Gott zu jenem Streitgespräch, von dem schon die Rede war. Zu einem inneren Kampf um das Leben des ungeborenen Kindes, um Miras Leben. Sie werde dieses Kind nicht hergeben, sagte sie. Er habe ihr ja schon eines genommen, dieses bekomme er nicht. Und sie schrie ihre ganze Wut heraus, auch ihre Trauer über den Tod ihres ersten Kindes vor einem Jahr. Und mit jedem Satz wuchs ihre Entschlossenheit, dass diesmal alles anders sein würde.

Als sich zwei Tage später alle Werte normalisiert hatte, war es der Chefarzt der pränatalmedizinischen Abteilung, der einen eher religiös gefärbten Begriff benutzte: was da geschehen sei, grenze an ein Wunder. Einige Monate später, als Mira tatsächlich ohne jede Behinderung auf die Welt gekommen war, wurde Prof. Louwen noch deutlicher: Was er hier erlebt habe, sei »mit Medizin allein nicht zu erklären« – medizinisch sei das schlicht unmöglich.[60]

Aber es war geschehen, und diese Erfahrung hat die Einstellung des Arztes verändert. »Man muss realistisch sein«, sagt er heute, »man muss aufklären – aber man darf die Hoffnung nicht verlieren. Denn im Grunde wissen wir fast nichts über das, was im Zusammenspiel von Körper und Geist geschieht, welche Rolle die Psyche, die Zuversicht, der Wille, die Hoffnung spielen. Und was sie dann im Körper auslösen.«
Deshalb sei viel mehr möglich, als wir auf den ersten Blick glauben. Gleichzeitig aber sei es für jeden Menschen wichtig, auch die Grenzen der Selbstheilung zu akzeptieren: es gebe keine Wunder auf Knopfdruck, und deshalb dürften Frauen in einer ähnlichen Situation auch nicht verzweifeln, wenn die Behandlung bei ihnen nicht erfolgreich sei: »Es ist nie-

mals die Schuld der Patientin, wenn etwas nicht funktioniert, so einfach ist das nicht – es wäre schlimm, wenn sich das vermitteln würde.«

Was Ursula Mannweiler erlebte, ist einer der seltenen Fälle einer Spontanheilung, an deren Entschlüsselung Mediziner noch immer scheitern – wahrscheinlich deshalb, weil es keine einfache Erklärung gibt. Aber eines ist in diesem Fall offenkundig: die medizinischen Werte hatten sich unmittelbar nach dem »inneren Streitgespräch« verbessert. Es liegt also nahe anzunehmen, dass dieser Dialog in einem direkten Zusammenhang damit steht.

Auch wenn Ursula Mannweiler ihren Kampf mit Gott nicht als Gebet im ursprünglichen Sinne versteht, lässt er sich als eine besondere Form des Gebetes interpretieren: eine vielleicht erwachsenere Form, denn natürlich war dies kein Gebet im kindlichen Sinne, in dem ein machtloser Mensch einem mächtigen Wesen gegenübertritt, war keine demütig vorgetragene Bitte. Der entscheidende Unterschied lag vielmehr gerade in einer veränderten Haltung gegenüber einem Gott, der auf kindliche Hoffnung nicht zu reagieren schien: in diesem ungewöhnlichen Gebet trug Ursula Mannweiler ihren tiefsten Herzenswunsch offensiv vor und trat zugleich selbstlos für das Leben eines anderen Menschen ein – für Miras Leben. Und was wir für andere erbitten, das scheint eine größere Macht zu entwickeln als der Wunsch, dass es einem selbst bessergehen möge. Mit dieser veränderten Haltung gewann Ursula Mannweiler ihre Handlungsfähigkeit zurück, blieb nicht mehr in der Trauer um ihren Sohn und der Angst vor einem weiteren Verlust gefangen, sondern nahm ihr Schicksal aktiv in die Hand: eine Haltung, die Kraft ausdrückt und Kraft gibt.

Und noch ein weiterer Aspekt ist hier wichtig: In diesem Gebet spielten starke Gefühle eine Rolle, es war förmlich aufgeladen mit Emotionen. Gefühle aber können das psychosomatische Netzwerk unmittelbar beeinflussen, sie steuern das Konzert der Botenstoffe mehr als alles andere, wie ich im Kapitel »Das verborgene Netz« gezeigt habe.

Neurowissenschaftler haben auch die Macht der Gebete auf den Prüfstand gestellt. Auf den Bildschirmen der Scanner zeigte sich, welche Bereiche bei diesem besonderen inneren Dialog berührt werden, und manche Forscher schließen daraus, endlich den Ort im Gehirn entdeckt zu haben, in dem Spiritualität entsteht. »Neurotheologie« wird diese Forschungsrichtung inzwischen genannt, so als ob sich im Hirn-Scan die Frage klären ließe, was Religion ausmacht, womöglich gar, ob Gott existiert oder nicht.

Diese Frage aber ist schon aus erkenntnistheoretischen Gründen nicht lösbar: Ein untergeordnetes System kann mit seinen Mitteln niemals ein übergeordnetes System entschlüsseln. Da wir grundsätzlich nicht wissen können, ob dieses »übergeordnete System« existiert, kann auch niemand seine Existenz mit Sicherheit beweisen oder widerlegen – es macht ja gerade das Besondere eines höheren Prinzips aus, dass wir es nicht erkennen können. Wenn aber Gott existiert, dann ist er nicht mit menschlichen Maßstäben messbar, und seine Ratschlüsse sind nicht mit menschlicher Logik zu verstehen. Jeder Versuch, ihn auf die Ebene des rationalen Denkens »herabzuziehen«, ihn den menschlichen Vorstellungen von Gut und Böse, von gerecht und ungerecht, von logisch und unlogisch zu unterziehen, muss zwangsläufig scheitern.

Aus Sicht der Mystiker aller Jahrhunderte und aller Kulturen allerdings sind diese menschlichen Maßstäbe letztlich nur Spiegelungen göttlichen Wollens. Und sie strebten ja deshalb die Vereinigung mit Gott an, weil sie kein einfaches kindliches Bild eines machtvollen Geistes hatten, der dem Menschen gegenübersteht, sondern weil sie Gott als die Einheit von allem und mit allem verstanden. In diesem uralten Sinne, der sich auf Jahrtausende meditativer Erfahrung gründet, sind alle Lebewesen, selbst die anorganischen Stoffe, Teil des Ganzen und damit Gottes.

Spiritualität ist also ein viel größeres Feld, als es die Neurowissenschaftler überblicken können. Aber dennoch lohnt es sich, zu betrachten, was sie auf ihren Bildschirmen entdeckt haben. Denn eines ist sicher: Wenn Menschen glauben, wenn sie hoffen, wenn sie um die Erfüllung ihrer Wünsche beten oder wenn sie meditieren, um sich mit der All-Einheit zu verbinden, dann zeigt sich das am Ende auch im Gehirn, im »neurophysiologischen Korrelat«, wie das die Forscher nennen. Der Begriff ist sehr vorsichtig, fast demütig gewählt: Er gibt nicht vor, dass erst das Gehirn die Gedanken und Bilder erzeugt, sondern stellt lediglich fest, dass Gedanken und Bildern bestimmte Erregungsmuster entsprechen, die sich messen lassen. Ob die Materie den Geist erzeugt oder der Geist sich der Materie lediglich bedient, bleibt offen – und muss aus wissenschaftlichen Gründen auch offenbleiben.

Die Erkenntnisse der weltweiten Erforschung von Meditation und Gebet sind widersprüchlich, wie Ulrich Schnabel in seiner kenntnisreichen Untersuchung *Die Vermessung des Glaubens*[61] zeigt. Dies liegt zum einen daran, dass sich Bewusstseinszustände nur schwer in ein Schema zwingen lassen, das ausreichende Wiederholungen garantiert und damit wissenschaftlicher Messung zugänglich ist. Auch sind Meditation und Gebet keineswegs dasselbe, sie repräsentieren normalerweise unterschiedliche innere Haltungen. Andererseits können sie sich aber so sehr annähern, dass sich im Gehirnscan vergleichbare Erregungsmuster zeigen. Gebet ist also nicht gleich Gebet, wie auch Meditation nicht gleich Meditation ist: Es kommt darauf an, mit welchem Ziel und auf welche besondere Art sich das Bewusstsein ausrichtet.

Die meisten Menschen verstehen unter einem Gebet den stillen oder lauten Vortrag eines vorgegebenen Textes, etwa des »Vaterunser« oder vergleichbarer, in besonderer Sprache formulierter Wünsche, wie sie aus den Riten der christlichen Gottesdienste bekannt sind. Wenn Menschen diese Texte sprechen, ohne ihre innere Haltung zu verändern, dann geschieht nichts Spektakuläres im Gehirn, dann sind im Wesentlichen die gleichen Bereiche aktiviert, die auch beim Lesen eines Gedichtes oder eines anderen »herausgehobenen« Textes in den Vordergrund treten – nur dass hier ein Moment der Gewöhnung hinzukommt: Ohne Neuigkeitswert fühlt sich das Gehirn nicht zu besonderer Aufmerksamkeit angeregt. Ein Gebet in diesem Sinne verändert den Geist also kaum. Das Bewusstsein bleibt in der alltäglichen Wirklichkeit, in einem eher rational-kognitiven Zustand. Es ist deshalb eher unwahrscheinlich, dass sich eine solche Gebetssituation in irgendeiner Weise auf das Netzwerk von Körper und Seele auswirkt.

Etwas anders stellt sich das dar, wenn Menschen ein persönliches Gebet formulieren, wenn sie in einen persönlichen Dialog gehen. In diesem Moment erhöht sich die Aufmerksamkeit, und eine innere Gesprächssituation entsteht. Das Gebet richtet sich an eine unsichtbare Macht, aber diese Macht erscheint als ein lebendiges Gegenüber, als ein Wesen, dem man ins Gesicht blicken, mit dem man ins Gespräch kommen kann. Im Dialog wird ein inneres Bild aktiviert, das von uralten Glaubensmustern gespeist ist: das Bild eines Engels oder einer Heiligen vielleicht oder das Bild eines väterlichen (manchmal auch mütterlichen) gütigen Gottes. Aus Sicht des rationalen Bewusstseins ist dieses Gespräch nichts anderes als der Dialog mit einem Phantasiebild und deshalb von keiner ernst zu nehmenden Bedeutung. Aber diese Einschätzung ist falsch, wie der Neuropsychologe Uffe Schjoedt von der Universität Aarhus berichtet. Mit einem MRT-Scanner (Magnetresonanztomograph) zeichnete er die Gehirnaktivitäten von zwanzig Versuchspersonen auf, während sie in ein »Gespräch mit Gott« gingen: keine vorgegebene Gebetsformel, sondern ein persönlicher, mit eigenen Worten formulierter Dialog. Es zeigten sich die gleichen Erregungsmuster, die sich auch nachweisen lassen, wenn ein Mensch mit einem Gesprächspartner in der alltäglichen Wirklichkeit spricht, einem Gegenüber also, dem man eigene Gefühle, eine eigene Meinung, eigene Handlungsmotive zugesteht. Die Betenden erinnerten sich in diesem Dialog auch an frühere Begegnungen, schätzten ab, was der Gesprächspartner antworten, wie er auf die vorgetragene Bitte reagieren würde, kurz: Sie verhielten sich in jeder Hinsicht so, wie sie sich auch bei jedem anderen real existierenden Wesen verhalten würden, und genau das zeigte sich in den Gehirnbildern. Zum Vergleich bat der Wissenschaftler die Versuchsteilnehmer im Anschluss, ein inneres Gespräch mit dem Weihnachtsmann zu führen – einer in unserer Kultur als inneres Bild durchaus präsenten Phantasiefigur. Der Unterschied in den Messungen war eindeutig: Im Dialog mit dem Weihnachtsmann zeigten sich Muster, die auch im fiktiven Dialog mit unbelebten Objekten oder mit Figuren aus einem Computerspiel angeregt werden. Das Gehirn unterscheidet also offenkundig deutlich zwischen Fiktion und Realität, und das Gespräch mit Gott wertete es eindeutig als wirkliche Begegnung. Natürlich setzt dies den prinzipiellen Glauben an Gott voraus. Ein Mensch, der ohne den Schatten eines Zweifels dem Atheismus anhängt, dürfte das Gespräch ähnlich werten wie den Dialog mit dem Weihnachtsmann: als Phantasie, nicht als Wirklichkeit. Trotz dieser Einschränkung sollte aber niemand die Kraft uralter spiritueller Bilder unterschätzen: Auch wer sich selbst als Atheist versteht, könnte bei einer Erkundungsreise in die tieferen Schichten seines Bewusstseins durchaus auf Muster stoßen, die den Vorstellungen der Gläubigen ähneln.

Wenn es dann gelingt, dieses Bild zu aktivieren, kann es sich als eine wichtige Quelle der Heilung erweisen: Wie ein besonders intensives Gespräch mit einer bedeutungsvollen Bezugsperson kann der Dialog mit Gott in einer schweren Erkrankung ein Gefühl der Sicherheit und vielleicht der Führung auslösen und damit die Hoffnung auf Genesung stärken. Positive Gefühle wiederum beeinflussen das psychosomatische Netzwerk manchmal unmittelbar.

Die Auflösung des Ich

Der dänische Wissenschaftler und sein Team untersuchten auch, was geschieht, wenn Menschen lediglich formelhaft beten. Zunächst sprachen die Versuchsperson das Vaterunser, anschließend sagten sie einen alten Kinderreim auf. Im Vergleich zeigten sich im Gehirn keinerlei Unterschiede – in beiden Fällen waren die Regionen aktiv, die für das Aufrufen erlernter Inhalte verantwortlich sind.
Sind alte Gebetsformeln also sinnlos? Nicht ganz; denn eine rituelle Wiederholung bekannter Texte wie etwa das katholische Rosenkranzgebet zieht seine Kraft gerade aus der Monotonie: Ähnlich einer Meditationstechnik, in der die endlose Wiederholung von Mantras, einzelnen Worten oder Sätzen, den rationalen Geist beschäftigt, damit er die Kontrolle aufgibt, kann auch das Rosenkranzgebet das Bewusstsein in einen Zustand der Versenkung führen, eine innere Haltung, in der es keinen festen Wunsch und kein Ziel mehr gibt, sondern nur noch ein Sein im Hier und Jetzt.

In einem solchen Moment können Raum und Zeit an Bedeutung verlieren, können sich Grenzen auflösen und das Gefühl einer Verbindung mit dem All-Einen entstehen, das auch die Meditierenden im Fernen Osten suchen. In der »Achtsamkeitsmeditation«, in der ein Praktizierender ohne Wertung beobachtet, was auf der inneren Leinwand geschieht, entsteht nach einer gewissen Zeit das Gefühl, das Kaleidoskop wechselnder Gedankenfetzen nicht mehr zu benötigen. In dem besonderen Zustand, der sich dann einstellt – so beschreibt es der deutsche Zen-Meister Michael Sabaß –, bleibe der Geist klar und wach und entfalte unabhängig von äußeren Eindrücken sein volles Potenzial. Am Ende habe er einen Grundzustand des Geistes erreicht, der aus reinem Gewahrsein bestehe.[62]

Mit anderen Worten: Das Ich, in dem sich die Menschen im Alltag zu erkennen glauben, ist verschwunden, es gibt keine innere Instanz mehr, die beurteilen oder die Erfahrung werten könnte oder wollte – es bleibt reines Sein. Dieser dem archaischen Bewusstsein nahe Zustand des Geistes ist deshalb so besonders, weil er die Trennung des Ich von der Ganzheit vollständig auflöst. Das Verschwinden des Ego ist deshalb kein Verlust, sondern eine dem Alltagsbewusstsein unvorstellbare Erweiterung. Michael Sabaß fasst die Erfahrung folgendermaßen zusammen:

»Das ist so, als hätte ich bisher in einer Schwarzweißfotografie gelebt, und ganz plötzlich ist die Welt dreidimensional und bunt. Wer das öfter erfährt, bei dem erzeugt es eine unglaubliche, heitere Ruhe.«

Der deutsche Zen-Mönch hat im Dienst der Forschung im Labor der Bremer Universität meditiert: Während er in den Zustand der All-Einheit glitt, zeichneten die Wissenschaftler seine Hirnwellen auf.

Dabei zeigten sich zunächst ansteigende Alpha-Wellen, ein Zeichen für zunehmende Entspannung. Nach und nach aber wechselte das Wellenmuster in den Theta-Bereich, einen Zustand, der sich im Alltag kurz vor dem Eintritt in den Tiefschlaf und auch während der Traumphasen zeigt. Bei Michael Sabaß wurden am Ende Theta-Werte gemessen, die in manchen Hirnregionen um das bis zu Zwanzigfache über den Normalwerten lagen.

Die Untersuchungen zeigen, dass sich im Gehirn in der Meditation tatsächlich deutliche Veränderungen vollziehen – was das aber für den Meditierenden bedeutet, lässt sich aus den nüchternen Messwerten niemals ablesen. Für die Forscher ist die Analyse auch deshalb schwierig, weil andere Studien zu ganz unterschiedlichen Ergebnissen kamen. So erzeugte der buddhistische Mönch Matthieu Ricard, der französische Übersetzer des Dalai Lama, im Labor ein überdurchschnittlich erhöhtes Muster von Gamma-Wellen – ein Zeichen für extreme Konzentration, einen Zustand größter Wachheit und Klarheit. Matthieu und eine Gruppe von Mönchen, die auf Wunsch des Dalai Lama für diese Untersuchung in das Labor des Meditationsforschers Richard Davidson in den USA[63] gekommen waren, hatte die Meditation des »vorbehaltlosen Mitgefühls« praktiziert, eine tibetisch-buddhistische Form, in der es darum geht, das Bewusstsein vollständig von uneingeschränkter Liebe durchdringen zu lassen, von einem Gefühl der Zuwendung gegenüber allen lebenden Wesen.

In Davidsons Labor gelang es den Mönchen, diesen besonderen Bewusstseinszustand auch aufrechtzuerhalten, als sie in der engen Röhre eines Kernspintomographen lagen. Die Gehirnbilder zeigten, dass jene Regionen besonders aktiv waren, die für positive emotionale Regungen zuständig sind – ein weiterer Beleg dafür, dass in der Meditation körperliche Veränderungen möglich sind. Mehr allerdings können solche Untersuchungen nicht aufdecken, denn auch hier geben die Messergebnisse keine Auskunft darüber, was der Meditierende erlebt und wie ihn dieses Erlebnis vielleicht verändert.

Allerdings konnte die Arbeitsgruppe um Davidson nachweisen, dass regelmäßiges Meditieren das Gehirn darin schult, den besonderen Zustand des liebevollen Mitgefühls schneller und intensiver zu erleben: Eine Kontrollgruppe ungeübter Meditierender erreichte nicht annähernd die Ergebnisse der Mönche. Tatsächlich verändert sich bei regelmäßiger Meditation das Gehirn, die immer wieder aktivierten Bereiche vergrößern ihre Bahnen und gewinnen neues Land hinzu – ganz wie es die Erforschung der Neuroplastizität des Gehirns gezeigt hat.

Diese physiologischen Veränderungen scheinen auch bei Menschen möglich zu sein, die so intensiv beten, dass sie vollständig darin aufgehen. Wenn sich ihr ganzes Sinnen und Trachten nur noch auf diesen einen Punkt ausrichtet, dann übernimmt ein Bereich des Gehirns die Führung, der Frontal- oder Stirnlappen genannt wird. Er ist verantwortlich für hohe Konzentration und die Bündelung aller Aufmerksamkeit, für den Fokus also. In diesem besonderen Moment leuchtet das Bewusstsein ein Ziel oder einen Wunsch aus wie mit einem Suchscheinwerfer: Nur noch dieser eine Punkt liegt im Licht, alles andere versinkt im Dunkeln. Gleichzeitig fährt ein anderer Bereich des Gehirns seine Aktivitäten herunter: der Parietal- oder Schläfenlappen. Damit verliert der Betende seine Verankerung in der alltäglichen Wirklichkeit, selbst Körpergrenzen können sich zeitweilig auflösen. In jedem Fall aber spielen Ängste und Sorgen des Alltags eine immer geringere Rolle, sie verlieren sich mehr und mehr in der Unschärfe und verschwinden schließlich ganz. Was bleibt, ist die Ausrichtung auf das Lichtfeld, das den Wunsch erleuchtet, durch keinen Zweifel, keine Ängste, keine rationalen Erklärungen beeinflusst.[64]

Was aber bedeuten all diese Erkenntnisse für die Gesundheit oder für die Möglichkeit einer Heilung, wenn ein Mensch schwer erkrankt ist? Kann eine Achtsamkeitsmeditation,

kann die Meditation der bedingungslosen Liebe oder ein intensives Gebet zu Gott körperliche Parameter ändern? Zahlreiche Studien haben inzwischen nachgewiesen, dass sich Meditation beruhigend auf den Stoffwechsel auswirkt, dass sie Herzfrequenz und Blutdruck senken, dass sie sogar das Immunsystem positiv beeinflussen kann. Aber lässt sich darüber hinaus ein Nutzen für die Heilung einer bereits bestehenden Erkrankung zeigen? Grundsätzlich müsste dies möglich sein, denn alle Bewegungen des Bewusstseins sind ja eng mit den körperlichen Regelkreisen verknüpft.
Bisher ist der wissenschaftlich gesicherte Nachweis einer unmittelbar heilenden Wirkung nicht gelungen. Es gibt zahlreiche Fallgeschichten, die meisten entziehen sich aber naturgemäß wissenschaftlicher Überprüfung, nur wenige wurden, wie etwa im Wallfahrtsort Lourdes, unter strenger medizinischer Fachbeobachtung gesammelt. Grundlegende Erkenntnisse, aus denen sich gleichsam ein »Rezept« ableiten ließe, sind so nicht zu gewinnen. Wie so oft in der Medizin sind die Wege der Heilung so individuell wie die Menschen, die sie beschreiten. Deshalb wird es wohl nie eine für alle gleichermaßen gültige Wegbeschreibung geben.

Regelmäßige spirituelle Praxis – Meditation oder intensive Gebete –, so viel scheint allerdings sicher, kann sich für Menschen, die sich darin wiederfinden, positiv auf die Gesundheit auswirken: Sie kreiert ja Leitmotive, die ordnend in der Flut der inneren Bilder wirken und damit helfen, widerstrebende Muster zu verbinden und in Harmonie zu bringen. Welche Form der religiösen Praxis ein Mensch wählt, ist dabei zweitrangig, wenn sie sich nur gleichsam passgenau in die gewachsenen inneren Strukturen einfügt. Je mehr ein Mensch in Einklang mit sich selbst kommt, mit den inneren Bildern, die seine Vorstellungen lenken, umso leichter wird es ihm fallen, sich der großen Herausforderung zu stellen, die eine schwere Erkrankung bedeutet. Genau das spielt in der Geschichte eine Rolle, die ich jetzt erzählen möchte.

Der Heiler und die Uniklinik

Als ich Wolfgang Maly das erste Mal traf, führte er mich durch die Gänge eines neugotischen Klostergebäudes in Holland. Es war das Kloster der Steyler Missionsschwestern, die ihm für seine Heilungsarbeit einen Raum zur Verfügung gestellt hatten. Das Kloster liegt an der Maas, ganz nah der deutschen Grenze, und die meisten Nonnen hier sind Deutsche, aber es gibt auch junge Schwestern aus anderen Teilen der Welt. Auf dem viele Hektar großen Gelände stehen inmitten eines verwinkelten Landschaftsgartens drei Klöster: Neben dem der Missionsschwestern, die ihren Einsatz weltweit nicht zuletzt als Sozialarbeit begreifen, gibt es ein Kloster, in dem vierzig Nonnen in vollständiger Klausur leben. Sie widmen einen großen Teil des Tages dem Gebet. Der dritte Gebäudekomplex ist das Männerkloster, zu dem ein modernes Tagungshaus gehört.

Wolfgang Maly führte mich nach einem Rundgang über das weitläufige Gelände in die Kirche des Männerklosters, einen neugotischen Raum mit farbigen Fenstern, so stilecht gestaltet, dass er auf den ersten Blick aus dem 13. Jahrhundert stammen könnte. Hier in dieser Kirche sammele er immer wieder Kraft vor seinen Behandlungen, erzählt Wolfgang Maly, denn er begreife Heilung im Kern als einen spirituellen Akt. Der aber sei unabhängig von den Religionen, und im Steyler Kloster sei jeder willkommen, ganz gleich, ob Christ, Muslim oder Atheist. Die besondere Atmosphäre des Klosters fördere bei jedem seiner Patienten die Selbstheilungskräfte, denn hier betrete er eine »andere Welt«, die alte Erinnerungen wiederbelebe. Letztlich seien ja die meisten Menschen einmal gläubig gewesen, und wenn sie zu dieser vielleicht heute vergessenen Haltung wieder in Kontakt treten könnten, dann wachse auch der Glaube an die Möglichkeit einer Heilung.

Wolfgang Maly praktiziert in unterschiedlichen Räumen, die ihm die Nonnen und Mönche zur Verfügung stellen. An diesem Tag empfing er eine Patientin, die an Krebs litt, in einem Eckzimmer des Tagungsbaus, das an eine moderne Apsis erinnerte: ein heller Raum mit Blick auf die alten Mauern des angrenzenden Klostergebäudes direkt an der Maas. Die Patientin hatte ihren Mann mitgebracht, ganz so, wie es Wolfgang Maly am Telefon empfohlen hatte. Er legt großen Wert darauf, dass immer nahe Angehörige oder enge Freunde dabei sind, wenn er seine Arbeit beginnt. Offenheit ist ihm wichtig, auch wenn das, was er tut, zunächst geheimnisvoll erscheinen mag. Vor allem aber wünscht er sich die Anwesenheit der Angehörigen, um sie gemeinsam mit den Patienten aus der Isolation zu führen, in die sie die Erkrankung gebracht hat:

»Nach der Diagnose einer schweren Erkrankung geraten ja beide Partner in eine vollkommen unerwartete, mit Angst aufgeladene Situation, die zur Entfremdung führen kann. Der Mann wagt dann oft nicht mehr, sich seiner Frau zuzuwenden, weil er nicht weiß, wie sie reagiert. Und deshalb hat er keine Idee, wie er sich verhalten solle. Er lebt wie die Patientin in großer Angst, fühlt sich aber vollständig machtlos, etwas Heilsames für sie zu tun. Voller Sorge registriert er jede Verschlechterung, jedes neue Symptom, voller Skepsis betrachtet er die kleinen Verbesserungen, die sich vielleicht einstellen. Diese Haltung wirkt sich sehr ungünstig auf jede Patientin aus, in einer Atmosphäre der Angst und der Handlungsunfähigkeit kann niemand neue Kraft gewinnen. Wenn die Angehörigen nun aber teilnehmende Beobachter der Be-

handlung sein können, dann fühlen sie sich sofort eingebunden. Vor allem aber können sie dann später zu Hause die Behandlung auch ohne mich fortsetzen.«[65]

In dem hellen Raum des Tagungshauses spielte jetzt leise Musik, die sich die Patientin selbst ausgesucht hatte. Nach einem Moment des Schweigens begann Wolfgang Maly mit klarer Stimme zu sprechen: ein kurzes Gebet, das die Stimmung sofort veränderte. Wenn er die Behandlung so beginne, zentriere sich der Geist, erklärte er mir später, aber natürlich komme es darauf an, dass die Patientin mit dem Gebet etwas anfangen könne. Auch deshalb habe er vorher ausführlich mit ihr über die Form seiner Behandlung gesprochen.

Und dann bat Wolfgang Maly seine Patientin, die Augen zu schließen und sich vorzustellen, wie ein heilendes, göttliches Licht über die Stirn in den Körper fließt, wie es sich über das Herz liebevoll ausbreitet und schließlich alle Organe, alle Zellen erreicht. Die Patientin, sagte er, möge nun vor ihrem inneren Auge sehen, wie die kranken Zellen immer kleiner würden und sich schließlich vollständig auflösten, so dass nur noch gesunde Zellen zurückblieben und sich die Patientin als vollständig gesunder Mensch wahrnehmen könne.

Dieses innere Bild einer vollständigen Genesung ist für Wolfgang Maly entscheidend, es möglichst lange aufrechtzuerhalten der vielleicht wichtigste Schritt.

Als der gesprochene Text beendet war, saß die Patientin in völliger Ruhe und behielt die Augen geschlossen. Sie schien in leichter Trance und erlebte nun, wie ihr der Heiler die Hände auflegte.

Dabei sei er selbst hoch konzentriert, erklärte mir Wolfgang Maly später, und bete dafür, dass er sich vollständig öffnen könne für die göttliche Heilkraft, dass sie ungehindert durch ihn fließen und so die Patientin erreichen könne. Gleichzeitig verbinde er sich liebevoll mit ihr, in einer achtsamen und zugleich offenen Zuwendung. Das sei alles, was er tue, letzten Endes könne er nur Kanal sein für eine Kraft, die er nicht selbst besitze.

Nach etwa einer Dreiviertelstunde war die Sitzung beendet, und auch noch danach, als Wolfgang Maly mit seiner Patientin die Erfahrungen besprach, herrschte eine ungewöhnliche, nichtalltägliche Stimmung im Raum. Es schien mir so, als ob eine Kraft den Raum anfüllte, die vorher nur entfernt zu spüren war und sich jetzt durch die Meditation verdichtet hatte. So erleben es auch viele Patienten, und deshalb wirkt die Behandlung nicht selten noch lange nach.

Als das Gespräch mit der Patientin abgeschlossen war, erklärte Wolfgang Maly noch einmal die wesentlichen Schritte der Meditation, damit die Patientin und ihr Mann in der Lage sein würden, die Behandlung zu Hause fortzusetzen. Natürlich stehe er auch telefonisch zur Seite, sagte er, aber es sei wirkungsvoller, wenn das Paar gemeinsam die Heilungsarbeit fortführe, denn so könne sich das Bild des heilenden Lichtes immer mehr verdichten.

Wolfgang Maly möchte, dass seine Patienten unabhängig bleiben und ihr Leben selbst in die Hand nehmen – aber er weiß natürlich auch, dass die gemeinsame Meditation zu Hause nicht allen leichtfällt. Doch sie könne zumindest die Zeit bis zum nächsten Behandlungstermin überbrücken. Und sie gebe Patienten und ihren Angehörigen einen Teil ihrer Handlungsfähigkeit zurück. Er selbst begreife sich mehr als Begleiter eines Selbstheilungsprozesses, sagt er.

Wolfgang Maly bemüht sich, das Zusammenspiel von Körper und Seele zu verstehen. Auch wenn er seinen persönlichen Glauben an Gott erklärt, hat das nie etwas Frömmlerisches. Er ist einfach davon überzeugt, dass die Verbindung mit dem heilenden Licht helfen kann und dass diese Kraft letztlich von Gott kommt. Deshalb hat er auch keine Berührungsängste, wenn Patienten im angrenzenden Kloster der Anbetungsschwestern eine Kerze opfern, damit die Nonnen dann die »Novene« beten, also neun Tage die Patientin in ihre Fürbitten einschließen:

»Die Gebetskraft hat viel mit Selbstheilung zu tun. Wenn ich weiß, dass viele Menschen liebevoll an mich denken und für mich um Heilung bitten, dann kann ich mich getragen fühlen und verliere wieder ein Stückchen Angst. Und wenn ich Angst verliere, ist das die Basis der Heilung. Wenn die Angst zu groß ist, dann ist eine Genesung nicht möglich, denn Angst versperrt alles, sie zerstört jede Kraft.«

Hundert Kilometer von den Klöstern in Steyl entfernt liegt in einem ruhigen Viertel von Bochum die Universitätsklinik. Prof. Waldemar Uhl, chirurgischer Chefarzt und Spezialist für Pankreas-Krebserkrankungen, hat sich mit Wolfgang Maly zu einem Gespräch verabredet. Die beiden kennen sich seit zwei Jahren, und den Kontakt hatte der Chirurg aufgenommen, nachdem er bei einer Patientin, die von Wolfgang Maly begleitend behandelt worden war, einen ungewöhnlichen Heilungsverlauf gesehen hatte. Seitdem treffen sich der Chirurg und der Heiler regelmäßig zum Gedankenaustausch, und stets geht es auch um konkrete Patienten und ihre Chancen auf neue Lebensqualität. Immer wieder schickt Prof. Uhl Patienten zur begleitenden Behandlung nach Steyl, denn offenkundig kommen die meisten gestärkt und voller neuer Hoffnung zurück in die Klinik, um die medizinische Behandlung fortzusetzen, berichtet er mit Blick auf die Krankenakten, die vor ihm liegen:

»Noch vor wenigen Jahren hätten wir gesagt: Diese Patienten haben überhaupt keine Chance. Vielleicht zwei bis drei Monate mit Chemotherapie. Aber mit diesem Konzept – Vorbehandlung, Operation und Nachbehandlung, und begleitend dazu die

Therapie bei Wolfgang Maly – sehen wir doch immer wieder gute Resultate, einen erfreulichen und stabilen Verlauf.«

Der chirurgische Chefarzt ist ein Pionier, von denen es noch nicht viele in den großen Kliniken gibt: Er steht der Arbeit des Nichtmediziners mit großer Offenheit und Wertschätzung gegenüber. Die Zusammenarbeit ist wohl auch deshalb so gut, weil Wolfgang Maly offen über die Grenzen seiner eigenen Möglichkeiten spricht und weil er großen Wert darauf legt, dass alle Patienten die konventionelle medizinische Behandlung ernst nehmen. Durch seine Arbeit, sagt Wolfgang Maly, wachse auch wieder das Vertrauen der Patienten in die konventionelle Medizin: Nebenwirkungen der oft harten Therapien würden geringer, und die Menschen erholten sich schneller. Aber Wunder, die könne er natürlich niemandem versprechen.

Und dann begleitete ich Prof. Uhl zu einem klinikinternen Kolloquium über die besonderen Erfahrungen, die der Chefarzt in der Zusammenarbeit mit dem Heiler machte. Die Offenheit der ärztlichen Kollegen erstaunte mich, noch mehr aber der Mut des Chirurgen, die ungewöhnliche Methode Wolfgang Malys als wirkungsvollen Teil der Behandlung anzuerkennen.
Prof. Uhl schilderte seinem Team den Fall einer Patientin, die im Alter von 43 Jahren an einem Tumor der Bauchspeicheldrüse erkrankt war. Es war ein schwer zu operierendes Karzinom, das schon Metastasen in der Leber gebildet hatte. Die Patientin sei von Wolfgang Maly parallel behandelt worden, unter anderem auch mit pflanzlichen Mitteln wie Kurkuma, dessen krebsreduzierende Wirkung inzwischen wissenschaftlich nachgewiesen wurde, vor allem aber mit der Methode der Meditation und einem Auflegen der Hände im Bereich der Leber.

Es sei dann gelungen, den Tumor in einer komplizierten Operation zu entfernen, auch eine größere Metastase aus der Leber, und dann habe die Patientin zunächst Chemotherapie bekommen. Die Überprüfung in der Computertomographie habe nach drei Monaten gezeigt, dass die nach der OP noch verbliebenen Metastasen vollständig verschwunden waren. Die Chemotherapie wurde abgebrochen, die Patientin setzte aber die Behandlung bei Wolfgang Maly fort. Auch ein Jahr später hätten sich zur Überraschung des Arztes keine neuen Metastasen gezeigt, und auch die Tumormarker lägen seitdem im Normalbereich.

Mehr als drei bis höchstens sechs Monate hätte diese Patientin früher nicht mehr zu leben gehabt, erklärte der Professor, und seine Kollegen, die vor der Leuchttafel mit den CT-Aufnahmen saßen und die Veränderungen mit eigenen Augen sahen, nickten bestätigend.

Es war dieser Moment in dem kargen Konferenzraum in der Bochumer Uniklinik, der mich die Konturen einer veränderten Medizin sehen ließ: einer Medizin, die altes Wissen nicht mehr länger geringschätzt, sondern alle Methoden verbindet im Interesse ihrer Patienten. An dieser Klinik, in dieser Abteilung, die sich jeden Tag mit schweren Schicksalen konfrontiert sieht, hatte ein Umdenken begonnen: Die Ärzte hatten verstanden, wie wichtig der Zustand der Seele ihrer Patienten ist, die innere Stärke, die Fähigkeit, mit einer lebensbedrohlichen Erkrankung zu leben, den ungeheuren Stress zu ertragen, der mit einer solchen Diagnose und den zermürbenden Behandlungen in der Klink verbunden sind. Prof. Uhl resümiert:

»Menschen, die eine derart schwere Erkrankung überwinden, haben ihr Leben neu eingestellt. Sie finden jetzt Dinge wichtig, die sie vorher wenig beachtet haben. Die Religiosität, die

Spiritualität, spielt dabei auch hinein: die Erkenntnis, dass wir nicht alles sind auf der Welt, dass es über uns und neben uns noch etwas anderes gibt. Wer dies so annimmt und sein Leben neu findet, sei es mit Hilfe des Glaubens an Gott oder mit der Vorstellung einer anderen Kraft, der hat vielleicht eine bessere Möglichkeit, die Tumorzellen in seinem Körper zu überwinden – wie auch immer wir uns das am Ende erklären können.«

Natürlich weiß der Mediziner, dass es nicht allein auf den Willen ankommt, dass keinen Patienten eine Schuld trifft, wenn es ihm nicht gelingt, wieder gesund zu werden. So einfach sind die Zusammenhänge nicht.
Aber der Glaube an die Möglichkeit einer Heilung, wie ihn Wolfgang Maly in seiner Lichtmeditation fördert, kann das Gefühl der Ausweglosigkeit nehmen, unter dem die meisten Patienten leiden. Ausweglosigkeit bedeutet Stress, und Stress richtet großen Schaden an, wenn er chronisch wird: Er schwächt entscheidend das Immunsystem.

Stress und Entspannung

Stress ist ein körpereigener Mechanismus, der dem Überleben in plötzlicher Gefahr dient. In der sogenannten Stressantwort, fanden die Forscher heraus, lösen zwei Hirnregionen im Zusammenspiel mit den Nebennieren eine Kaskade von Botenstoffen aus, die sich in einer Kettenreaktion bis auf die Zellebene und dort auf die Schaltung der Gene auswirken.[66] Kurzfristig hilft diese Stressantwort, einer gefährlichen Situation zu begegnen, indem sie ausreichend Kraft für den Kampf oder notfalls die Flucht zur Verfügung stellt. Damit dies möglich ist, werden schlagartig viele Bereiche der körpereigenen Regelkreise heruntergefahren, unter anderem auch das Immunsystem – das wird in diesem Moment ja nicht gebraucht. Ist die Situation überwunden, kehrt das System schnell in den Normalzustand zurück. Bei chronischem Stress aber, der Monate oder vielleicht sogar Jahre anhält, stehen alle Regler dauerhaft auf Kampf oder Flucht, und neben vielen anderen Bereichen ist auch das Immunsystem weniger aktiv. Die Folgen liegen auf der Hand: Menschen erkranken schneller oder sind nicht in der Lage, einer Erkrankung kraftvoll zu begegnen.

Stress an sich ist vollkommen natürlich und für das Überleben notwendig – dauerhafter Stress aber kann krank machen.
Ein wesentlicher Grund dafür ist das Gefühl der Ausweglosigkeit, von dem auch Wolfgang Maly sprach, die Erkenntnis, nicht mehr selbstbestimmt handeln zu können. In einem solchen Fall kann eine Psychotherapie nachweislich helfen, das Leben wieder »in Ordnung« zu bringen, auch wenn sich die äußeren Bedingungen zunächst nicht ändern lassen.
»Aber auch eine spirituelle Orientierung kann sehr wirksam sein«, sagt der Arzt und Neurowissenschaftler Prof. Tobias Esch, der an der State University in New York forscht und an der Hochschule Coburg den Studiengang Integrative Gesundheitsförderung leitet:

»Meditation und Gebete können nachweislich Stress reduzieren. Sie tun das, indem sie Zentren im Gehirn aktivieren, die für eine bessere Stimmung stehen, und umgekehrt Zentren abschalten, die für die Stressantwort verantwortlich sind. Damit setzen sie einen Entspannungsmechanismus in Gang, den physiologischen Gegenspieler der Stressantwort.«[67]

Menschen, die sich spirituell orientieren, verfügen damit, ohne es zu wissen, über ein machtvolles Mittel der Gesundheitsförderung. Vor allem, wenn sie regelmäßig praktizieren, kann sich eine innere Haltung entwickeln, die Gefühle der Ausweglosigkeit schneller überwindet, als es Menschen möglich ist, die über keine übergeordnete Orientierung verfügen. Dabei ist es nicht notwendig, an einen persönlichen Gott zu glauben – es scheint mehr um ein persönliches Bild vom Sinn des Lebens und seinen Zusammenhängen zu gehen. Buddhistische Meditierende glauben ja nicht an einen persönlichen Gott wie Christen oder Muslime und finden dennoch eine klare Orientierung in der All-Einheit des sich selbst beobachtenden Geistes. Und natürlich ist es auch möglich, ohne spirituelle Orientierung jene innere Klarheit zu finden, die das Leben als sinnvoll, verstehbar und gestaltbar erscheinen lässt – nur scheint das jenseits der überlieferten Wege deutlich schwieriger zu sein, wahrscheinlich deshalb, weil sich die jahrtausendealten Wege unseren Gehirnen fest eingeprägt haben.

Als Ursula Mannweiler ihr Streitgespräch mit »dem da oben« führte, nahm sie ohne Zweifel Kontakt mit dieser uralten Kraftquelle auf. Gleichzeitig gewann sie wieder die Fähigkeit zur Gestaltung ihres Lebens, denn sie hatte sich klar und mit aller Kraft für das Leben ihrer Tochter entschieden – fast um jeden Preis, sie war nämlich bereit, ihr Kind anzunehmen, wie krank es auch immer sein mochte.
Monatelang hatte sie zuvor in der Angst gelebt, noch einmal ein Kind zu verlieren. War es dieser chronische Stress, der sich am Ende in den körperlichen Symptomen der Plazentainsuffizienz gezeigt hatte?
Diese Frage wird nie zu beantworten sein, dafür sind die Bewegungen des psychosomatischen Netzwerkes zu filigran, die Zusammenhänge zu wenig überschaubar. Aber wenn dies so gewesen sein mag, dann könnte der innere Dialog mit Gott, diese dramatische Fokussierung des ganzen Bewusstseins auf einen einzigen Punkt, die Kaskade der Botenstoffe

unterbrochen haben, die bisher entlang der »Stressachse« das Netzwerk beeinflussten. Dann hätte das kämpferische Gebet tatsächlich geholfen – aber vielleicht auch gerade deshalb, weil es kein Vorschlag zu einem Abkommen war, sondern der reine Ausdruck eines verzweifelt vorgetragenen Wunsches im Interesse eines anderen Menschen.

Viele Gebete drücken ja einen »Handel mit Gott« aus: Gib mir Gesundheit, dann verpflichte ich mich zu einem Opfer. Die Haltung, die dieser Form des Gebetes zugrunde liegt, ist zutiefst menschlich, denn sie bietet einen Ausgleich an. In den alten Zeiten vor der Professionalisierung der Medizin war dieser Ausgleich ein wichtiges Element der Heilung, denn Patienten und ihre Angehörigen mussten stets etwas geben, wenn sie Heilung erhofften, weil sonst ein Ungleichgewicht entstand, das die Harmonie störte. Dies ist ein großer Unterschied zum heutigen System der Honorierung von Leistungen im Gesundheitssektor, denn es gab den Menschen die Möglichkeit, selbst zu entscheiden, was sie geben wollten. Bei manchen Ritualen des indianischen Kulturkreises, vor allem der Schwitzhüttenzeremonie, war das nicht wenig: Die Hütte musste gebaut, und viele Gäste, die am Ritual teilnehmen sollten, mussten eingeladen und bewirtet werden. Der Aufwand war sehr groß, und das Ritual schien sich dadurch bisweilen besonders aufzuladen. Selbstverständlich erhielt auch der Schamane, der die Zeremonie leitete, ein Honorar in Form eines persönlichen Geschenks.

Aber dieses Geben und Nehmen war kein Handel, sondern der Ausdruck gegenseitiger Wertschätzung und auch eine Form, Dank zu zeigen. In Gesprächen mit Gott aber, die nicht über die Interessen des Ich hinausweisen und mehr einer Verhandlung ähneln, spiegelt sich die Haltung eines Kunden gegenüber einem Dienstleister – und diese Haltung ist in einer jungen Schicht des Geistes verankert, nicht in den tieferen, uralten Ebenen des Bewusstseins. Die Lehre aus der Meditationsforschung scheint aber gerade zu sein, dass sich Gesundheit gleichsam »umsonst« einstellt, als erfreuliche »Nebenwirkung« einer inneren Versenkung um ihrer selbst willen, als Geschenk, das ohne Vorleistung gegeben wird, wenn sich der Geist von den vordergründigen Belangen des Ich abwendet. Eine ähnliche Haltung überliefert die Bibel im Neuen Testament: Am Ölberg bittet Jesus den Vater darum, dass der Kelch der Kreuzigung an ihm vorübergehen möge. Aber er schließt mit dem Satz: »Nicht mein Wille geschehe, sondern der deine.«

Ein solcher Satz, wenn er aus tiefstem Herzen in ein Gebet um Genesung eingeflochten wird, ist weit vom persönlichen Ego entfernt und kann vielleicht gerade deshalb wirken, weil der Betende wirklich offenlässt, was geschieht, und bereit ist, auch eine für ihn negative Entscheidung anzunehmen.

Dass Menschen die Fähigkeit haben, über ihren Glauben auf körperliche Regelkreise einzuwirken, ist unbestreitbar – und ebenso sicher ist auch, dass es kein einfaches Rezept gibt, diese Fähigkeit zu nutzen.

In den letzten Jahren haben Wissenschaftler in zahlreichen Forschungsprojekten versucht, die Macht des Glaubens auch jenseits der Spiritualität zu untersuchen. Dabei entdeckten sie, dass allein die Vorstellung, eine Behandlung könne hilfreich sein, die Körperchemie dramatisch verändern kann. Umgekehrt zeigten sie, dass negative Erwartungen hochpotente chemische Medikamente ausschalten oder zumindest in ihrer Wirkung reduzieren können.

Die Rede ist vom Placebo- und von seinem Gegenspieler, dem Noceboeffekt. In der magischen Sprache vergangener Zeiten könnten wir, frei nach Goethe, auch von zwei Geistern sprechen, die miteinander im Wettstreit liegen: dem Geist, der stets das Gute will, und seinem größten Feind, dem Geist, der stets verneint.

Der Geist, der stets das Gute will

Die Existenz des Placeboeffekts als einer grundlegenden Fähigkeit jedes Menschen, sich selbst zu heilen, war in der konventionellen Medizin lange Zeit umstritten. Ein nicht geringer Teil der Forscher sah in ihm nur einen Beleg für Neigung des Menschen, sich selbst etwas vorzumachen. Wenn die Einnahme einer Zuckerpille ohne jeden Wirkstoff Schmerzen reduzierte, dann konnte das kein »wirklicher«, also biologisch nachweisbarer Effekt sein, sondern nur eine für kurze Zeit wirksame Illusion: Irgendwie schien es den Patienten gelungen zu sein, ihre Schmerzen nicht wahrzunehmen, sie sozusagen zu übersehen. In Wahrheit aber mussten sie noch da sein, denn ohne den chemischen Eingriff konnte sich weder am Ausgangspunkt des Schmerzreizes noch an den Nervenleitbahnen und schon gar nicht an dessen Ende im Gehirn irgendetwas geändert haben. Einer Illusion aber wollte die konventionelle Medizin keine allzu große Bedeutung beimessen, sie erschien eher als ein unangenehmer Störfaktor, der die Studien der Pharmaforscher gleichsam »verunreinigte«: Wenn die Wirksamkeit eines neuen Medikaments getestet wird, dann teilen die Forscher die Versuchspersonen ja in zwei Gruppen auf: Eine erhält die Tablette mit dem Wirkstoff (das »Verum«), die zweite eine gleich aussehende Zuckertablette.
Wer welche Pille erhält, entscheidet der Zufall, auch weiß weder der Patient noch der Arzt, der das Mittel zuteilt, ob es sich um das Verum oder das Placebo handelt. Beide sind sozusagen blind, deshalb wird vom Doppelblindversuch gesprochen, und weil die Zuteilung nach dem Zufallsprinzip erfolgt, ist die Studie »randomisiert«, nach dem englischen Wort *random* für »zufällig«.

Stets gibt es eine nicht geringe Zahl von Versuchspersonen in der Placebogruppe, die auf die Zuckerpille reagieren wie auf ein chemisches Medikament, im Durchschnitt sind es etwa 30 bis 50 Prozent, die sozusagen »placeboanfällig« sind, aber es können auch, je nach Studie, wesentlich mehr sein. Und hier liegt für die Pharmaindustrie das Problem: Wenn sich nach jahrelanger Forschung ein neues Mittel nicht gegen das »Scheinmedikament« durchsetzt, kann das herbe finanzielle Verluste für das Unternehmen bedeuten. Da verspricht den Firmen eine Studie der Universität Uppsala eine erfreuliche Lösung: Forscher hatten herausgefunden, dass möglicherweise ein bestimmtes Gen für die Tatsache verantwortlich sein könnte, dass manche Menschen mehr als andere auf ein Placebo ansprechen. Zwar ging es in der Studie nur um eine einzige Diagnose, nämlich »soziale Phobie« (eine ausschließlich von psychologischen Faktoren abhängige Erkrankung), aber immerhin konnten die Forscher zeigen, dass die meisten Teilnehmer der Placebogruppe ein bestimmtes Gen hatten, das bei der Verumgruppe nicht nachgewiesen werden konnte.[68] Und auch wenn nicht alle »Placeboanfälligen« dieses Gen hatten (Patienten können also auch ohne dieses Gen auf ein Placebo ansprechen), keimte schon Hoffnung auf, man könne in künftigen Pharmastudien rechtzeitig »placebogenpositive« Teilnehmer aussortieren und so die Wirksamkeit eines neuen Mittels wenigstens statistisch verbessern.

Aber bis es so weit ist (und es erscheint doch eher unwahrscheinlich, dass dies bald gelingt), zerstört der Placeboeffekt die Illusion, Erkrankungen nach einem festen, wissenschaftlich abgesicherten Konzept auf immer gleiche Art behandeln zu können – einem Konzept, das im Prinzip jeder lernen kann, der lange genug die notwendigen Fakten paukt. Es kommt offensichtlich viel mehr als früher gedacht auf die Beziehung zwischen Arzt und Patient an, auf die Art, wie sie miteinander umgehen, wie es dem Heilenden gelingt, seinen Patienten auf allen Ebenen und mit allen Sinnen anzusprechen. Mit anderen Worten: Im Angesicht des Placeboeffekts ist die Medizin weniger Handwerk als Kunst und hat deshalb bei aller notwendigen Ausbildung sehr viel mit Berufung zu tun.

In den letzten Jahren haben zahlreiche Studien die Vorstellung endgültig widerlegt, der Placeboeffekt sei nur Einbildung, also die kurzfristig wirksame Illusion eines Patienten, der auf eine Verbesserung seiner körperlichen oder seelischen Situation hoffe. Mehr und mehr stellt sich jetzt heraus, dass sich hier wirklich etwas »ein-bildet«, dass im Körper mit der Macht der Vorstellungskraft etwas Messbares geschieht.

Forscher an der Universitätsklinik Hamburg-Eppendorf konnten 2009 am Beispiel von Schmerzpatienten nachweisen, dass sich nach der Einnahme eines Placebos die Aktivität der Hirnareale verringert, die für die Verarbeitung von Schmerzreizen zuständig sind. Die Erregungsmuster verändern sich messbar – ganz genau so wie bei einem Mittel mit chemischem Wirkstoff. Wenn Patienten weniger Schmerzen spüren, ist dies also keine Illusion, sondern real.

In der Gehirnchemie sind für diesen Effekt körpereigene Opiate verantwortlich, die das Erregungsmuster in den zuständigen Arealen beeinflussen und seine Aktivität dämpfen.

Die Hamburger Forscher gingen aber noch einen Schritt weiter: Sie untersuchten in einer zweiten Studie die Frage, ob der Glaube des Patienten an die Wirkung des Mittels sich vielleicht auch in anderen Bereichen des Körpers auswirkt, zum Beispiel in den Nervenbahnen, die den Reiz von einer verletzten Stelle der Haut über das Rückenmark zum Gehirn leiten.

In ihrem Versuch fügten die Forscher ihren Versuchspersonen mit einer Hitzeplatte einen leichten Schmerz an der Hand zu. Dann behandelten sie die Hand mit einer einfachen Feuchtigkeitscreme, die sie als schmerzlinderndes Medikament ausgaben. Tatsächlich empfanden die meisten Patienten rasch eine deutliche Verbesserung.

Während des Tests untersuchten die Forscher die Reaktionen des Rückenmarks in einem Kernspintomographen. Dabei zeigte sich, dass die Nervenbahnen, die den Schmerz weiterleiten, deutlich reagierten – sie wurden gehemmt, gaben also das Signal nicht mehr ans Gehirn weiter. Offenkundig hatten andere Nervenleitungen, die vom Gehirn kamen, diese Reaktion im Rückenmark ausgelöst.[69] In einem anderen Zusammenhang konnte Karin Meißner, Medizinforscherin an der Universität München, einen vergleichbaren Zusammenhang nachweisen: Sie untersuchte, ob die Gabe eines Placebos Einfluss auf die Magenbewegung eines Patienten nehmen kann. Alle Versuchspersonen erhielten Pillen ohne Wirkstoff. Die erste Gruppe wurde informiert, die Pille werde den Magen beruhigen, er werde sich innerhalb der nächsten fünf bis zehn Minuten voll und schwer, kurz darauf vielleicht sogar aufgedunsen anfühlen, bis nach 30 bis 40 Minuten diese Effekte wieder verschwunden seien. Die zweite Gruppe wurde offen aufgeklärt, dass das Mittel wirkungslos sei, die dritte erhielt den Hinweis, die Pille werde den Magen innerhalb der nächsten fünf bis zehn Minuten stimulieren, so dass er regelrecht in Aufruhr geriete, nach 20 Minuten aber gehe das (vielleicht unter heftigen Krämpfen) zurück und sei nach 30 bis 40 Minuten wieder voll und ganz verschwunden.

Tatsächlich reagierten die Versuchspersonen überwiegend so, wie es die Suggestionen beabsichtigten. Das Bewusstsein nahm unmittelbar und wie ein spezifisch lokal wirksames Medikament Einfluss auf die Magenaktivitäten. Auch in diesem Fall muss es eine direkte Verbindung zwischen Gehirn und Magen gegeben haben: Die Blaupause der Gesundheit, die nach Vorstellung der Forscherin im Gehirn verankert ist, wurde durch die Placebogabe für eine gewisse Zeit modifiziert. Oder mit anderen Worten: das innere Bild mit einem neuen Muster gekoppelt und dadurch zumindest für die Dauer des Versuchs verändert.[70]

Mit solchen Experimenten konnte unmittelbar gezeigt werden, dass der Glaube an die Wirkung einer medizinischen Behandlung, die Erwartung des Erfolgs, sich biologisch nicht nur im Gehirn, sondern auf einer tiefer liegenden Ebene des Körpers auswirkt. Das Bewusstsein steuert die körperlichen Regelkreise, greift direkt in biologische Abläufe ein, nicht nur auf der Ebene des Gehirns, sondern direkt an den Organen. Und mit jeder neuen Untersuchung wird deutlicher, dass Paracelsus am Beginn des »wissenschaftlichen Zeitalters« der Medizin recht hatte, wenn er die Einbildungskraft als die bedeutsamste Fähigkeit des Menschen erkannte – Generationen von Ärzten nach ihm haben diese Erkenntnis mehr und mehr vergessen.

Seit einigen Jahren aber sind Forscher überall auf der Welt den biologischen Mechanismen der Selbstheilungskraft auf der Spur. Und wie das in einer Wissenschaft üblich ist, die das Ganze in immer kleinere Teile zerlegt, finden sie in immer mehr Studien immer neue Reaktionswege, die am Ende den Heilungseffekt auszulösen scheinen.

Eindeutig belegt sind nach einer Untersuchung des Turiner Neurowissenschaftlers Fabrizio Benedetti grundlegende Mechanismen bei Schmerzzuständen, der Parkinson-Erkrankung, Depressionen und den Folgen von Drogen- oder Alkoholmissbrauch. Die Forscher fanden hier als Reaktion auf die Placebogabe oder verbale Suggestionen jeweils Veränderungen im Konzert der Botenstoffe im Gehirn. (Die neuen Erkenntnisse wie aus dem Hamburger Experiment fanden in dieser Studie noch keinen Eingang.) Ganz im Sinne der *evidence-based medicine* akzeptiert Benedetti in seinem Überblick nur Krankheitsbilder, in denen die neurobiologischen Heilungswege bereits entdeckt sind. In der wissenschaftlichen Literatur finden sich aber eine Fülle von Belegen dafür, dass die Selbstheilungskräfte bei nahezu allen Erkrankungen eine bedeutende Rolle spielen.

Für die Frage, wie sich der Placeboeffekt in der Heilkunde nutzen lässt, werden deshalb auch künftige neurobiologische Studien wohl keine wesentlichen Erkenntnisse bringen – sie können allenfalls immer neue biologische Pfade aufdecken, über die sich eine heilende Botschaft dem Netzwerk von Körper und Seele mitteilt. Denn eines ist zum gegenwärtigen Zeitpunkt unbestritten: Die Fähigkeit zur Selbstheilung gewinnt ihre Kraft nicht durch die Zuckerpille selbst, sondern durch die Art und Weise, in der sie verabreicht wird.

Auch ganz ohne vorgetäuschte Mittel oder rituelle Handlungen, allein durch Worte, die mit großer Überzeugungskraft gesprochen werden, kann der Glaube an eine Verbesserung körperlicher Symptome wachsen und so das psychosomatische Netzwerk in Schwingung versetzen. Der »spezifische Wirkstoff« einer Placebobehandlung ist demnach die Suggestion, die am Ende im Bewusstsein das sichere Gefühl der Heilung erzeugt. Damit dieses Gefühl entsteht, also ein inneres Bild, das als Blaupause der Heilung dienen kann, brauchen Menschen oft ein starkes äußeres Bild: Wenn die Symptome bereits da sind, wenn sich also gezeigt hat, dass die persönliche Abwehrkraft nicht ausreichte, um in Balance zu bleiben, zweifelt das Bewusstsein leicht an seiner Fähigkeit, die verlorene Kraft »von allein« zurückzugewinnen. In einem solchen Moment muss sich dann in der Außenwelt etwas Besonderes ereignen, damit die Innenwelt wieder in Bewegung kommt.

Die alte Frage, ob Heilung mehr Selbstheilung oder mehr auf einen Helfer von außen angewiesen ist, lässt sich vor diesem Hintergrund genauer beantworten: Beides ist wahr, aber manchmal ist Selbstheilung erst möglich, wenn ein Arzt, ein Heilpraktiker, eine Heilerin oder Therapeutin in einer Vertrauen schaffenden Beziehung und vielleicht unterstützt durch eine bedeutsam erscheinende Handlung die Erstarrung auflöst, in der sich ein Patient befindet.

Was aber geschieht, wenn sich im Bewusstsein mehr und mehr der Gedanke verankert, dass eine Behandlung die Symptome nicht lindern, vielleicht sogar negative Folgen haben könnte? Dass im Körper eine schwere, vielleicht sogar unheilbare Erkrankung lauert, die das Leben bedroht? Welche Rolle spielen schlechte Prognosen? Können womöglich Worte töten?

Der Geist, der stets verneint

Der Amerikaner Derek Adams litt unter Depressionen, seit ihn seine Freundin verlassen hatte. Er wurde mit Psychopharmaka behandelt und nahm an einer klinischen Studie teil, die ein neues Antidepressivum testen sollte. Als sich keine Besserung einstellte, schluckte er eines Tages alle verbliebenen 29 Pillen, um sich das Leben zu nehmen. Kurze Zeit später bereute er, was er getan hatte, und geriet in Panik. Ein Nachbar brachte ihn ins Krankenhaus, wo er sofort kollabierte. Er war schreckensbleich, zitterte am ganzen Körper und fühlte sich bleiern müde. Sein Blutdruck sank dramatisch, sein Atem ging immer schneller.

Die Notfallbehandlung in der Klinik brachte über vier Stunden nur wenig Besserung. Schließlich verständigten die Ärzte einen Kollegen, der die klinische Studie zum neuen Antidepressivum geleitet hatte. Ein Blick in die Unterlagen zeigte, dass Derek Adams der Kontrollgruppe zugeordnet worden war. Mit anderen Worten: Die Tabletten, die er genommen hatte, enthielten keinen Wirkstoff.

Als der Patient das erfuhr, war er überrascht und brach in Tränen aus – Tränen der Erleichterung. Innerhalb von fünfzehn Minuten fühlte sich wieder ausgezeichnet, sein Blutdruck und der Herzschlag waren wieder vollkommen normal.[71]

Derek Adams hätte an seinen Symptomen tatsächlich sterben können – an Symptomen, die er mit der Macht seines Glaubens selbst erzeugt hatte. Was hier geschehen war, lässt sich als umgekehrter, als negativer Placeboeffekt verstehen. Auch in diesem Fall ist es die Einbildungskraft, die in die körperlichen Regelkreise eingreift, die aus immateriellen Ängsten materielle Veränderungen erzeugt, reale Symptome, die ihrerseits die Ängste steigern, weil sie zu bestätigen scheinen, was der Patient befürchtet. Der Teufelskreis, in dem sich Derek Adams befand, war nur durch den Einspruch einer Vertrauensperson zu durchbrechen, einer Autorität, deren Kompetenz der Patient nicht anzweifelte. Ihr Erscheinen legte gleichsam einen Schalter um, weil er der Angst die Grundlage nahm.

Wissenschaftler sprechen inzwischen vom Voodoo-Effekt, wenn sie den Gegenspieler des Placebo, den Nocebo, beschreiben. Der lateinische Begriff *nocebo* bedeutet ja »Ich werde schaden« (im Gegensatz zu »Ich werde gefallen« für *placebo*). Schon die Wortbedeutung klingt wie ein Fluch, und genau das beschreibt ihn schonungslos so, wie er ist. Noch vor wenigen Jahren haben sich westliche Wissenschaftler über die tödlichen Flüche in afrikanischen Dörfern oder den Armenvierteln Haitis lustig gemacht. Heute wissen sie, dass die Erwartung, ein Fluch könne schweren Schaden anrichten, tatsächlich diesen Schaden zu erzeugen vermag.

Als ich vor über dreißig Jahren einen deutschen Arzt im Amazonas-Hospital im Regenwald Perus besuchte, erzählte er mir, dass er seit geraumer Zeit mit einer traditionellen Heilerin zusammenarbeite. Es gebe aber Menschen, die ihr diesen vermeintlichen Aufstieg neideten und die auch ihn daran hindern wollten, mit der Heilerin in Kontakt zu bleiben.

Während wir mit einem uralten Jeep über eine staubige Piste von der Urwaldstadt Pucallpa zum abgelegenen Hospital fuhren, berichtete er mir sichtlich aufgeregt, ein bekannter Schwarzmagier der Region, nach allen seinen Informationen der beste, sei mit einem Schadenszauber gegen ihn und die Heilerin beauftragt worden. Ich reagierte eher amüsiert und fragte ihn, ob er darüber gelacht habe, wie sich das für einen Vertreter des rationalen Westens gehöre. »Um Gottes willen«, antwortete der Arzt. »Dafür bin ich schon zu lange hier und habe zu viel gesehen. Ich bin doch nicht lebensmüde und habe sofort den zweitbesten Magier mit einem Gegenzauber beauftragt.«

Für den westlichen Verstand ist diese Haltung angesichts neuer Erkenntnisse viel realistischer, als sie mir vor Jahrzehnten noch erschienen war. Dass der Arzt und die Heilerin die angekündigte Attacke überlebten, scheint mir aus heutiger Sicht keineswegs der Beweis für die Wirkungslosigkeit schwarzer Magie, sondern eher für die Wirksamkeit des Gegenzaubers zu sein. Denn beide waren ja fest davon überzeugt, dass Flüche wirksam sein können. Die Heilerin lebte von Geburt an in diesem magischen Glauben, den alle Menschen ihrer Umgebung teilten, und der Arzt hatte sich in den vielen Monaten seit seiner Ankunft in Peru immer wieder von den körperlichen Folgen dieser seelischen Angriffe überzeugen können.

Dass es möglich ist, mit einem Fluch zu schaden, davon sind auch die meisten Menschen im Westen tief im Innern überzeugt, auch wenn das ihr rationales Bewusstsein bestreiten mag. Die inneren Bilder, die diesen Glauben stützen, werden schneller aktiv, als uns lieb sein kann – und deshalb ist es wichtig, sich mit dieser Kraft auseinanderzusetzen, die ich in Anlehnung an Goethes *Faust* den »Geist, der stets verneint« nennen möchte. Weil er mehr noch als sein freundlicher

Gegenspieler aus der Deckung der Verborgenheit wirkt, ist es vielleicht nützlich, ihm für einen Moment ein Gesicht, eine Gestalt, einen Namen zu geben. So mag es leichter fallen, ihm auf Augenhöhe zu begegnen, sein Geheimnis zu lüften und vielleicht seine unheimliche Aura zu überwinden.

Der Geist, der stets verneint, lebt in jedem Menschen, im Alltag macht er sich als gesunde Skepsis bemerkbar. Genau deshalb ist er hilfreich, denn er verhindert, dass man sich leichtgläubig jedem Argument unterwirft, dass man unkritisch alles glaubt, was einem andere Menschen erzählen. In diesem Sinne ist der große Neinsager eine Art Wächter, der das eigene Bewusstsein vor fremden Einflüsterungen schützt.

Der Geist, der stets verneint, kann also durchaus hilfreich sein, weshalb ihn niemand von vornherein verdammen sollte. Aber es wäre genauso falsch, sein Wirken zu beschönigen. Denn er kann tatsächlich schaden, indem er das Bewusstsein mit einer festen Überzeugung des Scheiterns überflutet. Dieses Gefühl hat der amerikanische Patient erlebt, und ohne die Hilfe einer mächtigen Stimme der Vernunft hätte der Geist nicht aufgegeben.

Die Vernunft ist in der Epoche des rationalen Bewusstseins eine mächtige Gegenkraft: Medizinische Fakten, wenn sie so eindeutig sind wie im geschilderten Fall, entziehen der zerstörenden Stimme ihre Kraft. Aber mit Vernunft allein lässt sich nur in den wenigen Fällen etwas ausrichten, in denen es unwiderlegbare Tatsachen und nur eine einzige logisch erscheinende Meinung gibt.

Sobald aber in der Medizin Diagnosen unklar und die Folgen einer Erkrankung nicht eindeutig absehbar sind, hat der Geist, der stets verneint, freie Hand. In dieser Situation wird er jedem Hoffnungsschimmer, der im Bewusstsein entsteht, sofort mit einer skeptischen Nachfrage begegnen: Schon

möglich, dass sich alles zum Guten wendet, aber was ist, wenn nicht? Wer sagt denn, dass du stark genug bist, um das durchzustehen? Ist die Behandlung, die der Arzt oder Heilpraktiker vorgeschlagen hat, tatsächlich so gut erprobt wie behauptet? Kann die Heilerin mit ihrer magischen Handlung wirklich etwas ausrichten, oder ist das alles nur Hokuspokus? Wie kann die Homöopathie helfen, wenn in den Globuli doch gar keine messbaren Wirkstoffe mehr zu finden sind?
So viele Wege es auch geben mag: Der Geist, der stets verneint, findet immer einen Grund zur Skepsis, ja sogar zur offenen Ablehnung.

Weil diese Stimme aus einer tieferen Schicht des Bewusstseins kommt, wo sie all die Erinnerungen und Gedanken wichtiger Bezugspersonen gesammelt hat, die Meinungen von Autoritäten oder besonders geschätzten Menschen, die warnenden Stimmen der Eltern und Verwandten, der Lehrer und Vorgesetzten, der Freundinnen und Freunde, ist sie angefüllt mit der Überzeugungskraft eines ganzen Lebens.
Aber sie ist auch wie ein Kind, das sich leicht beeinflussen lässt, das von einem Augenblick auf den anderen seine Meinung wechselt, wenn es einen starken Impuls von außen erhält: Durch eine unumschränkte Autorität zum Beispiel, wie dem Leiter der Medikamentenstudie in Amerika. Aber der Impuls kann auch von einem Magier kommen, wie im Fall des Arztes in Peru, der seine Angst mit dem Gefühl überwand, durch den Gegenzauber die Macht des Fluches gebrochen zu haben. Entscheidend ist, dass der Wächter des Unbewussten in seiner ganzen Persönlichkeit von einer neuen Haltung überzeugt ist. Wenn es gelingt, ihm diese Gewissheit einzupflanzen, dann wird er zu einem hilfreichen Freund, der die Heilung auch dann vorantreibt, wenn äußere Einflüsse sie behindern sollten, auch gegen die skeptischen Stimmen behandelnder Ärzte vielleicht.

Patienten, die diese Veränderung erlebt haben, sprechen von einer »inneren Gewissheit«, in der sie plötzlich lebten und die ihnen dauerhaft erhalten blieb. Dieses durch nichts zu erschütternde Grundgefühl lässt sich aber nicht mit dem Willen hervorrufen, es entsteht genau dann, wenn innere und äußere Umstände den Geist, der stets verneint, vollständig überzeugt haben. Dann wendet er seine verneinende Haltung gegen alle, die an dem Erfolg einer Behandlung zweifeln. Und so wird er, immer noch frei nach Goethe, zum »Geist, der stets das Böse will und stets das Gute schafft«.

Vielleicht aber nimmt er sich auch nur ein wenig zurück, weil sein Gegenspieler an Kraft gewonnen hat, der »Geist, der stets das Gute will«, also die Fähigkeit, aus tiefster Seele zu glauben und zu vertrauen, die Grundlage des Placeboeffekts.
Aber all dies sind nur Metaphern, die helfen können, die innere Zerrissenheit besser zu verstehen, in der Menschen leben müssen, wenn sie von einer chronischen Erkrankung betroffen sind. Die bildhafte Darstellung von Hoffnung und Skepsis, von Zuversicht und Pessimismus, weist einen Weg, mit diesen widerstreitenden Kräften umzugehen: In der Imagination ist es möglich, beide Geister zum Gespräch zu bitten, sie miteinander streiten zu lassen – oder sie auch direkt zu befragen. Wenn diese Begegnung in einer leichten Trance geschieht, in Begleitung eines erfahrenen Hypnotherapeuten, dann lassen sich manchmal Erkenntnisse gewinnen, die völlig unerwartet sein können.
Als ein Patient den »großen Neinsager« fragte, warum er da sei und ihn so sehr quäle, antwortete der Geist:

»Meine Aufgabe ist, dir Grenzen zu zeigen, dich daran zu hindern, größenwahnsinnig zu werden. Denn nicht alles in der Welt ist machbar: Es braucht Demut, um das Leben zu meistern. Das zu lernen, möchte ich dir helfen.«[72]

In diesem inneren Dialog erschien der störende Geist nicht mehr als Feind, sondern als Lehrer. So kann er tatsächlich helfen, das Leben anders zu bewerten als bisher – und gerade deshalb vielleicht eine Erkrankung zu überwinden. Vielleicht ist es das, was die Patienten aus der Studie des japanischen Psychosomatikers Hiroshi Oda erfuhren: ein neues und bis zum Zeitpunkt der Krebsdiagnose unbekanntes Gefühl, das Leben in anderem Licht zu sehen und daraus Konsequenzen zu ziehen – ohne sicher sein zu können, dass sie diese Veränderung wirklich rettet. Natürlich ist auch dieser Gedanke nicht einfach zu verallgemeinern; jeder Mensch muss darauf achten, seinen eigenen Weg zu finden, und manchmal kann das auch bedeuten, keinen Deut zu verändern und vielleicht gerade deshalb zum ersten Mal im Leben konsequent zu bleiben.

Wenn die Stimme in dieser Patientengeschichte recht hat, dann ist Demut eine wichtige Quelle der Kraft: Die Erkenntnis, angesichts unüberschaubarer Zusammenhänge nicht alles wissen zu können und auch nicht alles tun zu müssen, kann sehr entlastend und heilsam sein – ganz gleich, wie sich die Symptome selbst am Ende entwickeln. Heilung bedeutet ja nicht nur Freiheit von Symptomen, sondern manchmal einfach Ruhe für die Seele.

Placebo- und Noceboeffekt sind keine Kinder des rationalen Bewusstseins, keine Abgesandten der einfachen Logik, auch wenn sie manchmal auf die Stimme der Vernunft hören. Sie sind vielmehr mit uralten Bildern aus der Tiefe des Bewusstseins verknüpft, mit den Mustern der magischen Epoche. Deshalb lassen sich ihre Kräfte auch in Ritualen wecken oder die Folgen ihres positiven oder negativen Wirkens zumindest beeinflussen. Weil Rituale innere Bilder mit äußeren Erfahrungen verbinden, kommt ihnen auf der Suche nach dem Geheimnis der Heilung eine besondere Bedeutung zu. Wie die Hirnforschung gezeigt hat, verändern sich Menschen ja nicht allein durch geistige Impulse, sondern ebenso durch körperliche Bewegung, und Rituale scheinen diese beiden Ebenen auf besonders wirksame Weise zu vereinen. Diese glückliche Verbindung möchte ich die »Magie des Handelns« nennen.

Die Magie des Handelns

Séance im Regenwald

Wenige Tage nach dem Gespräch mit dem deutschen Arzt im Amazonas-Hospital kam ich im Regenwald Perus zum ersten Mal mit einem Schamanen in Kontakt. Ich erlebte diese Begegnung als außergewöhnliche, dem Alltag vollkommen entrückte Situation. Der Arzt hatte mir ein Kanu geliehen, damit ich zusammen mit einem Kollegen eine Hütte erreichen konnte, die versteckt im Wald lag. Es war Regenzeit, und viele hundert Quadratkilometer im flachen Osten Perus standen wie jedes Jahr unter Wasser. Nur mit Booten waren die verstreuten Behausungen zu erreichen, Pfahlbauten, die in der Trockenzeit meterhoch über dem Fluss standen. Jetzt aber schienen sie auf dem Wasser zu schwimmen wie Flöße in einem unendlichen See.

Es war nicht einfach, sich in der Dunkelheit zu orientieren, aber wir hatten uns das Gelände schon einmal am Tag angesehen.

Jetzt paddelten wir in die Schwärze der Nacht und folgten mehr unserem Gefühl als dem Augenschein. Endlich sahen wir in der Ferne das Licht von Kerosinlampen, die auf dem Boden einer Hütte standen. Das Licht projizierte eine Spiegelung der Szenerie auf das dunkle, unbewegte Wasser. Ich erkannte mehrere Männer und Frauen, die schon vor uns angekommen waren.

Wir banden unser Boot an einem der Pfähle fest, die nur

noch wenige Zentimeter aus dem Wasser ragten, und betraten die Hütte. Wie die traditionellen Häuser der Shipibo, der Ureinwohner dieser Region, hatte sie keine Wände, und Don Agustin hielt sich an diese überlieferte Bauweise, auch wenn er kein Shipibo war. Don Agustin war ein in der Region bekannter Künstler, der die Mythen der Ureinwohner in das Wurzelholz großer Urwaldbäume schnitzte, aber in der Nacht wurde er zum Schamanen.

Wir nahmen auf dem Boden Platz wie die drei Männer und zwei Frauen, die schon vor uns gekommen waren – Patienten und Schüler des Schamanen. Auf ein Zeichen Don Agustins legte sich eine der Frauen auf eine Baumwolldecke zu seinen Füßen und schloss die Augen. Und dann begann die Behandlung.
Die Schamanen des südamerikanischen Regenwaldes verändern ihren Bewusstseinszustand mit einem Halluzinogen, das in Peru Ayahuasca, in anderen Ländern Yagé genannt wird. Der Zaubertrank wird aus einer Liane gewonnen und mit weiteren Substanzen angereichert. Die Wirkung ist je nach Dosis so stark, dass ihr die ersten Ethnologen den Namen »Liane des Todes« gaben. Tatsächlich erreichen geübte Reisende auf den Flügeln dieser Substanz die tieferen Schichten der Seele und können gleichzeitig ins Innere ihrer Patienten blicken, wo sich die Ursache einer Erkrankung in magischen Bildprojektionen zeigen kann, als Spinne oder Schlange zum Beispiel. Weil diese Krankheitsgeister nicht dorthin gehören und die innere Ordnung stören, muss sie der Schamane aufspüren und herausziehen, um sie der Natur zurückzugeben.
Ayahuasca ist inzwischen überall auf der Welt als Reisebegleiter in andere Wirklichkeitsebenen berühmt geworden – selbst in medizinischem Setting wird es immer wieder erprobt. Dabei zeigte sich, dass die inneren Räume, die das Halluzinogen öffnet, nicht wesentlich von den Ebenen unter-

schieden sind, die sich auf anderen Wegen der Bewusstseinsveränderung erschließen. Der Schweizer Neuropsychiater Franz Xaver Vollenweider nennt Tranceinduktion durch vollständigen Reizentzug ebenso wie die akustische Einleitung durch Musik oder monotonen Trommelklang und viele andere weltweit entwickelte Methoden als gleichberechtigte Eingangstore in die »andere Wirklichkeit«.[73]
Für die Heilung eines Patienten ist es demnach unwichtig, auf welchem Weg ein Schamane die Welt der »veränderten Wachbewusstseinszustände« betritt. Es kommt nur darauf an, den Blick von der alltäglichen Wirklichkeit wegzulenken und mit dem Patienten und seiner Erkrankung in Resonanz zu treten.

In der Hütte im Regenwald hatte Don Agustin das Ayahuasca getrunken und saß nun für eine gewisse Zeit in völliger Ruhe neben seiner Patientin. Dann begann er zu singen, leise, geheimnisvolle Melodien. Gleichzeitig stopfte er seine Pfeife mit einem starken Tabak. Er entzündete sie, sog den Rauch tief ein und begann ihn über den Kopf der Patientin zu blasen. Dabei schien er den Körper Zentimeter für Zentimeter abzusuchen. Immer wieder wechselte er zwischen der Behandlung mit dem Rauch und dem Gesang, bis er offenkundig zufrieden war mit seinem Werk. Irgendwann beugte er sich hinunter an die Schulter der Patientin und schien etwas aus ihr herauszusaugen. Dann setzte er seinen Gesang und die Behandlung mit dem Tabak fort.
Als die Séance nach etwa einer Stunde zu Ende ging, war die Patientin offenkundig in einer besseren Verfassung und fühlte sich sichtbar wohler.

Über die vielfältige Wechselwirkung zwischen einem Schamanen und seiner Patientin ist schon viel geschrieben worden. Ich möchte das Augenmerk zunächst auf das äußerlich

Sichtbare richten und der Frage nachgehen, wie sich die konkrete Handlung eines Heilers auf die Gesundheit seiner Patientin auswirken kann. (Welche Rolle der Gesang des Schamanen dabei spielt, darauf komme ich im Kapitel »Das Geheimnis des Klangs« zurück.)

In der traditionellen Heilkunst, gleichgültig, in welchem Kulturkreis sie sich zeigt, ist das sichtbare und fühlbare Tun stets von großer Wichtigkeit. Schamanen reden nicht, sie handeln. Aber was sie tun, folgt strengen Gesetzen, und auch wenn es für einen Beobachter improvisiert erscheint, ist es stets ein absichtsvoll komponiertes Ritual. Doch es ist keineswegs starr, keine Folge von präzise festgelegten Handlungen und gesprochenen Formeln, von denen niemand abweichen darf, sondern eine Zeremonie, die den inneren Bildern des Schamanen folgt, die gleichsam aus der Tiefe des Bewusstseins angeleitet wird.

Das besondere Setting der Séance, die ich erlebte, ein Treffen in mondloser Nacht in einer einsamen Hütte mitten im Regenwald, umfangen von dem vieltausendfachen Chor der Tierstimmen, schafft auch für Menschen, die das Umfeld gut kennen, weil sie hier leben, eine besondere, herausgehobene Situation. Nichts entspricht jetzt dem Alltag, die Wirklichkeit scheint sich sichtbar zu verändern. Eine zauberhafte Atmosphäre entsteht, wenn sich nur noch der geheimnisvolle Gesang und das Geräusch des Atems mit den Tierstimmen mischt. Die Bewegungen des Schamanen sind langsam, bedeutungsvoll und gleichzeitig selbstverständlich. Um den Heiler und seine Patientin herum, wie ein schützender Kreis, sitzen die Helfer und die wartenden Patienten, auch sie in ihrer Präsenz eingebunden in das Ritual.

Für eine gewisse Zeit entsteht ein »heiliger Raum«, und nur in einem solchen Umfeld kann sich nach alter Vorstellung Heilung ereignen.

Die Atmosphäre des Besonderen entsteht aber nicht von selbst, sondern wird bewusst erzeugt: durch Ort und Zeitpunkt und vor allem durch die Handlung selbst. Hier wartet niemand auf ein Wunder, hier geschieht etwas. Und alles, was geschieht, hat seine besondere Bedeutung.
Schamanische Rituale bringen innere Bilder in die äußere Wirklichkeit. Deshalb erscheint Beobachtern eine Séance manchmal wie eine Inszenierung, die Handlungen des Heilers wie die Aktionen eines Schauspielers. Tatsächlich sind viele Elemente der Theaterkunst im Schamanismus entstanden, aus der Darstellung der unsichtbaren Welt in Ritualen und Tänzen, in denen die Schamanen oft Masken trugen. Noch in der Antike traten die Schauspieler unter Masken auf, ihre Kunst legte mehr Wert auf die Spiegelung grundlegender Zustände der Seele als auf die Selbstdarstellung der Künstler. Antike Dramen versetzten die Menschen aus dem profanen Denken in aufwühlende Zustände ihres Innern, und schamanische Rituale nahmen die unsichtbaren Ängste eines Patienten auf, um sie in die sichtbare Wirklichkeit zu bringen und ihnen dort einen heilenden Ausweg zu weisen.
Wenn ein Schamane in seinem Behandlungsritual einen »Eindringling« aus dem Körper herauszieht, dann zeigt er das Objekt manchmal ganz konkret seinen Patienten. Für die Ethnologen, die diese Handlung als Taschenspielertrick verstanden und die Schamanen deshalb nicht ernst nahmen, erschloss sich die Dimension dieser Handlung nicht. Es sind aber zwei Ebenen in einem solchen Moment wirksam: Zum einen muss sich der Schamane sicher fühlen, dass der Eindringling, den er in der Trance als völlig real erlebt, nicht ihm selbst gefährlich wird. Das Gefühl, sich angesteckt zu haben, würde ja einen starken Noceboeffekt auslösen. Deshalb bannt er ihn in ein Objekt, das er bis zum Moment des »Herausziehens« in seiner Hand oder im Mund verbirgt. So kann er selbst beruhigt und mit dem Gefühl völliger Sicher-

heit seine Arbeit fortsetzen. (Wie wichtig das Gefühl ist, sich nicht »angesteckt« zu haben, kann jeder nachvollziehen, der nach einem Krankenbesuch befürchtete, nicht genügend Abstand zum Patienten gehalten zu haben.)

Zum anderen ist das Vorzeigen des Objekts (das der Schamane ja mit dem inneren Bild des Eindringlings verknüpft hat) für den Patienten ein Beweis für eine erfolgreiche Behandlung: Er sieht das Objekt in der äußeren Wirklichkeit und nimmt es wörtlich. So gewinnt die Behandlung, die jetzt zu Ende geht, noch einmal an Kraft.

Rituale sind mächtige Mittel, den Placeboeffekt hervorzurufen und die Selbstheilungskräfte zu wecken – oder von vornherein zu verhindern, dass sich eine Erkrankung entwickeln kann.

Klinikrituale

Auch im Umfeld des rationalen Bewusstseins verstecken sich zahllose Rituale. Viele erscheinen als schlichtes Gebot der Vernunft, zum Beispiel das ausführliche Waschen der Hände vor dem Essen, denn natürlich können an den Händen zahllose Erreger haften, Bakterien oder Viren. Es ist aber ohne Zweifel auch das Rituelle dieser Handlung, das ein Gefühl des Schutzes vermittelt und auf diesem Weg das Immunsystem anregt.

In den Krankenhäusern sind die Tagesabläufe in hohem Maße ritualisiert, auch das vordergründig aus rationaler Notwendigkeit. Die tägliche Visite zum Beispiel soll das Behandlungsteam einer Station schnell auf den gleichen Stand bringen. Sie kann aber auch aus ganz anderen Gründen eine große Bedeutung für den Heilungsprozess eines Patienten haben. Die Visite ist ein immer gleich ablaufendes Ritual. Es beginnt mit der kurzen Begrüßung, dann folgt die Frage nach dem Befinden, schließlich die Überprüfung der »harten« Daten: Veränderungen auf der Skala des Schmerzempfindens, Stand der Fieberkurve, Blutdruck- und Laborwerte. Wenn das Ritual der Visite gut verläuft, vermittelt es ein Gefühl machtvoller Fürsorge und beruhigender Kompetenz. Die Sprache der Ärzte und Krankenschwestern ist kaum verständlich, hat den Charakter geheimer Formeln – aber das macht sie noch wirkungsvoller. Wenn das Team gleichzeitig freundlich und zugewandt ist, dann kann eine Visite den Heilungsprozess ohne Zweifel fördern.

Aber umgekehrt hat dieses Ritual auch die Macht, großen Schaden anzurichten. Wenn sich das Gefühl einer schlechten Prognose vermittelt, verstärkt durch unverständliche Formeln und technisch-kühle Ausstrahlung von Ärzten und Pflegepersonal, dann bleiben Patienten in einem Zustand des Zweifels und der Angst zurück.

Wie bei jedem Ritual geraten die Menschen, die es betrifft, in einen herausgehobenen Zustand, ganz gleich, ob es sich in einer Hütte im Regenwald oder im Patientenzimmer eines modernen Krankenhauses abspielt. Die körperlichen Parameter verändern sich messbar, Anspannung und Erwartung stellen sich ein, Aufregung und Angst, aber auch Hoffnung und Zuversicht. Ein gutes und durchdachtes Setting kann den Patienten helfen, ihre persönliche Reise zur Genesung zu unterstützen.

In den alten Kulturen legten die Medizinmänner und -frauen großen Wert darauf, ihre Rituale so zu formen, dass sie den Menschen nützten. Dazu bedarf es manchmal vordergründig eines Tricks wie der Präsentation eines Objekts, das aus dem Körper gezogen wurde – eine Beschreibung des inneren Bildes allein hätte den Patienten, der ja die Reise des Schamanen nur »von außen« wahrgenommen hat, nicht wesentlich beeindruckt.

In unserer Kultur sind es Ultraschall- und Röntgenbilder oder die dreidimensionalen Darstellungen des PET-Scanners, die nach einer Heilung den sichtbaren Beweis erbringen können, dass »tatsächlich nichts mehr da ist« (auch wenn die Patienten selbst die Bilder nicht entschlüsseln können). Das äußere Bild eines Organs, das sichtbar gesund ist (wie der Arzt erklärt), kann so zu einem inneren Bild des Patienten werden und von dort aus weiterwirken. Umgekehrt können natürlich Bilder, die etwa ein Krebsgeschwulst zeigen, schädigend wirken, wenn sich der Patient intensiv damit auseinandersetzt. Wenn ein Patient ein solches Bild gesehen und damit in seinem Gedächtnis eingebrannt hat, kann eine Visualisation helfen, in der er nach und nach das Krebsgeschwulst auflöst, bis sich ein festes inneres Bild des geheilten Zustands verankert hat.

Im Heilsystem des alten Hawaii wurden Patienten am Ende eines Rituals häufig mit Bündeln von Heilkräutern geschlagen, ein durchaus schmerzhaftes Verfahren. Für die Seele, die noch in der magischen Struktur lebt, vermittelte diese Handlung ein starkes Bild der Wirksamkeit. Es ist »bittere Medizin«, die ja auch in der westlichen Heilkunde nach Erkenntnissen der Placeboforschung besser hilft als süße. Auch da zeigt sich, wie stark das magische Denken noch in unserer Zeit wirkt: Das Aufwendige, Schmerzhafte ist offenbar für die Seele ein stärkerer Reiz als das Einfache, Sanfte.

Rituale helfen auch deshalb, weil sie in einer Situation der Ungewissheit, in der alles seinen Rahmen zu verlieren scheint, das Gefühl einer neuen Ordnung stiften können. Dazu kann das Geheimnisvolle einer Handlung ebenso beitragen wie die Wiederholung des Gewohnten: Eine ungewöhnliche Umgebung, eine zauberhafte Atmosphäre, ein Moment des Unheimlichen, der sich aber in einem Gefühl der Geborgenheit auflöst – all das reißt einen Patienten zunächst aus dem Alltag, der vielleicht aussichtslos erscheint, und konfrontiert ihn

mit einer neuen Situation. Wenn es gelingt, in einem solchen Ritual am Ende ein Bild der Hoffnung zu erzeugen, dann kann sich dieses Bild sehr tief im Bewusstsein verankern und von dort aus die verlorene Ordnung wiederherstellen. Gleichzeitig wirkt dann die Wiederholung verstärkend, denn das immer wiederkehrende äußere Erleben spiegelt sich ja in einem inneren Bild und verleiht ihm so mehr und mehr Kraft.
Es ist dieser Faktor der Wiederholung, der Ritualen auch im Alltag zu ihrer großen Wirkung verhilft. Wenn ein Patient sich immer wieder eine Auszeit nimmt, für vielleicht eine halbe Stunde die gewohnte Umgebung mit ihren eingespielten Abläufen verlässt und gleichsam aus der Zeit heraustritt, um ein Ritual zu vollziehen, das er selbst entwickelt hat, dann kann sich das innere Bild einer klaren Struktur und einer festen, genau bezeichneten Ordnung verankern. Bei der Kreation eines solchen Rituals ist es wichtig, ein klares Ziel zu setzen: Was möchte ich erreichen? Wie sieht der gewünschte Zustand aus? Es kommt ja darauf an, dieses heilende Bild ausschließlich positiv zu zeichnen, sich nicht auf den Schmerz, sondern nur auf den gewünschten gesunden Zustand zu konzentrieren. Das Bild allein aber genügt nach alter Vorstellung nicht: Es muss in eine Handlung eingebunden sein, die mit dem Ziel vollzogen wird, es in seiner Kraft zu würdigen.
Eine solche rituelle Handlung kann jeder Mensch nur für sich selbst entwickeln. Aber es gibt in der Überlieferung aller Kulturen viele Vorlagen, an denen man sich orientieren kann. Und manchmal ist es auch sehr hilfreich, sich von anderen Menschen Unterstützung zu holen: bei der Kreation des Rituals oder auch bei seinem Vollzug.[74]

Ein Patient, der sich selbst immer wieder in eine rituelle »Auszeit« begibt, gewinnt seine Handlungsunfähigkeit zurück. Er kommt aus der Starrheit wieder in die Bewegung, ist seiner Erkrankung nicht mehr vollständig ausgeliefert, muss sich nicht ausschließlich auf die Interventionen von Ärzten und Therapeuten verlassen. Die Möglichkeit, wieder selbst etwas tun zu können, gibt Orientierung: Wer wieder lernt, zu handeln, gewinnt das Gefühl zurück, das eigene Leben beeinflussen zu können. Dabei geht es nicht darum, die existenzielle Gefahr einer schweren Erkrankung zu leugnen, sondern sich der Auseinandersetzung mit ihr aktiv zu stellen.

Die Handlungsfähigkeit wiederzugewinnen ist von so großer Bedeutung, weil ihr Gegenteil, die Hilflosigkeit, auf Dauer negative Auswirkungen auf die Gesundheit hat, wie zahlreiche Untersuchungen gezeigt haben. Wer aber in einem Ritual beginnt, die Dinge wieder selbst in die Hand zu nehmen (auch wenn er nur an einem Ritual teilnimmt, das andere für ihn leiten), ist seiner Erkrankung nicht mehr vollständig ausgeliefert und fühlt sich auch dann wieder handlungsfähig, wenn er die meiste Zeit bettlägerig ist. Mit dem Gefühl, endlich wieder selbst etwas tun zu können, kann sich auch wieder Hoffnung entwickeln, und Hoffnung ist nach den Erkenntnissen der Krebsforschung ein in jeder Hinsicht heilsames Gefühl, während Hoffnungslosigkeit und Verzweiflung nicht nur die Lebensqualität, sondern auch den Krankheitsverlauf negativ beeinflussen; und das gilt letztlich für alle Erkrankungen. Wer wieder Hoffnung entwickelt, verliert auch ein wenig die Angst, von der die Forschung weiß, dass sie eine Genesung verzögern und im schlimmsten Fall sogar verhindern kann. Rituale helfen, wieder Mut zu fassen und Gegenwart und Zukunft mit anderen Augen zu sehen.
Weil sich innere Bilder im Ritual meist mit Bewegungen des Körpers verbinden, können sie höchstwahrscheinlich auch neuroplastische Veränderungen beeinflussen: Bewegung stärkt ja, wie erwähnt, die Fähigkeit des Gehirns, sich neu zu vernetzen. So kann sich ein inneres Bild schneller verankern

und langfristig zu einem Muster werden, das auch dann noch ordnend wirkt, wenn sich ein Patient nicht mehr direkt darauf konzentriert.

Rituale müssen nicht kompliziert sein, um zu wirken. Entscheidend ist das Heraustreten aus der Zeit, der Augenblick der Stille und Verwandlung, der spürbar die Atmosphäre verändern und damit auch die Wahrnehmung des Raumes beeinflussen kann. Das ist der Grund, warum Schamanen von einem »heiligen Raum« sprechen, der im Ritual geschaffen werden kann. Dieser Raum entsteht im Moment der Handlung und hebt ihn für die Dauer des Rituals aus dem profanen Alltag heraus. Es ist also das Setting, das die Veränderung hervorruft. Ist die Handlung abgeschlossen und bewusst und klar beendet, kann die Wahrnehmung wieder in den Alltag zurückkehren, und auch der Raum, in dem das Ritual stattfand, ist wieder so profan, wie er vorher war. Das Bewusstsein braucht keinen festen Ort in der Außenwelt, der ausschließlich für »heilige Handlungen« vorbehalten ist. Unterstützt von bedeutungsvollem Tun, schafft es mit seiner großen Imaginationskraft an jedem Ort für eine begrenzte Zeit einen Raum, der dem Alltag entrückt ist. Und so bedeuten Rituale letztlich, »einen heiligen Raum innerhalb des Geistes zu schaffen«.[75]

Der Eintritt in diesen heiligen Raum und der Beginn eines Rituals kann sehr aufwühlend sein, ganz gleich, ob ein Patient einer alten, überlieferten Zeremonie beiwohnt oder eine eigene, mit persönlichen Bildern aufgeladene Handlung entwickelt hat – oder ob er eine ungewöhnliche Form der Behandlung in einer Arztpraxis erlebt. Das hatte der Wiener Onkologe Dr. Thomas Schmitt immer wieder beobachtet, wenn seine Patienten in der Ärztlich-Schamanischen Ambulanz von ihren Erfahrungen berichteten. Und er hatte gesehen,

dass sich nach einer gewissen Zeit eine tiefe Ruhe einstellte, ein lang anhaltende Entspannung.
Welche Rolle spielt diese Aufregung, der vorübergehende Stress in einer Behandlung? Braucht es diesen Moment der Unruhe, der Unklarheit, der gespannten Erwartung, damit eine grundlegende Veränderung möglich wird?
Das folgende Beispiel erzählt von einer Methode, die nicht auf die Kraft magischer Bilder setzt, sondern auf die Denkweise der chinesischen Medizin – zugleich aber auch auf die Möglichkeiten heilsamer Trance. Die Patienten erleben diese Kombinationsbehandlung als Kette überraschender Handlungen, die ihre Aufmerksamkeit fesseln und sich mit bedeutsamen inneren Bildern verbinden.

TCM und die Reise in die Kindheit

Die junge Frau lag mit geschlossenen Augen auf einer Behandlungsliege, und die Ärztin und Psychotherapeutin Dr. Annemarie Schweizer-Arau hielt ihre Hand, stellte mit leiser Stimme Fragen und hörte zu, was die Patientin erzählte: Sie sehe sich einen sehr langen Gang entlanggehen, der in dämmriges Licht getaucht sei, nur am Ende erkenne sie den Widerschein einer starken Lampe. Sie sei müde, müsse eben erst aufgewacht sein, und sie fühle eine Unruhe, ja sogar Angst. Jetzt bemerke sie, dass sie sehr klein sei, vielleicht drei oder vier Jahre alt, und in der Hand einen Teddybär halte, es sei ihr Teddybär, ohne den sie als Kind nicht einschlafen wollte. Sie sei eben aufgewacht, mitten in der Nacht, von lauten, beängstigenden Stimmen, den Stimmen ihrer Eltern.
Und nun gehe sie langsam und traumverloren auf das Licht zu, das aus dem Wohnzimmer fiel. Die Stimmen würden lauter, unangenehmer, klarer. Sie höre jetzt deutlich ihre Mutter, die den Vater anschreie. Und jetzt sehe sie durch einen Spalt

in der Tür das Bild. Der Vater auf einem Sessel sitzend, die Mutter vor ihm stehend, Satzfetzen drängten ins Bewusstsein: »Du kannst verschwinden ... es ist vorbei.«

Jetzt habe sie vor Angst die Augen geschlossen, halte sich die Ohren zu, sei in großer Panik. Höre das schmerzende Geräusch von klirrenden Gläsern, von Geschirr, das auf dem Boden zerbricht. Sie wolle schreien, aber sie könne nicht. Sie habe Angst um ihren Vater, sei aber zu klein, um ihn schützen zu können.

In diesem Bild der Angst erscheint jetzt die ruhige Stimme der Ärztin, die eine Zeitreise vorschlägt: Das Kind sei ohne Zweifel da, aber es gebe ja auch die erwachsene Frau, und die nähere sich nun aus der Dunkelheit des Ganges und lege dem Kind, das noch immer existiere, die Hände beruhigend auf die Schultern und mache es jetzt, genau in diesem Moment möglich, die Szene mit den Augen einer Erwachsenen zu sehen.

Jetzt verliere sie ihre Angst, sagt die junge Frau, sie fühle sich plötzlich stark und könne sich in Ruhe und auch ein wenig distanziert ansehen, was da geschehe. Und sie verstünde jetzt, mit diesem Blick, dass die Gefahr schon lange vorüber und längst wieder alles gut sei.

Als die Patientin auf der Liege die Augen öffnete, wirkte sie noch immer aufgewühlt, aber ihr Blick signalisierte Stärke und Gelassenheit. Die Ärztin stellte weitere Fragen, und als sie spürte, dass ihre Patientin jetzt Ruhe brauchte, verließ sie für einige Minuten den Raum.

Die junge Frau war wegen schwerwiegender Probleme zu ihr gekommen: Sie litt seit langer Zeit unter Endometriose, einer schmerzhaften Erkrankung des Unterleibs, bei der Gebärmutterschleimhaut auch außerhalb der Gebärmutter wächst und sich im Monatszyklus verändert. Endometriose gilt als nicht heilbar, weil die Ursache für ihre Entstehung ungeklärt ist.

Sie wird deshalb vor allem mit Schmerzmitteln und Hormonen behandelt, aber auch mit operativen Eingriffen. Leider gehen die Schmerzen nach einer solchen Operation nicht immer vollständig zurück oder kommen nach einiger Zeit wieder. Sie sind für viele Frauen derart unerträglich, dass ein normales Leben manchmal unmöglich ist.

In der Praxis am Ammersee südlich von München aber haben schon viele Frauen mit diesen Symptomen überraschende Veränderungen erlebt, und mehrere ärztliche Kollegen aus privaten Praxen und Kliniken schicken immer wieder Patientinnen hierher, wenn sie selbst nicht weiterkommen.

Annemarie Schweizer-Arau versteht sich als Psychotherapeutin ebenso wie als Ärztin, die Methoden der traditionellen chinesischen Medizin (TCM) anwendet. Die Behandlungssituation ist ungewöhnlich für die meisten Frauen, die zum ersten Mal hierherkommen. Im Eingangsbereich des alten Hauses an der Hauptstraße sind in Glasvitrinen kunstvoll bemalte Zinnfiguren ausgestellt, denn die Familie der Ärztin betreibt eine traditionelle Zinngießerei. Die Praxis liegt im ersten Stock, geräumige, zurückhaltend möblierte Räume, an den Wänden hängen Poster mit stilisierten menschlichen Figuren, die das Geflecht der Meridiane zeigen. Ein unsichtbares Netz, durch das nach alter chinesischer Vorstellung die Lebensenergie fließt, das Qi.

Diese geheimnisvolle Kraft umfasst »alle dynamischen Prozesse und Wechselwirkungen im Körper«, erklärt die Ärztin. Aus westlich-medizinischer Sicht entspreche das der »Energie, die in und zwischen den Zellen fließt, in die Nerven geleitet, beim Atmen aufgenommen und im Blut transportiert wird und allen Organen ihre Funktion und Zusammenarbeit ermöglicht«.[76]

Wenn Annemarie Schweizer-Arau die Behandlungsserie beginnt, dann betrachtet sie zunächst die vordergründig sichtbaren Symptome. Schmerzen seien ja oft verdichtete Lebenserfahrungen, die sich im Körper gespeichert haben, erklärt die Ärztin und spielt damit auf das »Körpergedächtnis« an, von dem auch Neurobiologen sprechen. In der traditionellen chinesischen Medizin können sich diese alten Erinnerungen in Blockaden der Meridiane zeigen, so als ob Geröll einen Bewässerungskanal versperrt hat, was gleichsam ganze Ortschaften von der Versorgung abschneidet. Mit Hilfe der Akupunkturnadeln und spezieller Räucherungen, der sogenannten Moxibution, kann es nach chinesischer Vorstellung gelingen, die Energie wieder zum Fließen und damit Schmerzen zum Verschwinden zu bringen.

Das Qi ist aber nicht nur mit diesen Mitteln zu beeinflussen, sondern auch mit inneren Bildern: Es lässt sich durch die Vorstellungskraft lenken, es folgt der Aufmerksamkeit, wie es in der chinesischen Überlieferung heißt. Und je mehr diese Vorstellungen mit starken Gefühlen verbunden sind und je näher sie der verborgenen Ursache der Erkrankung kommen, umso wirkungsvoller sind sie, sagt die Ärztin. Deshalb liege die entscheidende Kraft ihrer Kombinationstherapie wahrscheinlich in der inneren Reise, im Gang der Patientin zu sich selbst, dorthin, wo alles begann.

Diesen Anfangspunkt zu finden ist nicht leicht, weil spätere Ereignisse, die mit dem ursprünglichen Trauma über ein ähnliches Gefühl verbunden sind, den Beginn nicht selten verdecken. Aber in der Trance ist es möglich, bis zu den Anfängen zurückzugehen, und dabei, beobachtete die Ärztin, können die Akupunkturnadeln manchmal wie Katalysatoren wirken. Sind es die veränderten Energieströme im Netzwerk der Meridiane, die den Schritt zurück an den Ausgangspunkt einer Erkrankung fördern? Oder ist es das geheimnisvolle Setting, die in jeder Hinsicht von einer normalen ärztlichen Konsultation unterschiedene Situation, die häufig schon rasch erste Verbesserungen ermöglicht?

Wahrscheinlich spiele beides eine Rolle, bemerkt die Ärztin, natürlich führe die besondere Umgebung, die für die meisten Patienten ungewöhnliche Form der Behandlung, zu einer größeren Offenheit für eine neue Sicht der Erkrankung, und natürlich wirke sich der Reiz durch die Nadeln über das Netzwerk der verborgenen Energiekanäle nicht nur auf körperliche Symptome aus, sondern ebenso auf die Seele – sie beeinflussen das psychosomatische Netzwerk und damit die Gesundheit insgesamt, nicht nur einzelne Krankheitsbilder. Weil dies so ist, können manchmal überraschend auch Beschwerden verschwinden, die vordergründig gar nicht behandelt wurden, wie mehrere Patienten berichteten.[77]

Die Ärztin vertraut auf die Wirksamkeit der Akupunktur und anderer Methoden der TCM, die alle in ihrer Praxis eine tragende Rolle spielen. Weil sie selbst aber in der Berührung der tiefsten Schichten der Erinnerung eine so große Kraft sieht, möchte ich in diesem Buch vor allem diesen Teil ihrer Arbeit betrachten.[78]

Wenn Annemarie Schweizer-Arau ihre Patientinnen auf dem Weg zum Ursprung der Erkrankung begleitet, folgt sie keiner festen Regel. Was sie tut, entwickelt sich aus der Situation, ist in hohem Maße intuitiv, weniger Handwerk als Kunst: die Kunst des Zuhörens, Sehens, Fühlens und schließlich Erfassens.

Das alles ist nur möglich, wenn die Ärztin, wenigstens zu einem gewissen Teil, das rationale Bewusstsein zurückstellt, um sich dem Strom der Bilder tieferer Bewusstseinsschichten zu überlassen. Deshalb geht sie selbst in Trance, wie das viele Hypnotherapeuten tun, um ihre Patienten auf dem Weg in die Landschaften der Seele nicht allein zu lassen. So kann es sein, dass manchmal beide Behandlungspartner vergleichbare Bilder wahrnehmen, als ob sich Ärztin und Patientin für eine gewisse Zeit an ein übergeordnetes, beiden zugängliches Feld anschlössen. Aber auch dies ist zunächst nur eine bildhafte Umschreibung eines Phänomens, das wissenschaftlich noch nicht entschlüsselt ist, wenn es auch so häufig vorkommt, dass seine Realität als unbestreitbar gelten muss. Ich werde im nächsten Kapitel noch einmal darauf zurückkommen.

Neben Patientinnen, die unter Endometriose leiden, behandelt Dr. Schweizer-Arau auch Frauen mit unerfülltem Kinderwunsch, meist begleitend zur künstlichen Befruchtung, die in einer Klinik vorgenommen wird. Auch bei diesen Patientinnen sind die Ergebnisse so gut, dass Kinderwunschzentren immer wieder Frauen überweisen, die jahrelang keinen Erfolg mit der konventionellen Therapie hatten. Die Kliniken hoffen, dass die Patientinnen nach der Behandlung mit der neuen Kombinationsmethode größere Chancen haben, doch noch schwanger zu werden. Die Sitzungen in der Praxis am Ammersee beginnen dann einige Monate vor der nächsten künstlichen Befruchtung und werden danach noch eine Zeitlang fortgesetzt.

Eine kleine Studie belegt den Erfolg: Nach der Behandlung mit der »systemischen Autoregulationstherapie«, wie die Ärztin ihre Methode nennt, wurden 49 Prozent der Frauen schwanger. Im Vergleich dazu die Zahlen des deutschen IVF-Registers,[79] das die Ergebnisse aller künstlichen Befruchtungen in Deutschland erfasst: Danach haben im Durchschnitt nur 28 Prozent der Frauen Erfolg. Je höher das Alter der Frauen, umso größer war der Unterschied: Frauen zwischen fünfunddreißig und vierzig Jahren wurden nach der Behandlung am Ammersee doppelt so häufig, Frauen über vierzig sogar viermal so häufig schwanger, wie im statistischen Durchschnitt zu erwarten war.[80]

Eine junge Frau, selbst ausgebildete Ärztin, berichtet, sie sei zunächst skeptisch gewesen, ob die Methode tatsächlich helfen könne. Aber sie habe sich darauf eingelassen, weil ein früherer Versuch mit künstlicher Befruchtung tragisch geendet habe: Sie sei zwar schwanger geworden, habe das Kind aber bald verloren.

In der Praxis am Ammersee lernte sie in der Trance, von ihrem verstorbenen Kind Abschied zu nehmen. Und mit Verwunderung stellte sie an den folgenden Tagen fest, dass sie sich plötzlich wieder gestattete, von einem Kind zu träumen. Sie konnte, auch unterstützt durch die TCM, gelassener mit sich selbst umgehen; und als sie nach einiger Zeit wieder schwanger wurde, brachte sie schließlich ein gesundes Kind zur Welt. Gleichzeitig geschah aber etwas für sie sehr Erstaunliches: Sie litt nämlich auch unter Endometriose, hatte das aber ihrer Ärztin nicht erzählt, weil sie als Medizinerin ja davon ausging, die Erkrankung sei nicht heilbar. Aber nach einigen Sitzungen verschwanden die starken Schmerzen vollständig, unter denen sie viele Jahre gelitten hatte.[81]

Eine Patientin, die ebenfalls nach einer Fehlgeburt in die Praxis kam und sich körperlich sehr schwach fühlte, erinnert sich an die Behandlung als ganz besonderes Erlebnis. Alles sei sehr ungewöhnlich, nicht mit einem »normalen« Arztbesuch zu vergleichen.

Ständig geschehe etwas Unerwartetes, man könne gar nicht genau folgen, was eigentlich gerade passiere: Auf einmal seien Beschwerden verschwunden, die eben noch da waren, aber um die es ja eigentlich gar nicht ging. Eine schwere Skoliose, eine mehrfache Verbiegung der Wirbelsäule, unter der sie seit Jahrzehnten litt, habe sich sozusagen nebenbei verbessert, ihr Rundrücken habe sich aufgerichtet, und die starken Schmerzen, die sie seit ihrer Kindheit gehabt habe, seien vollständig verschwunden.

Die Trancereisen erlebte die Patientin sehr bewusst: Sie sehe förmlich, wie sich irgendetwas im Körper löse. Und das Schöne sei, dass es auch nicht wiederkomme, dass es einfach vorüber sei. Sie erzählt:

»Es ist wirklich ein unglaubliches Erlebnis. In dem Augenblick, in dem ich die Akupunkturnadel spüre, entstehen vor meinem inneren Auge Bilder, oder es lösen sich Bilder auf, die mich vorher beeinträchtigt haben. Und wenn ich später darüber nachdenke, sie noch einmal Revue passieren lasse, dann spüre ich auch körperlich, was ich erlebt habe.«[82]

Auch diese Patientin wurde nach einer Serie von Behandlungen wieder schwanger und brachte ein gesundes Kind zu Welt.

Heilsame Aufregung

Dr. Karin Meißner, Forscherin am Institut für medizinische Psychologie der Universität München, ist der Frage nachgegangen, was bei ungewöhnlichen Behandlungen wie in der Praxis von Annemarie Schweizer-Arau geschieht. Während der Sitzungen waren die Patientinnen mit Messgeräten verbunden, die verschiedene körperliche Werte aufzeichneten, unter anderem die Pulsfrequenz und den Hautwiderstand.
Als die Forscherin die Ergebnisse auswertete, machte sie eine überraschende Entdeckung. Im Gegensatz zu ihrer Erwartung, dass es den Patientinnen umso besser ging, je mehr sie sich in der Behandlung entspannen konnten, zeigte sich, dass es genau umgekehrt war: Alle körperlichen Parameter deuteten auf eine hohe Erregung hin, und je höher die Werte waren, umso besser ging es anschließend den Patientinnen, wie die Untersuchung mit einem standardisierten Fragebogen ergab. Aber galt dieser Befund auch für andere ungewöhnliche Heilmethoden? Um dies herauszufinden, untersuchte Karin

Meißner in zwei Pilotstudien die Reaktionen von Patienten während einer energetischen Behandlung und im Ritual einer neureligiösen Kirchengemeinde, bei der Heiler die Hände auflegten. In beiden Fällen waren die Ergebnisse gleich: Je größer die Aufregung der Patienten, umso besser fühlten sie sich danach. Und nach kurzer Zeit kehrte dann bei ihnen eine tiefe, dauerhafte Ruhe ein.

Die Wissenschaftlerin vermutet, dass es erst der vorübergehende Stress möglich macht, eingefahrene Bahnen im Gehirn zu verlassen und so zu einer Neustrukturierung innerer Bilder zu kommen. »So lassen sich wahrscheinlich in einem Ritual negative Vorstellungen oder Erinnerungen durch positive ersetzen«, sagt Karin Meißner – mit günstigen Folgen für die Genesung auch von massiven körperlichen Symptomen.[83]

Wenn diese Theorie stimmt, dann können Veränderungen manchmal relativ schnell geschehen – natürlich abhängig von der Kraft, die einem Behandlungsritual innewohnt. Ob dies tatsächlich so ist, konnte bisher noch nicht belegt werden. Aber es scheint denkbar, und die Laborversuche zur Neuroplastizität des Gehirns haben ja gezeigt, dass eine relativ kurze Übungsphase von etwa einer Woche Dauer neuronale Verschaltungen dramatisch beeinflussen kann, dass sich in dieser kurzen Zeit bereits »Ländergrenzen« im Gehirn verschieben können, mit messbaren körperlichen Auswirkungen.

Natürlich sind die Ergebnisse stabiler, wenn die Übungsphase länger andauert, denn sobald die gestärkten Nervenbahnen nicht mehr ausreichend trainiert werden, neigt das Gehirn ja dazu, wieder den alten Spuren zu folgen, und kehrt leicht in den früheren Zustand zurück.

Vor diesem Hintergrund scheint es sinnvoll, Behandlungen mehrfach zu wiederholen, um das innere Bild der Veränderung zu festigen – so geschieht es in vielen indigenen Kulturen, und so arbeiten ja auch die meisten Ärzte und Therapeuten, die hypnotische Trance einsetzen, um ihren Patienten einen neuen Zugang zu sich selbst zu ermöglichen.

Auch Annemarie Schweizer-Arau weiß, dass es stets einer ganzen Reihe von Behandlungen bedarf, um die Veränderung zu stabilisieren: Wenn es gelungen ist, die entscheidende Ursache zu finden, und den Patientinnen ermöglicht wurde, eine traumatische Situation ihrer Kindheit mit der Stärke und dem Wissen einer Erwachsenen neu zu beurteilen, ist der wichtigste Schritt getan. Was die Patientinnen dann erleben, lässt sich als »Fülle neuer Erfahrungen« verstehen, die das veränderte innere Bild mit weiteren heilsamen Mustern unterstützen. Dass die Bilder stets etwas Positives ausdrücken, ist von entscheidender Bedeutung.

Denn die offenkundige Möglichkeit schneller, grundlegender Veränderungen bedeutet natürlich auch, dass sich negative Bilder schnell auswirken können – ein weiterer Hinweis darauf, wie ernst alle Menschen in Heilberufen ihre Arbeit nehmen sollten. Patienten, vor allem wenn sie von schweren Krankheiten betroffen sind, zeigen sich in hohem Maße für alle Botschaften empfänglich. Dabei spielt schon die Körpersprache des Arztes eine große Rolle. Sie kann gute wie schlechte Nachrichten vermitteln, unabhängig davon, was tatsächlich gesprochen wird.

Eine ärztliche Visite und selbst die alltägliche Begegnung zwischen Arzt und Patient im Sprechzimmer kann deshalb äußerst heilsam wirken – aber auch ungewollt großen Schaden anrichten. Dabei spielt nicht nur die innere Haltung des Arztes eine Rolle, die sich natürlich über winzige Körperbewegungen dem Patienten vermittelt, sondern vor allem das, was er tut, wie er spricht und handelt.

Ich selbst habe einmal »am eigenen Leib« erfahren, was geschieht, wenn ein gewohntes Ritual ohne erkennbaren Anlass verändert wird. Bei einem Arztbesuch wollte ich erfahren, was die Blutuntersuchung ergeben hatte. Der Arzt empfing mich vor seinem Sprechzimmer in seiner »profanen« Kleidung, also ohne den weißen Kittel, den er sonst immer trug, ohne sein »Schamanengewand« also. Auch wenn ich natürlich wusste, dass der Kittel keine »materielle« Bedeutung hat, war ich sofort befremdet, denn ich kannte ihn über viele Jahre nur in seiner Berufskleidung. Zu meinem Erstaunen bat er mich auch nicht in sein Sprechzimmer, sondern nahm mich mit in den Aufenthaltsraum der Ärzte dieser Gemeinschaftspraxis, der neben einer kleinen Teeküche lag. Er bat mich, Platz zu nehmen, und bot mir Kaffee und Kuchen an. Und während er begann, seinen Kuchen zu essen, fragte er mich nach meinem Befinden.

Inzwischen war ich nicht mehr befremdet, sondern äußerst beunruhigt. Mein Blick fiel auf meine Krankenakte, die in einem verschlossenen Ordner neben ihm lag, und ich registrierte, dass er sie keines Blickes würdigte. Je länger diese eigentlich völlig normale, aber für einen Arztbesuch ungewöhnliche Situation dauerte und je mehr er die Unterhaltung bei freundlichen Allgemeinplätzen beließ, umso unruhiger wurde ich. Schließlich war mir klar, dass er mich auf eine negative, höchstwahrscheinlich bedrohliche Diagnose vorbereiten wollte. Und genau das sagte ich ihm auch. Er reagierte erstaunt und hob den Aktendeckel so weit an, dass er auf die Laborwerte blicken konnte. »Aber wo denken Sie hin?«, sagte er. »Ihre Werte sind bestens, alles völlig normal.«

Der Arzt wollte ganz offensichtlich nur freundlich sein und nahm mich mit in seinen privaten Bereich, weil er mich schon lange kannte. Ich aber war in der Rolle eines Patienten, der in völliger Abhängigkeit vom Urteil des Arztes stand. Ich erwartete das gewohnte Ritual des Arzt-Patienten-Gesprächs am Schreibtisch, erlebte aber eine der Erwartung völlig entgegengesetzte Handlung. Aus der Selbstverständlichkeit einer Kaffeepause wurde ein mit starken Gefühlen, vor allem wachsenden Ängsten aufgeladenes Ritual, das mehr und mehr tödliche Bedeutung gewann. Und selbst nach der überraschenden Auflösung brauchte ich lange, um mich von dem unguten Gefühl einer verschwiegenen Diagnose zu befreien.

Im Gegensatz zu einem Ritual, das ein Patient selbst entwickelt und dessen Handlungen er mit persönlicher Bedeutung auflädt, sind Rituale, denen ein Mensch ausgeliefert ist, ohne Einfluss nehmen zu können, äußerst ambivalent. Sie können Kraft rauben, mehr noch, als es Worte tun können, sie können aber auch einen nie da gewesenen Kraftschub geben, so stark, dass sich eine hoffnungslos erscheinende Situation ins Positive verwandeln kann.

In den alten Zeiten des magischen Bewusstseins stellte sich die Frage der persönlichen Kontrolle weniger: Es war klar, dass ein Patient zu tun hatte, was die Geister verlangen, und diesen Kontakt vermittelte der Schamane. In unserer Zeit, die vor allem auf das rationale Denken setzt, ist es für das Ich von großer Wichtigkeit, stets zu wissen, worauf es sich einlässt, die Fäden also möglichst in der Hand zu behalten. Und ausgerechnet in der Situation existenzieller Bedrohung, wie sie eine schwere Erkrankung darstellt, werden Menschen häufig von diesem Bedürfnis vollständig abgeschnitten, wenn sie in Kliniken und Praxen dem Urteil und den Handlungen ihrer Ärzte völlig ausgeliefert sind.

Wer in dieser schwierigen Situation ist, wünscht sich nichts mehr, als seinem Arzt vollständig vertrauen zu können. Aber damit dies möglich ist, muss sich das Ich sicher fühlen, über alle notwendigen Informationen zu verfügen. Das bedeutet keineswegs, dass jeder Patient alle medizinischen Fakten des Krankheitsbildes bis ins Detail kennen muss, um gleichsam auf wissenschaftlicher Augenhöhe mit Ärzten und Pflegepersonal um die richtige Beurteilung streiten zu können. Aber es

kann sehr hilfreich sein, eine zweite und manchmal auch eine dritte Meinung einzuholen und dabei ebenso komplementäre Sichtweisen kennenzulernen.
Stets geht es am Ende darum, eine Entscheidung treffen zu können, die mit allen Ebenen des Bewusstseins in Einklang steht, und sich dann Menschen anzuvertrauen, die diese Entscheidung achten und unterstützen.

Jede Erkrankung, die eine Zeitlang andauert, wirft den Menschen in eine Situation zurück, die der Lage eines kleinen Kindes entspricht: Er kann nicht mehr für sich selbst sorgen, braucht Trost und Zuwendung, braucht Menschen, die ihm vermitteln, dass eine Heilung möglich ist. Manchmal reicht ein ruhiges Gespräch am Krankenbett, um das Gefühl der Bedrohung zu mildern, aber meist braucht es mehr: Rituale der Zuwendung, wie wir sie aus der Kindheit kennen. Jeder Patient sehnt sich danach, dass seine Behandler genau dies tun: ihm vermitteln, dass sie für ihn da sind, dass sie wissen, was sie tun, und dass genau das, was sie tun, das Richtige ist und die Wende zum Guten bringen kann.

Die Inszenierung der Heilung

In den Berichten der Ethnologen zeigt sich, wie alte Kulturen versuchten, diesen zutiefst menschlichen Wunsch in ein machtvolles Heilungsritual zu übersetzen. Auch wenn diese Zeremonie natürlich nicht in unsere Gegenwart zu übertragen ist, lohnt es sich doch, sie genau zu betrachten; denn in ihr liegt altes Wissen über das Zusammenspiel von Körper und Geist.
Das Ritual, das ich beschreiben möchte, erinnert an die Geschichte der Frau, die im Marienheiligtum darum bat, die Erkrankung der Tochter auf sich nehmen zu dürfen – mit

tödlichen Folgen für die Mutter. Auch die Schamanen der Salish an der amerikanischen Westküste waren zu diesem Schritt bereit, aber sie entwickelten eine kunstvolle Inszenierung des Kampfes mit der zerstörenden Macht der Erkrankung, in der sie die tödliche Gefahr mit der Kraft ihrer Erfahrung und der Hilfe ihrer Schutzgeister besiegten.

Die alte Methode war ein großes Geschenk für den Patienten und wirkte als starkes heilendes Muster. Sie gehört zu den schwierigsten Übungen im Schamanismus der Eingeborenenvölker. Denn sie war wegen der Stärke der inneren Bilder, die im Ritual sichtbar werden, gefährlich für den Heiler, aber oft von großer Wirkung für den Kranken.

Wenn der traditionelle Heiler in einem Ritual die Symptome auf sich selbst übertrug, dann handelte er in der Gewissheit, die Folgen einschätzen und beherrschen zu können; denn er hatte eine lange Lehrzeit hinter sich, die ihm half, den Geist zu schärfen und das Bewusstsein in einer festen Bahn zu halten. Dennoch blieb die Übernahme schwerer Symptome eine gefährliche Praxis. Sie setzte nämlich zwingend voraus, dass der Heiler vollständig in sich ruhte und sich ganz mit einer ungreifbaren Kraft anfüllte, die »fremden Einflüssen« keine Möglichkeit ließ, den Körper zu schädigen. Und dieses sichere Gefühl innerer Klarheit musste er ohne Unterbrechung in seinem Bewusstsein halten, bis die Behandlung beendet war (und vielleicht auch noch darüber hinaus). Mit anderen Worten: Er durfte niemals zweifeln, dass er die Krankheit beherrschte und sie keine Macht über ihn gewinnen konnte. Dennoch musste er den Symptomen gestatten, sich in seinem Körper zu zeigen, als Zeichen für den Patienten, dass die Krankheit erfolgreich übertragen wurde.

Im Ritual der Salish tauschen Patient und Heiler die Kleider, so als ob die Krankheit nur eine äußere Hülle sei, die sich ablegen ließe, um den gesunden Kern der Persönlichkeit zu befreien. Und als ob sich dann das Gewand des Schamanen, versehen mit den Attributen seiner Kraft, um den Körper des Patienten legte wie eine starke Medizin. In diesem Moment spürt der Patient die Stärke des Schamanen, den zur gleichen Zeit die Symptome der Erkrankung mit voller Wucht treffen. Jetzt kommt es für den Heiler darauf an, die Klarheit der Gedanken aufrechtzuerhalten und dem überwältigenden Gefühl der Schwäche und des Siechtums keine Chance zu geben.

Während sich der Schamane der Gefahr stellte und alle Folgen sichtbar übernahm, durfte der Patient loslassen und sein Leiden abgeben, wobei er gleichzeitig mit dem Schamanengewand auch dessen heilende Kraft anzog, bis sie ihn ganz erfüllte. Das doppelte Bild, Negatives sichtbar abzulegen und dafür Positives zu erhalten, verankerte sich in seinem Bewusstsein und gab den Kräften der Selbstheilung sicherlich einen großen Schub.

Der Schamane musste nun die Krankheit in sich selbst bekämpfen, den Angriff mit der Macht seines Geistes parieren und so zeigen, dass er stärker war als die Symptome. Wenn er die Kleider des Patienten wieder ablegte und sie ihm nach einer rituellen Reinigung zurückgab, dann waren sie frei von den negativen Kräften, die beide, Heiler und Patient, in ihnen wahrgenommen hatten.

Was sich im Unsichtbaren abspielt, wurde auf diese Weise sichtbar, eine Handlung, die dem modernen Geist nicht fremd ist, denn auch die Keime, die nach heutigem Wissen Erkrankungen auslösen, sind ja dem bloßen Auge nicht sichtbar, erst die Sterilisation einer Wunde oder auch der ärztlichen Kleidung macht deutlich, dass es diese unsichtbaren Angreifer wirklich gibt.

Für die Heilung ist offenbar von großer Wichtigkeit, dass äußere und innere Bilder in Übereinstimmung kommen. Das Ablegen der Kleidung, die im Geist mit der Erkrankung verbunden ist, ist mehr als symbolisch: Im magischen Denken gibt es diesen Begriff nicht, es existieren nur unterschiedliche Realitäten. Und so entfaltet sich die heilende Wirkung vor allem dadurch, dass sich die Symptome gleichsam sichtbar für das Auge, also in der Alltagswirklichkeit, auf den Schamanen übertragen, indem er sie im Ritual zusammen mit den Kleidern des Patienten im wörtlichen Sinne übernimmt.

Würde diese Handlung nur symbolisch gesehen, wäre das der Blickwinkel eines analytischen Geistes, der zwischen Wirklichkeit und Nichtwirklichkeit unterscheidet. Dann aber würde die heilige Handlung einen Teil ihrer Kraft verlieren, denn Symbole sind nach unserem Verständnis nur bedeutungsvolle Bilder, die Interpretation der Wirklichkeit, nicht die Wirklichkeit selbst. Für die Seele ist das aber offenbar von geringerem Wert, sie würde den Wechsel der Kleidung dann eher als Wunsch verstehen, als Hoffnung auf Veränderung, in der Gewissheit, dass den Kleidungsstücken die Erkrankung keineswegs anhaftet. Symbole wirken zwar im Unbewussten, sind aber auch Kinder des Rationalen, schaffen also gleichzeitig Distanz. Und diese Distanz könnte den Unterschied ausmachen zwischen Erfolg und Misserfolg einer Behandlung. Die bewusste Wahrnehmung des Kleiderwechsels als reale körperliche Veränderung – die Erkrankung geht, die Lebenskraft kommt – ist offenbar entscheidend für die Heilung, und den Menschen in den alten Kulturen fiel es leicht, das sichtbar Materielle und das unsichtbar Spirituelle als eine untrennbare Wirklichkeit anzunehmen.

Natürlich ist das Heilungsritual der Salish nicht in unseren Kulturkreis zu übertragen. Es zeigt aber, dass Rituale eine große, manchmal existenziell wirkende Kraft entfalten können: Eine die Seele vollständig aufwühlende Inszenierung kann Gefühle hervorrufen, die im psychosomatischen Netzwerk überraschende Veränderungen hervorrufen, wie ja auch die Untersuchungen der Medizinforscherin Karin Meißner nahelegen.

Um diese Wirkung zu erzielen, genügen in unserer Zeit vielleicht viel kleinere, aber nicht weniger genau geplante Rituale. Diese persönlichen Inszenierungen innerer Bilder sollen nicht einfach nur entspannen, sondern das Bewusstsein aus dem Alltäglichen herausheben. Ob dies mit der Wucht einer schamanischen Inszenierung geschieht, in der Praxis eines Heilers, im Sprechzimmer einer Ärztin oder zu Hause, ist nicht von entscheidender Bedeutung – es kommt wohl nur auf die Veränderung des Blickwinkels an, um eine äußere Handlung, die eine innere Veränderung spiegelt, ohne sie mit der Logik des rationalen Bewusstseins im Zaum zu halten.

So scheint ein weiterer Mosaikstein des Geheimnisses der Heilung in der Wahrnehmung ritueller Handlungen als wörtliche, nicht umschriebene Realität zu liegen, so wie ein Kind Zauberei stets für möglich hält, bis es lernt, zwischen der alltäglichen Wirklichkeit und magischen Phantasien zu unterscheiden. Auf der Ebene der Seele aber lebt das Kind weiter, auch wenn der Erwachsene es längst überwunden zu haben glaubt, und dieses verborgene Kind in jedem Menschen verlangt sein Recht.

Wenn es gelingt, die rituelle Handlung unmittelbar wirken zu lassen, ohne sie durch das Filter rationaler Analyse zu betrachten, dann kann sich im Bewusstsein die Gewissheit der Heilung verankern, dann ist die Veränderung manchmal unmittelbar spürbar.

Welche Rolle spielt dabei die körperliche Berührung? In einem Heilungsritual werden ja bewusst und in gegenseitiger Übereinstimmung nicht selten Grenzen überschritten, die im Alltag dem persönlichen Schutz dienen: Schamanen berühren ihre Patienten ebenso wie die Heiler der westlichen Tradition, die mit dem Auflegen der Hände Kraft übertragen wollen. Aber auch in der konventionellen Medizin ist körperliche Berührung selbstverständlich, bei diagnostischen Untersuchungen zum Beispiel, mehr aber noch in der Physiotherapie, wo heilende Berührung, wenn auch mit einem anderen medizinischen Verständnis, den Kern der Behandlung ausmacht. Wie unterscheidet sich eine entspannende Massage von der Geste der Zuwendung, wie sie Heilerinnen und Heiler in vielen Praxen anbieten? Und was löst sie bei dem Menschen aus, der sie empfängt?

Die Kraft der Berührung

Eine ungewöhnliche Wundheilung

Der Aachener Chirurg Dr. Kai Krugel stand vor einer schwierigen Situation: Seit elf Monaten betreute er eine junge Patientin, die zur ambulanten Behandlung nach dem Eingriff in einer Klinik zu ihm gekommen war. Aber die Wunde in der Leistengegend heilte nicht ab, obwohl der Chirurg alle Methoden eingesetzt hatte, die in einem solchen Fall notwendig sind: »Wundmanagement« wird die vorschriftsmäßige Behandlung genannt, und Dr. Krugel hatte noch nie erlebt, dass er damit erfolglos blieb. Aber bei dieser Patientin, einer Deutsch-Iranerin, scheiterten alle seine Bemühungen. Manchmal schien der Heilungsprozess einzusetzen, aber wenige Tage später hatte sich die Wunde wieder vollständig geöffnet.

Dr. Krugel sah nur einen Ausweg: die Nachoperation in der Klinik. Aber Jasmin Youseffi lehnte die Überweisung ab. Sie hatte ganz einfach Angst, und der Grund dafür lag in ihrer Kindheit. Damals hatte sie einige Jahre im Iran gelebt und war dort bei einem Krankenhausaufenthalt nur knapp dem Tod entronnen, als die Klinik von einer Bombe getroffen wurde – es war die Zeit des Krieges zwischen Iran und Irak. Bis zu dem Tag der unumgänglichen Operation vor elf Monaten hatte sie deshalb nie wieder ein Krankenhaus betreten.

Jasmin versprach dem Chirurgen, noch einmal ihren Hausarzt Georg Lommetz zu konsultieren, den sie seit vielen Jahren kannte. Sie hoffte darauf, dass der Facharzt für Allgemeinmedizin, der ihr Trauma kannte, Verständnis für ihre Haltung haben würde. Aber Georg Lommetz war erschrocken, als er die Wunde sah. Sie war vollständig offen, sehr tief und schien sich entzündet zu haben – die Gefahr einer Sepsis bestand, eine lebensgefährliche Situation. Doch Jasmin ließ sich nicht von der Notwendigkeit der Nachoperation überzeugen. Er kenne doch andere Methoden, sagte sie, und deshalb möge er doch versuchen, sie auf anderem Wege zu heilen.

Tatsächlich hat sich der Hausarzt schon immer für komplementärmedizinische Wege interessiert, war einer der Ersten in Aachen, die Akupunktur anwendeten, und zwar in einer Zeit, als westliche Wissenschaftler diese Methode noch für völlig wirkungslos hielten. (Inzwischen zahlen sogar gesetzliche Krankenkassen Akupunkturbehandlungen bei einer Gruppe von ausgewählten Beschwerden, weil ihre Wirksamkeit wissenschaftlich nachgewiesen werden konnte.)

Aber in diesem Fall schien dem Arzt Akupunktur nicht erfolgversprechend. Als Jasmin ihm schließlich schriftlich gab, dass sie auf eigene Verantwortung die Einweisung ins Krankenhaus ablehnte, wagte Georg Lommetz einen Versuch, den er noch mit keinem Patienten unternommen hatte. Er legte Jasmin Youseffi die Hände auf, eine Methode, die er erst vor kurzem erlernt hatte.

An drei Tagen hintereinander verwandelte sich das Sprechzimmer des Arztes nach dem Ende der normalen, hektischen Sprechstundenzeit in einen Ort meditativer Ruhe.

Nach der ersten Behandlung, die fast eine Stunde dauerte, fühlte sich die Patientin entspannt, aber am Zustand ihrer Wunde änderte sich nichts. Auch nach der zweiten Behandlung zeigte sich keine Wirkung. Aber am dritten Tag registrierte die Patientin eine deutliche Veränderung – zunächst nur in ihrer Wahrnehmung. Beim dritten Mal habe sie plötzlich gewusst, dass es erfolgreich gewesen war, erzählt sie: »Es war ganz einfach so, als ob sich ein Schalter in meinem Kopf umgelegt hätte.« Sie ging beruhigt nach Hause und ließ einen Arzt zurück, der in großer Sorge um seine Patientin war.

In der Nacht nach der dritten Behandlung hatte Jasmin einen intensiven und aufwühlenden farbigen Traum. Sie erlebte noch einmal den Schrecken in der Klinik im Iran, sah in allen Einzelheiten, was geschehen war, und nahm dann in völliger Klarheit wahr, wie sie am Ende der lebensbedrohlichen Situation glücklich entkommen war. Dieses Gefühl der Rettung spürte sie im Moment des Aufwachens so deutlich, dass ihr ohne den Schatten eines Zweifels klarwurde, die Gefahr jetzt endgültig überwunden zu haben. Und gleichzeitig wusste sie auch, dass die Wunde nun heilen würde.

Als sie zwei Tage später wieder in die Sprechstunde ihres Hausarztes kam, hatte sich die Wunde tatsächlich vollständig geschlossen und schien dauerhaft abgeheilt. Georg Lommetz konnte kaum fassen, was er sah, hatte er doch selbst im Gegensatz zu seiner Patientin am Erfolg der Methode gezweifelt. Sofort schickte er Jasmin für eine Nachkontrolle zu seinem chirurgischen Kollegen. Auch der konnte nur bestätigen, dass die Wunde ganz normal verheilt war, so als ob es nie ein Problem gegeben hätte. Er könne sich das zwar nicht erklären, sagt Dr. Kai Krugel heute, aber es gelte nun einmal der alte Satz »Wer heilt, hat recht«.

Georg Lommetz hat inzwischen das Auflegen der Hände fest in den Ablauf seiner Praxis integriert. Für ihn bleibt es eine besondere Methode, die er nicht in jedem Fall anwenden möchte – aber er sieht sie als eine wirkungsvolle Ergänzung, die manchmal offenkundig auch helfen kann, wenn erprobte Methoden der konventionellen Medizin an ihre Grenzen stoßen.

Diese ungewöhnliche Geschichte einer langwierigen Erkrankung und ihrer plötzlichen Heilung erlaubt keine Verallgemeinerungen. Es ist ein individueller Fall, der Verlauf nicht einfach auf die Erkrankungen anderer Patienten übertragbar. Ich möchte dennoch eine vorsichtige Interpretation versuchen, weil sich an Jasmins Geschichte zeigen lässt, warum das alte Wissen keine Technik ist, die sich standardisieren lässt wie die erprobten Verfahren der *evidence-based medicine*, sondern immer ein Zusammenspiel von zwei Menschen bleibt, die im Moment der Behandlung auf besondere Weise in Beziehung treten.

Jasmin hatte einen schweren Schock erlitten, als sie in der Klinik im Iran mit dem Tod konfrontiert wurde. Damals war sie erst fünf Jahre alt, und das Erlebnis hatte sich tief in ihr Gedächtnis eingegraben. Irgendwie war es ihr im Laufe vieler Jahre wohl gelungen, die bedrohlichen Bilder in einem tiefen Keller ihrer Erinnerung einzuschließen. Aber sie waren nicht verschwunden und wirkten aus der Vergangenheit bis in die Gegenwart, denn Jasmin setzte alles daran, kein Krankenhaus besuchen zu müssen.

Als Jahrzehnte danach eine Operation unumgänglich wurde, siegte die Stimme der Vernunft, und Jasmin überging ihre diffusen Ängste. Aber was in den tiefen Schichten des Bewusstseins lebt, lässt sich nicht einfach beiseiteschieben – ein Trauma, wenn es nicht bearbeitet wird, bleibt immer ein lebensveränderndes Ereignis. Auch wenn die Operation gut verlief, wurden die damit verbundenen Bilder wieder lebendig: Sie verankern sich ja nach wissenschaftlichen Erkenntnissen auf allen Ebenen des Netzwerks von Körper und Seele.

Traũma, das ist das griechische Wort für »Verletzung« oder »Wunde«. Jasmins Kindheitstrauma war nach Jahrzehnten noch nicht verheilt, und so konnte wohl auch die neue Wunde nicht heilen, die ja wieder in einem Krankenhaus entstanden war. In den tiefsten Schichten der Seele verbinden sich oft Bilder miteinander, die dem rationalen Bewusstsein deutlich voneinander getrennt erscheinen – je tiefer die Erinnerungen liegen, umso näher sind sie der Ebene, in der es keine Trennung mehr gibt. In der Psychologie gibt es viele Beispiele dafür.

Es verwundert also nicht, dass eine technisch perfekte und in jeder Hinsicht dem Stand der ärztlichen Kunst entsprechende Behandlung nicht helfen konnte – sie blieb zwangsläufig an der Oberfläche und heilte die Ursache nicht.

Wie aber konnte die alte Geste der Zuwendung die tiefen Schichten des Bewusstseins erreichen, in denen das kleine Mädchen von damals noch immer in Todesangst lebte? Die Berührung hat wohl ganz grundlegende innere Bilder in Schwingung versetzt, die mit Geborgenheit und Sicherheit verbunden sind. Aber wie und wann entstehen diese Bilder?

Fühlen und Tasten

Der Tastsinn und das Fühlen einer Berührung – diese zwei Seiten der derselben Fähigkeit – entstehen ganz früh in der embryonalen Entwicklung. Der Fötus ist umschlossen von der Gebärmutter, und schwerelos im Fruchtwasser schwimmend, stößt er immer wieder an diese begrenzende Haut, berührt und wird berührt. Es ist der Beginn einer langsam wachsenden Selbstwahrnehmung. Die ersten inneren Bilder, die aus dieser Erfahrung entstehen, sind taktile Muster; mit Abertausenden Sensoren auf seiner Haut erfährt der Embryo sich selbst. Auch wenn er objektiv an Grenzen stößt, die seine Welt abschließen, lebt er doch in ungebrochener Ganzheit: Die Welt und er sind eins, und Leben ist Kontakt, ist Fühlen. In dieser schwerelosen Welt herrscht vollkommene Geborgenheit, Sicherheit, Selbstverständlichkeit. Alles hat seine Ordnung, es gibt keinen Zweifel, denn es gibt noch kein Denken, das diese Begriffe hervorrufen und mit ihnen zwischen Ich und Außenwelt unterscheiden könnte.

Berühren und Berührtwerden sind die Urerfahrung jedes Menschen und deshalb bestimmend für das ganze Leben. Während der Geburt, wenn der Säugling seine geborgene Welt verlassen muss, erlebt er nach einer Phase der Enge eine ungeheure Ausweitung. Dieser Moment hat etwas Befreiendes (denn die Enge des Geburtskanals ruft große Ängste hervor), zugleich aber auch etwas Erschreckendes, denn die zeitlose Geborgenheit ist ein für alle Mal verschwunden. In diesem Moment ist es nach aller Erfahrung und wissenschaftlicher Erkenntnis von großer Bedeutung, so schnell wie möglich den Körperkontakt zwischen Mutter und Kind herzustellen, also einen Zustand, der an die gewohnte Geborgenheit erinnert, die das Kind so plötzlich verloren hat.

Wenn das Baby »den Körper seiner Mutter spürt, wenn es ihre Brust als Nahrungsquelle findet und von freundlichen Händen in Empfang genommen wird«, schreibt die Hebamme Margarita Klein, überwindet das Neugeborene schnell den Schock der kalten, fremden Welt und kann Vertrauen gewinnen.[84] Fehlt aber dieser Kontakt, reagiert der Säugling mit akuten Stresssymptomen, die bald chronisch werden, wenn die äußere Unsicherheit für längere Zeit bestehen bleibt.

Bei Frühgeborenen entsteht eine besonders dramatische Situation: Sie müssen ja die Geborgenheit einer warmen, von Berührung und sanfter Bewegung bestimmten Welt verlassen, bevor sie sich so weit entwickelt haben, dass sie den Schock des Wechsels ertragen können – stattdessen verbringen sie die nächsten Wochen oder gar Monate in einer Maschine, im Inkubator, dem wohl »einsamsten Ort der Welt«.[85] Es ist bewegend, in einer Frühgeborenenstation zu sehen, wie Mütter versuchen, ihren Kindern das verlorene Gefühl vollständiger Geborgenheit zu ersetzen, wie sie den winzigen

Säugling im Inkubator vorsichtig mit den Händen berühren – ein fast archetypisches Bild. Immer wieder beobachten die Krankenschwestern, wie sich dann die körperlichen Parameter ändern, die bei Frühgeborenen ohne Unterbrechung gemessen werden. Frühgeborenenstationen sind intensivmedizinische Einrichtungen, aber heute haben die Eltern fast überall in Deutschland rund um die Uhr die Gelegenheit, in Körperkontakt mit ihren Babys zu bleiben.

Wie bedeutsam dieser Kontakt ist, das haben viele Untersuchungen belegt – überwiegend Tierversuche, die aber wohl auf die menschliche Ebene übertragbar sind.

In einer (ethisch allerdings zweifelhaften) Studie wurden neugeborenen Affen zwei »Ersatzmütter« angeboten. Die eine war eine harte, kalte Drahtkonstruktion, spendete aber Milch, die andere eine Attrappe mit weichem Fell. Die Affenbabys klammerten sich sichtbar verzweifelt an die weiche Fellfigur und verließen sie immer nur kurz, um zu trinken. Die meiste Zeit blieben sie in engem Kontakt mit der vermeintlichen schützenden Mutter. Die Nähe, die sie so erlebten, erwies sich als mindestens ebenso wichtig wie die Nahrungsaufnahme – vielleicht sogar als noch wichtiger.

Diesen Schluss legt auch ein Versuch mit Rattenbabys nahe: Wenn sie ausreichend gefüttert, aber nur wenig berührt werden, stellen sie das Wachstum ein oder sterben sogar nach kurzer Zeit.[86]

Was sich am Beispiel dieser Studienergebnisse zeigt, ist von großer Bedeutung für die Medizin: Berührung ist offensichtlich in jeder Hinsicht lebensverlängernd und heilsam. Die Ärztin Eva Reich, Tochter des Psychoanalytikers und Freud-Schülers Wilhelm Reich, Begründerin einer besonderen Massage für Babys (»Schmetterlingsmassage«), fasst diesen Gedanken so zusammen:

»Eine Berührung kann uns von Kopf bis Fuß wieder zusammenfügen, kann die zerbrochenen Teile unserer Lebensenergie über Barrieren hinwegfließen lassen.«[87]

Wie genau eine Berührung sich im Netzwerk von Körper und Seele auswirkt, welche Instrumente im Konzert der Botenstoffe und der elektrischen Signale besondere Impulse erhalten, das wird sich im Einzelnen nicht zeigen lassen. Berührung scheint insgesamt den »Klang des Orchesters« mit größerer Kraft zu füllen. Sie beeinflusst die Harmonie, nimmt Dissonanzen aus dem Spiel und verbessert so die Schönheit der Melodie. Aber diese Metapher zeigt nur, dass die heilende Berührung offenbar wieder zusammenfügt, was im Begriff war, auseinanderzufallen, dass sie also auf einer grundlegenden, nicht einer spezifischen Ebene ansetzt. Weil sie die Ganzheit fördert, weil sie den Körpergeist in der Berührung an das früheste Erlebnis vollständigen Einsseins erinnert, gibt sie dem Netzwerk von Körper und Seele die Möglichkeit, Störungen auszugleichen und den verlorenen Einklang wiederzugewinnen, die Kohärenz. Das ist ein großer Unterschied zum Ansatz der konventionellen Medizin: Sie würde versuchen, das Konzert zu retten, indem sie einzelne Instrumente reparierte oder Musiker austauschte, in der Hoffnung, dass ein solcher Eingriff oder eine Reihe von Eingriffen, die in engem Zusammenhang stehen, dem Konzert neues Leben einhauchen.
In der Sprache der Neurobiologie ausgedrückt, kann das Auflegen der Hände die »Stressachse« unterbrechen, von der ja schon die Rede war, und stattdessen eine Entspannungsantwort auslösen. Diese grundlegenden Regelkreise beschreiben die übergeordnete Ebene. Es kommt aber noch eine weitere Wirkung hinzu: Wenn die Haut den Kontakt einer Hand spürt, dann können sich in ihren unteren Schichten biochemische Reaktionen zeigen. Während einer Versuchsreihe an

der State University in New York berührten die Wissenschaftler Gewebeproben mit leicht rhythmischer Bewegung. Nach kurzer Zeit konnten sie in der Gewebeprobe die Entstehung von Stickstoffmonoxid nachweisen, einer Substanz, die auch als Botenstoff wirkt: Sie sorgt dafür, dass sich die Durchblutung verbessert, was beim lebenden Menschen ein Gefühl der Wärme auslösen würde, von dem ja viele Patienten während der Behandlung durch einen Heiler berichten. Außerdem hat Stickstoffmonoxid eine entzündungshemmende Wirkung – ein Indiz dafür, dass die ungewöhnlich schnelle Wundheilung der Patientin Jasmin Youseffi auch durch lokale Faktoren unterstützt worden sein könnte.[88]

Die Tests in New York wurden bisher nur als Randnote im Rahmen einer anderen Untersuchung publiziert, dürften aber zu weiteren Untersuchungen anregen. Wenn sich die Ergebnisse in einem größeren Zusammenhang bestätigen sollten, könnte das der erste Beweis für eine gleichsam spezifische Wirkung dieser uralten Heilmethode sein. Es wäre aber falsch, sich bei der Beurteilung der heilenden Berührung zu sehr auf diesen unmittelbaren Effekt zu konzentrieren. Offenkundig gerät ja das Netzwerk insgesamt in Schwingung; es ist also das Ganze, das im Moment der Berührung beeinflusst wird, nicht nur ein kleiner Teil.

Tatsächlich scheint es möglich, über die Berührung auch tiefere Ebenen des Gehirns zu erreichen: Einerseits werden die wahrgenommenen Signale zur Hirnrinde geleitet, zum sensorischen Kortex, jenem Kontinent, der über die Wahrnehmung der Berührung das Gefühl für die Körpergrenzen und zugleich für die Grenzen des Raums erzeugt. Andererseits stehen sie mit älteren Teilen des Gehirns in Kontakt, wo sie Einfluss auf Gefühle und Verhalten, aber auch auf physiologische Veränderungen nehmen können, also die tiefsten inneren Bilder anregen, die über die Gesundheit wachen.[89]

Innere Verbindung

Wie aber lässt sich erklären, dass Therapeuten immer wieder berichten, mit ihren Patienten in eine Art Gleichklang zu kommen, der ihnen ermöglicht, winzige Bewegungen im Körperinnern wahrzunehmen? Wie können sie körperliche Zusammenhänge spüren, die dem Blick »von außen« normalerweise vollständig verborgen bleiben? Von dieser Fähigkeit berichten Physiotherapeuten ebenso wie Osteopathen oder Feldenkrais-Lehrer. Auch in der Cranio-Sacral-Therapie kommt es darauf an, gleichsam die körperlich-seelischen Zusammenhänge zu fühlen, mit den Patienten auf einer tiefen Ebene in Resonanz zu treten, die Botschaften des Körpers und der Seele wahrzunehmen und ihnen mit heilenden Impulsen zu antworten. Für diese geheimnisvoll erscheinende Fähigkeit sind zunächst einmal die »taktilen Sensoren« der Hand und die Fähigkeit des Gehirns entscheidend, die erfühlten Sinnesreize zu interpretieren und in einem sinnvollen Muster zu ordnen.

Etwa 17 000 »Fühlkörperchen« in der Handinnenfläche nehmen Druck-, Bewegungs- und Vibrationsreize auf, auch die Fingerspitzen sind mit Rezeptoren für die Wahrnehmung von Druck und Gegendruck ausgestattet. Für die Fähigkeit zu winzigen Bewegungen sorgen 27 Knochen, fünf Finger mit allein vierzehn Fingerknochen, 33 Muskeln und drei Nervenstränge. Die Hand ist ein hochsensibles Organ, das zur Wahrnehmung von kleinsten Veränderungen in der Lage ist und in Reaktion darauf zur Anregung von Impulsen, die ihrerseits Kaskaden von Veränderungen auslösen können. Damit dies möglich ist, bedarf es aber langjähriger Übung, einer gleichsam künstlerischen Ausbildung der Sensibilität. Wenn sich die vieltausendfache Erfahrung im Gehirn verankert hat, dann koppelt sich die Fähigkeit, zu spüren, vom rationalen Bewusstsein ab und wird intuitiv: Es genügt dann, zu berühren, um zu »sehen« oder zu »wissen«.

Wenn ein Mensch über lange Zeit übt, mit seinen Händen tiefere Strukturen und Zusammenhänge der körperlichen Regelkreise zu ertasten, dann muss dies nach und nach zu neuroplastischen Veränderungen seines Gehirns führen: Die Areale, in denen sich die Sensibilität der Hand zeigt, werden gestärkt und erweitern sich. Bestimmten taktilen Reizen ordnen sich nun wie von selbst Interpretationen zu. Nach und nach erweitert sich das innere Bild, das mit einem taktilen Reiz in Verbindung steht, um klare Vorstellungen von Körperstrukturen und der Lage von Organen, aber auch von Gefühlen, die den Patienten im Augenblick bewegen.

Die Physiotherapeutin und Buchautorin Sabine Mehne beschreibt, was in einem solchen Moment geschieht:[90] Wenn eine Physiotherapeutin die Füße, den Bauch, den Rücken oder die Halswirbelsäule eines Patienten berühre, nehme sie manchmal klar und deutlich angestaute Gefühle war. Oft ließen sich solche inneren Spannungen allein über körperliche Berührung ausgleichen, manchmal sei es aber auch nötig, die wahrgenommenen Gefühle in Worte zu kleiden und sie durch das Gespräch zu integrieren. In der Regel finde sich der richtige Moment für ein solches Gespräch meist ganz von selbst. Auch Martin Busch berichtet, dass er in der intensiven Arbeit mit seinen Patienten häufig deren Gefühle wahrnehme, ja sogar ähnliche Bilder sehe wie sie. Es sei so, als ob sich zwei Nervensysteme vernetzten.
Dieser Gedanke ist mehr als nur eine Metapher, wie Hirnforscher erst vor wenigen Jahren herausfanden. Wenn Menschen miteinander in Verbindung treten, dann werden in ihrem Gehirn bestimmte Gruppen von Nervenzellen aktiv, die wegen ihrer besonderen Eigenschaften »Spiegelneuronen« genannt werden. Spiegelneuronen haben die Fähigkeit, synchron mit den Nervenzellen eines Partners zu schwingen. Voraussetzung dafür ist die Bereitschaft, miteinander für eine

gewisse Zeit in Beziehung zu treten. Vordergründig geht es zunächst um gegenseitige Beobachtung. Jeder Mensch kennt das Phänomen aus dem Alltag: Wenn wir beobachten, wie jemand einen Schmerz erleidet, erleben wir ein Mit-Gefühl – wir scheinen uns für einen Moment mit dem Gegenüber vollständig zu identifizieren, empfinden (in abgeschwächter Form) den Schrecken, verzerren oft sogar in ähnlicher Weise das Gesicht. Tatsächlich reagieren beide Gehirne in diesem Augenblick wie ein einziges: Die gleichen Neuronengruppen beginnen zu »feuern«, es entsteht ein nahezu identisches Muster – und das führt dazu, dass der Beobachter die Gefühle seines Gegenüber wahrnehmen kann, in gewisser Weise auch die damit verbundenen Gedanken.

Im besonderen Setting einer Behandlungssituation kann so jenseits der Sprache ein Dialog auf der Ebene des Gefühls entstehen. Weil das Netzwerk von Körper und Seele alle Ebenen miteinander in Verbindung bringt, wirken sich Veränderungen in den Gefühlen körperlich aus, und körperliche Veränderungen können die inneren Bilder und damit ihrerseits die Gefühle beeinflussen. So wird es möglich, dass in dieser »Vernetzung der Nervensysteme« ein Therapeut plötzlich konkrete körperliche Empfindungen wahrnimmt, die genau den Empfindungen des Patienten entsprechen: Schmerzen, Verspannungen oder andere Formen des Unwohlseins, die nicht seine eigenen sind. Weil er sich vollständig auf seinen Behandlungspartner einstellt, fließen diese Informationen wie von selbst, werden wie eigene Empfindungen wahrgenommen. Es braucht viel Erfahrung und Selbstreflexion, sie als »fremde« Gefühle zu erkennen. Vor allem aber ist es wichtig, verantwortungsvoll mit der Fähigkeit der Spiegelung umzugehen. Denn die Kommunikation verläuft ja in beide Richtungen: Auch der Patient kann mit Hilfe seiner Spiegelneuronen Informationen auf der Ebene des Gefühls empfangen, die vom Therapeuten kommen und die ihn auf tiefer Ebene beeinflussen.

Im »Gespräch jenseits der Sprache« hat die Berührung eine große Macht: Sie vermittelt Nähe, Geborgenheit, die Ahnung einer möglichen Veränderung. Weil Worte nur eine geringe oder gar keine Rolle spielen, finden sich alle Sinne auf einer Ebene jenseits rationaler Wertung, und das Netzwerk von Körper und Seele kann sich neu ausrichten.

Die Physiotherapeutin Sabine Mehne schildert, wie sie diese tiefe Verbindung in der Behandlung einer schwerkranken Patientin auf einer Palliativstation erlebte:

»Ich nähere meine Hände langsam ihrem Kopf. Ich spüre die Spannung schon aus der Entfernung. Meine Hände finden einen Platz unterhalb des Hinterkopfs, die Fingerspitzen an der Halswirbelsäule. Ich trage quasi ihren Kopf auf Händen. Ein schönes Bild. Sie genießt es, schließt ihre Augen, atmet ruhiger. Ich stelle mir vor, dass meine Hände ihren Kopf leichter machen können, so dass er ähnlich einer Zellmembran arbeitet. All das, was drückt, kann durch die kleinen Membranöffnungen abfließen, durch meine Hände und meinen Körper nach außen gelangen. Mein Körper wird in diesem Moment eine Art Filter, leitet alles Schwere ab. Ich lasse das Schwere durch mich hindurchlaufen, hinunter zu den Füßen, dann durch den Boden und weit weg bis ins Universum, weil ich denke, dort ist genug Platz für alles. Ich spüre, wie meine Hände leichter werden, wie ihr Kopf leichter wird, wie ihre Atmung sich entspannt ...«[91]

Biologie und neue Physik

Was geschieht im Augenblick einer solchen Behandlung? Mit klassischer Physiotherapie hat das nicht mehr viel zu tun, die Grenzen haben sich geöffnet und geben neue Räume frei. So ähnlich erlebte auch der Arzt Georg Lommetz den wortlosen

Dialog mit seiner Patientin. Hier wie dort schwingen sich zwei Behandlungspartner vollständig aufeinander ein, machen sich durchlässig für die Gefühle ihres Gegenübers, und in Gedanken und Handlungen entstehen heilende Impulse: Ruhe und Entspannung kehren ein, wie bei der Patientin in der Palliativstation, oder vor dem inneren Auge blitzt die Gewissheit auf, dass jetzt der entscheidende Schritt zu einer Veränderung getan wurde, wie bei der Patientin in der Arztpraxis, die plötzlich »wusste, dass es jetzt funktioniert hat«.

Der Unterschied zu dem, was in einer konventionellen Arztpraxis geschieht, ist offenkundig: Dort geht es um rationale Analyse, um die Erhebung objektiver Daten, um Fakten und ihre Einordnung, letztlich um eine Diagnose und eine aus ihr abgeleitete Therapie, die von subjektiven Faktoren möglichst unbeeinflusst ist. Was der Patient fühlt, ist nur wichtig, wenn es unmittelbar mit konkreten Symptomen in Zusammenhang steht oder wenn das Gefühl selbst als Symptom gelten darf. Die Gefühle des Arztes spielen gar keine Rolle, werden eher als Störfaktoren gesehen, die eine objektive Gewichtung der Fakten beeinflussen.

Diese Beschreibung ist natürlich idealtypisch, aber sie entspricht dem Selbstbild der konventionellen Medizin – einer Medizin, die sich dem wissenschaftlichen Ideal verpflichtet fühlt, wie es sich seit dem Siegeszug der Physik Newtons durchgesetzt hat. Physikalische Phänomene vollziehen sich danach unabhängig von den Menschen, die sie beobachten. Der Experimentator steht gleichsam außerhalb des Versuchs und registriert lediglich, was geschieht.

Diese Vorstellung von der Wirklichkeit und ihrer Messung hat sich seit den Erkenntnissen der Quantenphysik, also seit mehr als hundert Jahren, als falsch erwiesen. Auch in der Physik gilt seitdem, dass der Experimentator Teil des Versuchs ist: Seine Entscheidung, was er messen möchte, beeinflusst das Ergebnis, mehr noch: In der Welt der kleinsten Teilchen bestimmt sie sogar das, was sich am Ende auf den Computerbildschirmen zeigt. Die Phänomene in der tiefsten Schicht der physikalischen Wirklichkeit lassen sich allerdings nicht einfach in die Makrowelt »hochrechnen«, auch wenn die sichtbare Wirklichkeit auf Quanten beruht. Möglicherweise ist das aber auch nicht notwendig, denn es könnte sein, dass die Welt insgesamt so funktioniert, wie es die schamanischen Kulturen schon vor Jahrtausenden postulierten: dass alle Ebenen der Wirklichkeit auf geheimnisvolle Weise miteinander verbunden sind.

Dies vermutet jedenfalls eine Gruppe von Wissenschaftlern, die ihre Überlegungen auf der sogenannten Systemtheorie aufbaut. Der Freiburger Physiker Prof. Hartmann Römer, der Medizinforscher Prof. Harald Walach von der Universität Northampton in England und der Max-Planck-Wissenschaftler Prof. Harald Atmanspacher halten es für möglich, dass die Welt auf allen Ebenen denselben Gesetzen folgt, die in der Welt der kleinsten Teilchen gelten – dass sie sich dort aber besonders gut zeigen, weshalb sie bisher auch nur dort zweifelsfrei experimentell nachgewiesen werden konnten.

Ein Phänomen aus der Quantenwelt, das die Vorstellung alter Kulturen zu bestätigen scheint, Menschen und Dinge seien auf eine untrennbare Weise miteinander verbunden, wird »Verschränkung« genannt. Subatomare Teilchen, die einmal in engem Kontakt standen, reagieren synchron, auch wenn sie später weit voneinander entfernt sind: Wenn der Experimentator die Bewegungsrichtung des einen Teilchens ändert, richtet sich das »Zwillingsteilchen« zeitgleich in der Gegenrichtung aus. Zwischen beiden Teilchen fließen keine Informationen im Sinne der klassischen Physik – sie reagieren einfach als System, und zwar zeitgleich und unabhängig davon, ob sie zwei Meter oder zwei Lichtjahre voneinander entfernt sind.

Die Theorie der drei Wissenschaftler belegt die Möglichkeit, dass diese im Mikrobereich nachgewiesene Fähigkeit zur

»Verschränkung« auch in der sichtbaren Alltagswelt gelten könnte.[92] Wenn dies so wäre, dann könnten zwischen einem Heiler, einem Arzt oder Physiotherapeuten und einem Patienten innere Bilder übertragen werden, ohne dass die bekannten Signalwege eine Rolle spielten: Die Information würde sich zeitgleich bei beiden Behandlungspartnern zeigen. Wenn sich »zwei Nervensysteme vernetzen«, wie das Martin Busch ausdrückt, dann ließe sich das auch als »Verschränkung« im geschilderten Sinne interpretieren. So würde auf andere Weise verständlich, dass beide Partner in der Behandlungssituation gleiche Gefühle, Gedanken, innere Bilder entwickeln können: Sie bilden ja für eine gewisse Zeit ein System, das sich gleichsam synchronisiert.

Die »Weak Quantum Theory«, bis heute noch nicht experimentell belegt, aber plausibel begründet, weist einen Weg jenseits der Neurobiologie. Sie kann und will aber neurowissenschaftliche Erklärungen nicht ersetzen, sondern nur um eine Ebene erweitern: Wenn das eine wahr ist, muss das andere nicht falsch sein.

Auch für diesen neuen Versuch, das Zusammenspiel von Körper und Seele zu verstehen (oder genauer: das Wirken des Körper-Geistes), gilt das Prinzip, dass stets mehrere Wege denkbar sind, dass es für eine Heilung ganz unterschiedliche Ursachen geben kann. Die wissenschaftliche Methode mag es unumgänglich machen, den Menschen modellhaft in immer kleinere Teile zu zerlegen – die Wirklichkeit aber kennt nur das Ganze. Und dort spielen stets alle Ebenen zusammen, von der einfachen Konditionierung, die das Modell des Körpers als Maschine zu bestätigen scheint, über den Placeboeffekt, der das Zusammenspiel von Körper und Geist belegt, bis zur Fähigkeit jedes Menschen, mit Hilfe der Spiegelneuronen Gefühle und Gedanken eines Partners zu erfahren. Aber jenseits dieser Ebenen liegt ohne Zweifel unbekanntes Gebiet, unerforschtes Land, das die Wissenschaftler nur zögernd betreten. Möglich, dass sich dort Erklärungsmodelle verbergen, die unsere Vorstellungen langfristig revolutionieren, indem sie dem Geist, der Seele, dem Bewusstsein ein größeres Gewicht beimessen, als es die Medizin heute für notwendig hält.

Immer mehr Ärzte erkennen die Grenzen der konventionellen Medizin. Und auch wenn viele komplementäre Methoden die Aura des »Unwissenschaftlichen« tragen, entdecken überall auf der Welt klassisch ausgebildete Ärzte die Chancen dieser Behandlungsweisen und wenden sie in ihrer Praxis an. Viele Methoden bleiben geheimnisvoll, weil es noch kein wissenschaftlich anerkanntes Erklärungsmodell gibt, nur einzelne, manchmal einander widersprechende Bausteine, wie ich sie in diesem Kapitel geschildert habe. Aber möglicherweise liegt ja gerade darin ein Teil ihrer Wirkung: dass sie der Medizin wieder etwas Subjektives zurückgeben, eine Ebene der Kommunikation, der Beziehung – und der Kunst. Denn wenn es in einer Behandlung darauf ankommt, mit Hilfe der Intuition zu spüren, was einem Patienten fehlt oder was ihm zu viel ist, dann verlangt dies eine besondere Fähigkeit, die vielleicht nicht jeder besitzt, ein Talent, das sich nicht an einer Universität vermitteln lässt. Und so kehrt das Geheimnisvolle zurück, ein Zauber, den zu zerstören sich die wissenschaftliche Medizin seit Jahrhunderten, wenn auch vergeblich, bemüht. Aber es ist ja gerade diese Aura des Zauberhaften, die auf das Netzwerk von Körper und Seele manchmal auch dann noch einwirken kann, wenn alle rationalen Therapien versagt haben – diese Erkenntnis wiederum verdanken wir paradoxerweise der rationalen Wissenschaft, die mit der Placeboforschung die Macht des Geistes eindrucksvoll belegte.
Wenn nun alte Methoden wie das Auflegen der Hände wieder in die Arztpraxen zurückkehren, wie bei dem Allgemeinarzt Georg Lommetz, dann kehrt auch die Anerkennung der

Ganzheit zurück; denn die Hände reparieren ja nicht in erster Linie das Körperareal, das sie berühren (obwohl es, wie bereits erwähnt, offenbar auch lokale Wirkungen gibt), sondern bringen darüber hinaus das Netzwerk von Körper und Seele insgesamt auf vielfältige Weise in Schwingung. So kann sich an einer ganz entfernt liegenden Körperregion eine Veränderung zeigen, oder ein Patient kann plötzlich eine neue innere Haltung einnehmen, die ihrerseits wieder auf das Netzwerk einwirkt: die persönliche Gewissheit, wieder gesund zu werden – oder eine veränderte Sicht, die es möglich macht, die Erkrankung (ohne sich selbst aufzugeben) als ein persönliches Schicksal anzunehmen. Die Anerkennung, dass nicht alles machbar ist, was wir uns wünschen, kann sehr heilsam sein.

Heilen mit der Kraft der Berührung kennt viele Wege. Der älteste, das Auflegen der Hände, ist jahrtausendealt, und viele überlieferte Geschichten erzählen von ihrer Wirkung. Die Geste der Zuwendung erscheint einfach, von jedem Menschen sofort anzuwenden. Deshalb bieten heute immer mehr Heilerinnen und Heiler diesen Dienst an. Aber der Wunsch zu helfen allein genügt sicher nicht. Wenn wir ernst nehmen, was die unterschiedlichen Erklärungsmodelle nahelegen, dann kann im Augenblick einer solchen Behandlung sehr viel geschehen. Im Netzwerk von Körper und Seele entsteht Bewegung, und wenn ein Heiler damit nicht verantwortungsvoll umgeht, kann er vielleicht auch Verwirrung stiften. Solche »Nebenwirkungen« sind allerdings selten – meist geschieht dann ganz einfach nichts, und der Patient verliert bald das Vertrauen in die Wirksamkeit der Methode.
Menschen, die allein mit der Kraft der Berührung heilen wollen, brauchen eine Schulung, die alle Ebenen des Wissens einbezieht, auch die ganz rationale der modernen Wissenschaft. Inzwischen bieten einige Institutionen entsprechende

Ausbildungen an. In solchen Studiengängen werden die unterschiedlichen Sichtweisen der überlieferten Methoden ebenso vermittelt wie neurobiologische Hintergründe, vor allem aber erlauben sie zunächst einmal Selbsterfahrung in unterschiedlichen Rollen: als Heiler und Patient.

Eine dieser neuen Ausbildungseinrichtungen trägt den Namen »Ärzteakademie«. Sie wurde von der Heilerin Teresa Schuhl und dem Siegburger Arzt und Heiler Dr. Wolfgang Bittscheidt gegründet, um Medizinern eine Rückbesinnung auf eine der ältesten überlieferten Methoden des Heilens zu ermöglichen. Auch der Allgemeinmediziner Georg Lommetz hat hier die Kunst der heilenden Berührung erlernt.

Die Kunst des Heilens

Wenn sich die Teilnehmer des Ausbildungskurses der »Ärzteakademie« im Tagungsraum eines Hotels in der Nähe von Siegburg treffen, dann verwandelt sich der nüchterne Saal nach den theoretischen Diskussionen immer wieder in eine große Praxis. Überall werden Liegen aufgebaut, und die Teilnehmer beginnen, sich wechselseitig zu behandeln. Es ist still im Raum, nur ab und zu spricht einer der Ärzte leise ein Gebet. Worte sind neben der Berührung mit den Händen die zweite Ebene der Heilung in der Ärzteakademie.

Einen Menschen zu heilen bedeutet, ihn »ganz« zu machen, ihn wieder in Einklang mit sich selbst zu bringen, auseinanderstrebende Teile zusammenzuführen. Das Wort hat den gleichen Ursprung wie der Begriff des Heiligen, denn in den alten Zeiten vor der Epoche des Rationalen wurde die Behandlung eines erkrankten Menschen stets als spirituelle Handlung gesehen, als Vermittlung zwischen der sichtbaren Welt und dem unsichtbaren Reich der Geister oder des einen Gottes. Weil diese alten Vorstellungen noch immer in den tiefen Schichten des Bewusstseins leben, sind Gebete oder heilsame Sätze häufige Begleiter heilender Berührung. (In der Hypnotherapie wurden sie durch bildhafte Geschichten ersetzt, die aber auch noch voller Zauber sein können.) Die Worte, für jeden Patienten aus dem Gefühl des Augenblicks entwickelt, aber in rituelle Sprache gekleidet, berühren auf besondere Weise die Seele.

Als ich das erste Mal bei der Recherche für einen Dokumentarfilm[93] mit dieser Methode in Kontakt kam, wusste ich nicht, dass die Heilerin, der ich mich in einer Arztpraxis anvertraute, auch auf die besondere Kraft des Gebetes setzte. Die Behandlung war nur als Demonstration gedacht, denn ich wollte selbst erleben, wie es sich anfühlt, wenn sich eine Heilerin vollständig auf einen Menschen konzentriert.
Zunächst herrschte für einige Minuten Schweigen. Ich lag mit geschlossenen Augen auf der Behandlungsliege und wartete auf das, was geschehen würde.
Plötzlich spürte ich eine elektrische Entladung im Bereich des Solarplexus. Tatsächlich hatte ich das Gefühl, meine Haut würde mit elektrischem Strom gereizt. Ich öffnete die Augen und sah, dass die Heilerin ihre Hand etwa 15 Zentimeter oberhalb meines Körpers hielt. Wenn sie näher kam, verstärkte sich das Gefühl, wenn sie sich entfernte, wurde es schwächer. Irgendwann legte sie die Hand auf den Körper, und jetzt fühlte ich durch alle Kleidungsschichten hindurch eine sanfte, tiefe Wärme.
In diesem Moment begann sie zu sprechen. Mit leiser, aber klarer Stimme formulierte sie ein Gebet. Mein rationales Bewusstsein reagierte erstaunt, skeptisch, dann ablehnend. Dass die Berührung mit den Händen mehr als nur eine Geste ist, hatte ich eben selbst erlebt – aber das Gebet irritierte mich, denn ich hatte nicht damit gerechnet, dass es zum Ritual gehörte. Für einen kurzen Augenblick erwog ich, die Behand-

lung abzubrechen. Aber dann beschloss ich, abzuwarten, was geschehen würde.

Im selben Augenblick veränderte sich meine Wahrnehmung. Ich empfand ein Gefühl tiefer Geborgenheit. Ein Aufgehobensein in etwas Größerem, in einem Raum, der nicht auf die kleine Weltsicht des Menschen beschränkt war. Die wenigen Sätze, an deren Inhalt ich mich nicht mehr erinnere, entfalteten eine unerwartete Kraft, sie verbanden sich mit dem warmen Gefühl, das von den Händen der Heilerin ausging und sich nicht auf der Körperoberfläche, sondern mehr in der Tiefe zeigte. Ich war tief berührt: unmittelbar durch die Hände, mittelbar durch die gesprochenen Worte, die jenseits rationaler Überlegungen lagen und es mir unmöglich machten, meine Rolle als »neutraler Beobachter« einer Heilbehandlung beizubehalten. Ich war einfach nur noch anwesend, und mein Geist blieb vollständig im Jetzt, war unfähig zu nüchterner Beobachtung oder gar zur Analyse dessen, was gerade geschah.

Wir hatten nur eine kurze Demonstration vereinbart, und nach etwa fünfzehn Minuten war die Behandlung zu Ende. Ich öffnete die Augen und sah, dass die Heilerin offenbar aus einer Trance in die Alltagswirklichkeit zurückkehrte.

Nach einigen Minuten des Schweigens erzählte sie mir, dass sie klare innere Bilder gesehen habe, die mit mir und meiner Person in Zusammenhang stünden. Sie hatte ein Tier wahrgenommen, das im Raum erschienen sei und dessen Aufgabe offenbar darin bestünde, die Situation zu überwachen. Dieses Tier habe zunächst sehr skeptisch beobachtet, was geschieht, aber dann offenbar zufrieden die Behandlung akzeptiert und sich in einer Ecke des Raums zur Ruhe gelegt, dabei aber stets wachsam die Situation im Auge behalten.

Und dann beschrieb sie eine Besonderheit dieses Tieres (dessen Identität ich nicht lüften möchte): Es habe einen Doppelcharakter, scheine zunächst einer bestimmten Art zuzugehö-

ren, changiere dann aber in eine andere Form, so dass eine lange Zeit nicht klar gewesen sei, um welches Tier es sich genau handele. Am Ende aber sei die Entscheidung klar und eindeutig ausgefallen, und die Art stünde nun eindeutig fest. Ich war bestürzt und zugleich fasziniert über diese Beschreibung, die so genau war, dass keine Verwechslung, keine Überinterpretation möglich war. Denn ich hatte dieses Tier zuvor in einem Traum gesehen, genau so, wie sie es beschrieben hatte.
Die Heilerin, die mir diese Erfahrung ermöglichte, war Teresa Schuhl, die Mitgründerin der Ärzteakademie, deren Ausbildungsmethode ich nun in dem Tagungssaal beobachtete.

Von »außen« betrachtet, hatte die Behandlung nichts Spektakuläres, denn das, was im Dialog der Behandlungspartner geschieht, entzieht sich in seiner Tiefe jeder äußeren Beobachtung. Das ist beim Auflegen der Hände ähnlich wie in einem schamanischen Ritual: Das Entscheidende geschieht im Bewusstsein, es bleibt dem alltäglichen Blick verborgen.
Die meisten Teilnehmerinnen und Teilnehmer der Akademie sind Mediziner, denn ihre Weiterbildung liegt den Gründern besonders am Herzen. Ihr Ziel ist, die alte, überlieferte Erfahrungsheilkunde mit der modernen Medizin zu verbinden, Brücken über den breiten Graben zu schlagen, der die beiden Gegenpole der Heilkunst noch immer voneinander trennt. Im Zusammenspiel der beiden »Antipoden«, davon sind Teresa Schuhl und Wolfgang Bittscheidt überzeugt, liegt die Zukunft der Medizin: einer Medizin, die alle Ebenen des Menschen gleichzeitig behandelt und die deshalb mehr vermag, als jede Methode für sich allein erreichen könnte.

Neben Ärzten aller Fachrichtungen und Psychotherapeuten nimmt die Akademie in Ausnahmefällen auch Angehörige anderer medizinischer Berufe auf. In den praktischen Übungen lernen die Teilnehmer, ihre Aufmerksamkeit auf das Ziel der Heilung zu fokussieren und sich gleichzeitig selbst dabei mehr und mehr zurückzunehmen. Dieser Zustand der Offenheit nützt beiden Behandlungspartnern. Immer wieder berichten Heiler aller Kulturen darüber, dass sie sich durch die Zuwendung anderen Menschen gegenüber selbst gestärkt fühlen: Wer heilt, wird selbst heil, wer Kraft abgibt, gewinnt Kraft hinzu. Wenn sich ein Heiler durch seine Arbeit geschwächt fühlt, dann gilt dies geradezu als Zeichen einer fehlerhaften Behandlungsmethode: Wer heilt, soll sich als »Kanal« einer nicht näher beschreibbaren Macht fühlen, er darf niemals versuchen, persönliche Kraft zu verschenken. Denn es geht nicht darum, sich für einen anderen Menschen zu opfern, sondern eine Brücke zu bauen zu den verschütteten Selbstheilungskräften.

Wie dies geschieht, darüber erzählen die unterschiedlichen Kulturen unterschiedliche, aber im Kern ähnliche Geschichten. In der chinesischen Philosophie ist das Qi eine unsichtbare Energie, die durch den Körper fließt: Sie kann durch viele Methoden, vor allem durch die Akupunktur, neu ausgerichtet oder verstärkt werden. In vielen anderen Ländern sprechen die Heiler von einer »kosmischen«, »universellen« Energie, die sie zum Nutzen ihrer Patienten konzentrieren. Im indischen Raum wird diese Energie Prana genannt, der Psychoanalytiker Wilhelm Reich gab ihr den Namen Orgon-Energie. Aus klassisch-wissenschaftlicher Sicht ist diese Energie nicht nachweisbar, aber das bedeutet nicht zwangsläufig, dass sie nicht existiert. Einerseits ist es möglich, dass die derzeit anerkannten Messmethoden nicht ausreichen, um sie erfassen zu können, andererseits könnte es sein, dass der Begriff nur eine Metapher ist für einen dahinterliegenden komplexen Zusammenhang: für das Wirken des psychosomatischen Netzwerks nämlich, das sich auf vielfältige Weise anregen lässt. Tatsächlich beschreibt der Begriff »Energie«

sehr gut, was bei einer Heilung im Körper-Geist geschieht: Eine Kraft wird spürbar, die in eine neue Richtung führt, eine erstarrte Situation löst sich plötzlich auf, eine neue Sicht der Erkrankung macht ganz neue Therapiewege möglich, oder es entsteht ganz einfach die »innere Gewissheit«, dass sich etwas grundlegend verändert hat. Subjektiv erleben wir das als Energieschub – und so liegt es nahe, die Methode des geistigen Heilens als »energetische Medizin« zu beschreiben, ganz unabhängig davon, ob sich irgendwann eine »reale« (das heißt mit wissenschaftlich anerkannten Methoden sichtbar gemachte) Energie nachweisen lassen sollte oder nicht.

In den meisten Kulturen, die energetisches Heilen praktizieren, hat diese Kraft eine spirituelle Färbung: Sie wird als göttliche Kraft gesehen oder als die Macht helfender Geister, die aus den unsichtbaren Welten über die Heiler als Vermittler in der Welt der Menschen eingreifen.
Das rationale Bewusstsein neigt dazu, diese Vorstellung abzulehnen, aber wie frühere Kapitel gezeigt haben, ist dies nur die Reaktion eines an der Oberfläche liegenden, wenn auch machtvollen Teils des Bewusstseins. In den tieferen Gewölben der Seele können solche mythischen Bilder dennoch große Wirkung haben, denn dort ruhen ja die Eckpfeiler unseres Glaubens, wie er über Jahrtausende überliefert wurde.

Nicht alle Teilnehmer der Ausbildungskurse sprechen ihre Gebete laut, manche formulieren sie nur in ihren Gedanken, um sich selbst besser zu zentrieren. Wieder andere ziehen es vor, sich vollständig »leer« von allen zielgerichteten Gedanken zu machen, wie in einer buddhistischen Achtsamkeitsmeditation. »Geistiges Heilen« ist eine Kunst, die auf vielen Wegen ihr Ziel erreichen kann, und natürlich ist es in der Zusammenarbeit mit Patienten wichtig, auch deren Glaubensvorstellungen zu achten und im Zweifel lieber zu schweigen, als ihnen Bilder vorzugeben, die vielleicht eine innere Abwehr auslösen. Auf der anderen Seite berichten Patienten immer wieder, dass sie in der Behandlung zum ersten Mal nach vielen Jahren wieder berührt wurden von einem persönlich formulierten Gebet und das Gefühl einer besonderen Kraft erlebten, so wie es auch mir ergangen war.

Wie bei allen Formen der Behandlung ist Heilung auch Kommunikation: ein äußerer und innerer Dialog zwischen zwei Menschen, von denen sich einer Hilfe erhofft und der andere sich als Begleiter auf dem Weg zur Genesung anbietet. Ein entscheidender Punkt in jeder persönlichen Begegnung aber ist die gegenseitige Achtung, und dazu gehört auch die Achtung unterschiedlicher Glaubensvorstellungen.

Über solche Fragen dachte ich nach, als ich die Behandlungsstunde im Vortragssaal beobachtete. Was war die Vorgeschichte dieser Ärzte, Heilpraktiker und Psychotherapeuten, welche Erfahrungen hatten sie bisher in ihren Praxen gemacht? Würden sie später die neue Methode in ihren medizinischen Alltag integrieren? Und mit welchem Erfolg? Darüber konnten die Teilnehmer des Kurses, die ich bei ihren Übungen beobachtete, natürlich noch keine Auskunft geben. Aber die Akademie bestand ja schon mehrere Jahre, und so lag es nahe, frühere Absolventen um eine Einschätzung zu bitten.

Erfolge und Grenzen

In einer kleinen, nichtrepräsentativen Untersuchung gaben 25 von ihnen Auskunft. Zwei Drittel der Befragten waren Ärzte unterschiedlicher Fachrichtungen, vom Allgemeinarzt bis zur Fachärztin für Neurologie und Psychiatrie, ein Drittel gehörten anderen medizinischen Berufen an: Heilpraktiker, Physiotherapeuten, Logopäden, Psychotherapeuten.

Bis auf eine Absolventin hatten alle Teilnehmer langjährige Vorerfahrungen in vielfältigen Methoden der Komplementärmedizin, die meisten kombinierten in ihrer Praxis mehrere Methoden und entschieden sich je nach den Bedürfnissen ihrer Patienten für den einen oder anderen Weg. So waren fast alle Befragten zufrieden oder sogar sehr zufrieden mit dem Erfolg dieser Methoden – allerdings fehlte den meisten die spirituelle Seite in der Medizin, sowohl in der konventionellen als auch in der komplementären. Diese Seite hofften sie im geistigen Heilen zu finden und in ihren Praxisalltag integrieren zu können. Viele (45 Prozent) hatten auch immer wieder von ungewöhnlichen Erfolgen des energetischen Heilens gehört, und weil sie zu oft die Grenzen der konventionellen Medizin erlebt hatten, wollten sie nun Wege erkunden, die vielleicht auch in medizinisch schwierigen Fällen noch zum Erfolg führen konnten.

Nicht alle Absolventen der Akademie wenden die Methode aber später in ihrer Praxis an. Für manche bleibt sie wohl auch nach mehreren Wochenenden intensiver Diskussion und persönlicher Erfahrung zu weit von der Alltagswirklichkeit in der Arztpraxis entfernt, erscheint ihnen deshalb nicht leicht anwendbar. Anderen gelingt es nicht, sich so sehr dem Dialog mit einem Patienten zu öffnen, dass die wechselseitige »Vernetzung« möglich wird. Einige Teilnehmer haben aber auch grundlegende Schwierigkeiten mit einer Methode, die sich der strengen wissenschaftlichen Untersuchung der randomisierten Doppelblindstudie zwangsläufig entzieht. Wie viele der Absolventen später tatsächlich ihr Behandlungsspektrum um das geistige Heilen erweitern, kann eine nicht-repräsentative Studie natürlich nicht aufdecken.
Von den Absolventen der Akademie, die sich an der Befragung beteiligten, wenden aber nur wenige (8 Prozent) das energetische Heilen bisher nicht in ihrer Praxis an: weil sie

noch nicht die Zeit dazu gefunden oder Bedenken haben, dass die Patienten (oder ein Kollege in der Gemeinschaftspraxis) irritiert auf ein solches Angebot reagieren könnten. Alle anderen haben die neue Methode auf unterschiedliche Weise integriert: entweder unmittelbar in den Praxisablauf, wenn es im Arzt-Patienten-Gespräch sinnvoll erscheint (20 Prozent), oder an besonderen Terminen, die ausschließlich dem geistigen Heilen vorbehalten sind (20 Prozent). Eine dritte Gruppe (33 Prozent) bietet zwar gesonderte Termine an, legt aber auch im normalen Praxisalltag in einigen Fällen die Hände auf.

Sehr viele Absolventen (mehr als 37 Prozent) berichten, dass ihre Patienten überwiegend interessiert an dem neuen Angebot waren, eine noch größere Gruppe machte die Erfahrung, dass wegen des Angebots sogar neue Patienten in die Praxis kamen (mehr als 41 Prozent), nur zwei Teilnehmer der Befragung erlebten ab und zu, dass Patienten irritiert reagierten, wenn sie von der Möglichkeit des energetischen Heilens erfuhren.

Wie erfolgreich waren die Absolventen, wenn sie ihren Patienten die Hände auflegten? Vier Prozent der Befragten berichten, dass bis zu einem Viertel ihrer Patienten eine Verbesserung erlebten, jeweils 8 Prozent geben an, dass es der Hälfte oder sogar drei Viertel der Patienten besserging oder die Behandlung zumindest in einzelnen Fällen Wirkung zeigte. Die große Mehrheit der Befragten (58 Prozent) ist der Auffassung, nahezu alle Patienten profitierten vom energetischen Heilen. Dies bedeutet natürlich nicht, dass alle Patienten vollständig gesund wurden. Zumindest aber erlebten sie nach Auskunft der Ärzte eine Verbesserung ihres Zustands und gewannen Lebensqualität zurück, die ihnen in ihrer chronischen Erkrankung bis dahin unwiederbringlich verloren schien.

Wie groß der Anteil des geistigen Heilens an einer Genesung ist, lässt sich wissenschaftlich nur schwer ergründen. Denn nahezu alle Patienten kombinieren ja unterschiedliche Methoden miteinander, von der konventionellen Medizin über die komplementären Verfahren bis zum energetischen Heilen. Häufig reklamieren die Vertreter der konventionellen Medizin alle Erfolge für sich, auch dann, wenn ein Patient über lange Zeit nicht auf die schulmedizinische Behandlung reagiert hatte. Schließlich habe das Medikament dann doch noch gewirkt, vermuten sie, oder der Organismus habe eben später als sonst auf die konventionelle Intervention angesprochen.

Aber diese Erklärungen sind nicht plausibel: Wenn eine Erkrankung sich lange gegen konventionelle Methoden resistent zeigt, dann braucht es offenbar eine ganz neue Sicht der Wirklichkeit, um wieder Bewegung in das erstarrte Wechselspiel von Körper und Seele zu bringen. Möglich, dass dann tatsächlich Medikamente plötzlich wirken können, die vorher wirkungslos waren, möglich aber auch, dass neue innere Bilder die Selbstheilungskräfte auf besondere Weise anregen und leiten. Dann würde ein Patient »unabhängig« von den Medikamenten gesund. Aber ob dies tatsächlich so ist, ließe sich nur ergründen, wenn Patienten bereit wären, auf alle konventionellen Maßnahmen für einen längeren Zeitraum zu verzichten. Einen solchen Schritt kann (und darf) aber kein Arzt ernsthaft empfehlen, wenn auch nicht wenige ihrer eigenen Kunst oft skeptischer gegenüberstehen, als sie offen zu vertreten wagen.

Viele Patienten erwarten von komplementären Methoden eine Sofortwirkung und sind enttäuscht, wenn nichts Spektakuläres geschieht. Das ist verwunderlich, denn sie hatten sich ja oft viele Monate, manchmal Jahre konventionellen Methoden anvertraut und geduldig immer neue Behandlungsversuche unternommen. In den Praxen eines Komplementärmediziners oder Heilers aber setzen sie nun auf ein Wunder, auf die magische Sofortheilung. Diese Haltung zeigt, wie sehr die Hoffnung auf die Möglichkeit des Zaubers im Bewusstsein verankert ist, und dies ist ja eine Ressource, die tatsächlich eine Heilung fördern kann. Aber gleichzeitig liegt hier auch die Gefahr einer großen Enttäuschung.

Aus der Homöopathie ist bekannt, dass eine chronische, also über Jahre entstandene und gleichsam »fest« gewordene Erkrankung auch eine lange Zeit braucht, um sich wieder auflösen zu können. Diese Erfahrung gilt ebenso für das energetische Heilen, wenn auch, wie in allen Bereichen der Medizin, manchmal tatsächlich überraschende Sofortwirkungen möglich sind. Aber diese raschen Genesungen sind die Ausnahme, deshalb braucht es im »Normalfall« Geduld.

Wo aber liegt die Grenze? Wann macht es keinen Sinn mehr, eine Behandlung fortzuführen? Heilerinnen wie die Frankfurter Ärztin Fela-Maria Winkler halten einen Zyklus von drei bis fünf Behandlungen für ausreichend, um die Wirksamkeit zu testen. Wenn sich bis dahin keinerlei Veränderung zeige, sei es besser, andere medizinische Methoden zu versuchen.[94] Aber natürlich kann es auch Fälle geben, in denen erst nach längerer Anwendung ein Durchbruch erzielt wird. Letztlich kommt es darauf an, dass Arzt und Patient in offenem Gespräch darüber bleiben, wie lange der Behandlungszyklus dauern sollte.

Die Mehrheit der Absolventen der Ärzteakademie (über 58 Prozent) gibt in der Befragung an, dass sich tatsächlich im Durchschnitt nach einer bis fünf Behandlungen Verbesserungen bei ihren Patienten zeigen. Eine kleinere Gruppe (fast 21 Prozent) konnte im Durchschnitt nach sechs bis zehn Behandlungen eine Verringerung der Beschwerden ihrer Patienten erzielen, nur 4 Prozent der Befragten machten die Erfahrung, dass sich Verbesserungen erst nach mehr als fünfzehn Behandlungen zeigten. Ebenfalls 4 Prozent registrierten einen Unterschied je nachdem, ob ein Patient unter akuten oder chronischen Beschwerden litt: In akuten Fällen genügten eine bis fünf Behandlungen, in chronischen Fällen waren fünfzehn bis zwanzig notwendig.

Eine Wiederholung ist also fast immer angezeigt, und dafür sprechen ja auch die Erkenntnisse der Hirnforschung: Damit eine veränderte Haltung ihren Raum im Gehirn dauerhaft besetzen kann, muss sie eine gewisse Zeitlang geübt werden – sonst geschieht es leicht, dass die neuen Bilder sich nicht tief genug verankern.

Vier Prozent der befragten Absolventen der Ärzteakademie machten eine unerwartete Erfahrung: Die Beschwerden ihrer Patienten veränderten sich nicht so, wie sie es erhofft hatten, dafür verschwanden aber überraschend andere Symptome – oder Veränderungen auf einer ganz anderen Ebene wurden möglich. Eine Ärztin berichtet:

»Ein Patient mit Rückenschmerzen, der deshalb unter Schlafstörungen litt, konnte plötzlich wieder durchschlafen – aber die Schmerzen waren noch da. Oder: Ein Patient mit Knieproblemen hatte weniger Depressionen und weniger Wut, redete nach über zehn Jahren zum ersten Mal wieder mit seinem Bruder – aber die Knieschmerzen veränderten sich nicht.«[95]

Nicht immer blieben die ersten Erfolge dauerhaft erhalten. Wie in der konventionellen Medizin kann es Rückfälle geben, berichten einzelne Teilnehmer der Untersuchung (4 Prozent): Die Verbesserung hielt zum Beispiel manchmal nur eine Woche an, dann musste wieder behandelt werden.

Das Auflegen der Hände ist keine Methode, die wie eine pharmakologische Intervention bei einer großen Zahl von

Patienten unter vergleichbaren Bedingungen gleiche Ergebnisse bringt. Was geschieht, ist nie vorauszusehen, und so liegen Erfolg und Misserfolg oft nah beieinander. Immer wieder aber erleben die Kursteilnehmer in ihrem Praxisalltag ungewöhnliche Genesungen, die erst mit Unterstützung durch das energetische Heilen möglich wurden. Es sind solche Fallgeschichten, die ich zum Abschluss dieser Begegnung mit den Absolventen der Ärzteakademie erzählen möchte, keine statistischen »Beweise«, sondern ermutigende Einzelfälle, die aber eines zeigen: dass in der Ergänzung der Methoden, nicht im Alleinvertretungsanspruch einer medizinischen Richtung der vielleicht entscheidende Schlüssel zum Geheimnis der Heilung liegt.

Eine Fachärztin für Allgemein- und Arbeitsmedizin berichtet von einer etwa fünfzigjährigen Frau, die als Notfallpatientin in die Praxis kam. Sie hatte sich bei einem Unfall an der linken Schulter verletzt, konnte den Arm nicht bewegen und hatte starke Schmerzen. Klinisch wurde eine »Rodatorenmanschettenruptur« diagnostiziert, ein Sehnenriss.
Die Ärztin behandelte ihre Patientin, indem sie die Hände auflegte. Nach etwa zehn Minuten konnte die Frau den Arm fast wieder bewegen wie vor dem Sturz und sich ohne Hilfe wieder selbst anziehen.
»Ich habe zur Stabilisierung noch Antiphlogistika verordnet«, berichtet die Ärztin. Nach zwei Tagen traten nochmals leichte Bewegungseinschränkungen auf, die dann mit Physiotherapie (Stärkung der Armmuskulatur) erfolgreich behandelt wurden.
»Eine lange Leidensgeschichte und eine mögliche Operation konnten verhindert werden«, schließt das Protokoll.

Eine Fachärztin für psychotherapeutische Medizin berichtet ebenfalls von mehreren Fällen, in denen sich relativ schnell eine Verbesserung einstellte, zum Beispiel bei akuter Bronchitis und Asthma. In einem Fall einer Neurodermitiserkrankung zeigte sich nach fünf Sitzungen eine »sehr gute Besserung«, bei einem Patienten, der unter Hepatitis C litt, konnte die Virenlast um mehr als drei Viertel verringert werden, was einer »klinisch sehr guten Besserung« entspreche.

Bei einer Patientin, die unter schwerer Psoriasis litt (Schuppenflechte), verringerten sich die Symptome nach drei Sitzungen, und nach fünf Sitzungen waren sie dauerhaft verschwunden. Die Patientin erzählt, als sie die Hände der Ärztin auf ihrer Schulter spürte, habe sie das Gefühl gehabt, dass ihr alle Lasten genommen würden. Dieses Gefühl sei über viele Stunden nach der Behandlung präsent geblieben, und sie habe alle Wut, mit der sie in die Praxis gekommen war, vollständig vergessen, habe sich dauerhaft ruhig und gelassen gefühlt. Seit der ersten Behandlung sei es der Haut täglich bessergegangen.

Ein Jahr nach der Behandlung ist die Patientin noch immer symptomfrei, wie die Ärztin vermerkt.

Eine Allgemeinärztin aus Süddeutschland berichtet von einem vierzigjährigen Patienten, der seit zwanzig Jahren unter Hepatitis C litt. Er sei speziell zum geistigen Heilen in ihre Praxis gekommen, weil er sich erhoffte, eine konventionelle Therapie mit Interferon vermeiden zu können, die in Kürze beginnen sollte. Diese klassische Behandlungsform hat starke Nebenwirkungen, unter anderem kann sie zu großer, lang anhaltender Müdigkeit und zu Depressionen führen.

Nach nur drei Behandlungen waren die Blutwerte normal, so dass die Interferonbehandlung tatsächlich nicht mehr notwendig war.

Die gleiche Ärztin konnte einer Patientin, die an multipler Sklerose erkrankt war und unter starker Bewegungseinschränkung litt, ebenfalls mit nur wenigen Behandlungen zu einer deutlichen Verbesserung ihrer Lebensqualität verhelfen: Die Patientin konnte wieder besser laufen und hatte viel mehr Kraft in ihrem handwerklichen Beruf als zuvor.

Eine Ärztin für Allgemeinmedizin mit dem Schwerpunkt Akupunktur, die sich schon seit vielen Jahren mit dem geistigen Heilen beschäftigt, machte besonders gute Erfahrungen, wenn sie die Anfang des 20. Jahrhunderts von einem amerikanischen Arzt entwickelte Fußreflexzonenmassage mit dem Auflegen der Hände verband. Ihre Fallbeispiele sind besonders interessant, weil sie schon viele Jahre zurückliegen und deshalb als Beleg für eine vollständige Heilung gelten dürfen.

Ein 18-jähriges Mädchen war mit einem schweren chronischen Gelenkrheumatismus im Kiefer- und Hüftgelenk in ihre Praxis gekommen. Sie hatte große Schmerzen beim Gehen und beim Öffnen des Mundes, konnte also kaum essen. Zu diesem Zeitpunkt hatte sie bereits eine Langzeittherapie mit hohen Dosen Antirheumatika und Cortison hinter sich, aber nichts hatte ihr wirklich helfen können. Die Ärztin behandelte sie über sechs Wochen zweimal wöchentlich, und die Beschwerden verringerten sich mehr und mehr. Nach insgesamt zwölf Sitzungen waren alle Symptome vollständig verschwunden. Die Patientin hatte nie mehr einen rheumatischen Schub und ist nun seit sechzehn Jahren gesund.

Eine 34-jährige Frau litt an einer »akuten intermittierenden Porphyrie«, einer Enzymstörung in der Blutbildung. Dadurch verringert sich die Fähigkeit des Blutes, den lebensnotwendigen Sauerstoff zu transportieren. Gleichzeitig treten schmerzhafte Koliken im Bauchraum auf, und es zeigen sich neurologische und psychische Symptome, zum Beispiel Depressionen. Die Erkrankung ist mit den Methoden der konventionellen Medizin nicht heilbar. Die Patientin war trotz ihres geringen Alters erwerbsunfähig.

In dem Fall dauerte die Kombinationsbehandlung mit Fußreflexzonenmassage und energetischem Heilen mehrere Monate. In dieser Zeit wurden die Abstände zwischen den Krankheitsschüben immer geringer und blieben schließlich ganz aus. Die Patientin konnte nach einer neuen Berufsausbildung wieder arbeiten und ist bis heute gesund geblieben.

Ein neunjähriger Junge litt unter einer Neurofibromatose, einer ebenfalls als nicht heilbar eingestuften schweren Erkrankung mit Wucherungen an den Nervenenden. Die Tumoren sind im Prinzip gutartig, können allerdings später bösartig werden. Das Kind hatte bereits einen großen Tumor im Bereich der Brustwirbelsäule sowie mehrere kleine im Rippenverlauf. Weil die Nerven dadurch gequetscht wurden, litt er dauerhaft unter Schmerzen, in der Ruhe ebenso wie in Bewegung. Die Erkrankung ist konventionell nur mit einem operativen Eingriff behandelbar – in diesem Fall mit dem Risiko einer Querschnittslähmung.

Nach wenigen Sitzungen mit Fußreflexzonentherapie und spirituellem Heilen war der Junge schmerzfrei und konnte sogar wieder am Schulsport teilnehmen. Die Krankheit kam vollständig zum Stillstand. Vier Jahre später wurde nach Bauchbeschwerden ein Neurofibrom aus seinem Darm chirurgisch entfernt, begleitend dazu behandelte ihn die Ärztin wieder mit einer Serie von Therapiesitzungen. Seitdem ist er von einem erneuten Schub verschont geblieben, seit nunmehr fünf Jahren.

Ein Facharzt für innere Medizin berichtet von einer dramatischen Krankengeschichte, in der er mit der Methode des energetischen Heilens begleitend helfen konnte. Es ist die Geschichte einer 67-jährigen Patientin, die an Brustkrebs erkrankt war.

Der Tumor hatte bereits Metastasen in Brust- und Lendenwirbelsäule und im Oberschenkelknochen gebildet. Einige

Wirbelkörper und der Oberschenkelknochen waren deshalb gebrochen. Parallel zur onkologischen Versorgung begann der Internist mit energetischer Behandlung, jeweils eine Sitzung pro Woche. Zunächst verschlimmerten sich die Symptome, immer mehr Metastasen zeigten sich. Nach einigen Monaten aber wuchsen die Krebszellen nicht mehr weiter. Die Tumormarker (die Auskunft über die Belastung mit Tumorzellen geben) gingen in den Normbereich zurück, und nach etwa einem Jahr konnte sich die bis dahin überwiegend bettlägerige Patientin wieder vollständig bewegen. Zweieinhalb Jahre nach der Erstdiagnose und eineinhalb Jahre nach Beginn der energetischen Behandlung sind nur noch geringfügige Reste der Metastasen nachweisbar, die Patientin hat keinerlei Beschwerden mehr.
Dieser Fall ist ein beredtes Beispiel dafür, wie konventionelle und komplementäre Medizin gemeinsam einer Patientin helfen können. Die Rückbildung der Metastasen und die enorme Verbesserung der Lebensqualität ist für den Onkologen so erstaunlich, dass er die Patientin gern seinen Studenten vorstellen möchte.

Die Fallgeschichten aus den Praxen mehrerer Ärzte sind nicht repräsentativ, und sie entziehen sich auch einer schlüssigen medizinischen Analyse im Sinne harter wissenschaftlicher Fakten. Vor dem Hintergrund vieler Überlegungen, die ich in diesem Buch vorgestellt habe, erscheinen sie aber durchaus erklärbar: Stets ist es das Außergewöhnliche, Besondere, die vollständig neue Art und Weise, sich mit einer schweren Erkrankung auseinanderzusetzen, die hier die Wende gebracht haben könnte. Wenn sich ein Zustand »verfestigt« hat, dann lässt er sich wohl nicht wieder lösen, wenn dieselben Ärzte die gleiche Behandlungsstrategie unverändert fortsetzen – es muss vielmehr wohl etwas Unerwartetes geschehen, eine Behandlungsform, die den Patienten zwingt, noch einmal neu auf seine Erkrankung zu blicken. Wenn er sich auf einen solchen bisher unbeschrittenen Weg einlässt, dann gewinnt er eine neue Möglichkeit hinzu, und in diesem Moment ist es denkbar, dass sich im Netzwerk von Körper und Seele wieder die Ahnung, vielleicht sogar der Beginn einer Bewegung zeigt. Und dabei ist offenkundig auch die spirituelle Ebene für viele Patienten von großer Bedeutung.

Beim Auflegen der Hände kommen viele Faktoren zusammen – äußere wie innere. Über die Sensoren seiner Hände kann der Arzt oder Heiler wie erwähnt Informationen ertasten, die sich als inneres Bild oder als Idee in seinem Geist darstellen. Wenn er dann mit seinen Händen auf dieses neue Bild reagiert, vermittelt er dem Körper-Geist seines Patienten seinerseits Informationen, die das Netzwerk anregen und verändern. Vielleicht ist es dieses Wechselspiel, das die Erstarrung lösen und eine Heilung möglich machen kann, wenn eingefahrene Wege an ihr Ende gelangt sind.

Die Methode der heilenden Berührung aber ist keineswegs nur für Menschen hilfreich, die unter schweren Erkrankungen leiden, sondern kann ihre Kraft auch bei medizinischen Routineeingriffen entfalten. Was wäre, wenn in einem Krankenhaus neben der konventionellen Therapie die heilende Berührung zur selbstverständlichen Begleiterin würde? In England ist das schon lange Realität. Aber inzwischen gibt es auch in Deutschland Kliniken, die auf die Kombination »harter« und »weicher« Medizin setzen.

Die Klinik der heilenden Berührung

Wenn die Ärzte im Sankt Gertrauden-Krankenhaus in Berlin das tägliche Ritual der Visite beginnen, dann geht es wie in jeder Klinik um sorgfältige Bestandsaufnahme und Überprüfung der Therapie. Wie überall sind Pfleger und Krankenschwestern zunächst nur Begleiter, die nach Abschluss der Visite die Anweisungen der Ärzte ausführen: Sie geben ein neues Medikament, bereiten die Patienten auf notwendige Untersuchungen vor, versorgen Operationswunden und wechseln die Verbände. Aber in dieser Klinik, einem Lehrkrankenhaus der Charité, haben die Krankenschwestern eine Aufgabe, die weit über den üblichen Pflegedienst hinausgeht.

Nach dem Ende der Visite besuchen sie Patienten, die eine besondere Form der Behandlung angefordert haben – das therapeutische Berühren, »Therapeutic Touch«, kurz TT genannt: eine Form des Handauflegens. Die Methode wurde von einer Heilerin und einer Krankenschwester in den USA entwickelt. Seit vielen Jahren wird sie dort an Pflegeschulen gelehrt, als begleitende Methode im täglichen Kontakt mit Patienten.

Sankt Gertrauden ist das erste Krankenhaus in Deutschland, in dem diese Methode vollständig in den Pflegedienst integriert wurde.

An diesem Morgen blieben Virginia Reinhardt und ihre Kollegin Carola Celani im Krankenzimmer, als die Visite beendet war und die Ärzte den Raum verlassen hatten.

Brigitte Buddee war vor einigen Tagen operiert worden, sie hatte eine Knieprothese erhalten, aber die Heilung schien sich verzögert zu haben, denn die Patientin klagte über Schmerzen und eine unerwartet langsame Verbesserung ihrer Bewegungsfähigkeit. Die beiden Krankenschwestern hatten schon kurz nach diesem Befund mit ihrer Behandlung begonnen und setzten sie nun fort, nachdem sie den Verband gewechselt hatten: Mit leichten Bewegungen der Hände in einem Abstand von etwa 10 Zentimetern über dem operierten Knie schienen sie etwas Unsichtbares abzustreifen oder zu glätten, vielleicht auch eine verborgene Unordnung zu richten. Nach einiger Zeit legte Virginia Reinhardt ihre Hände auf das Knie der Patientin, während ihre Kollegin gleichzeitig verschiedene Stellen am Oberkörper berührte. Die Patientin atmete sofort ruhiger, die Aufregung der Visite war vergessen, und sie schloss langsam die Augen.

»Es ist, als ob ich ganz sanft ins Wasser sinken würde«, sagte sie mit leiser Stimme, während die Krankenschwestern die Behandlung fortsetzten.

Nach etwa zehn Minuten war die Sitzung beendet, und Brigitte Buddee berichtete, dass sie sich viel besser fühle:

»Das ist ja ganz erstaunlich. Bei der ersten Behandlung ist es am Knie ganz heiß geworden, heute ist es kühl geworden, es ist irgendwie phänomenal. Man kann das ja vom Verstand her nicht wirklich nachvollziehen, aber es hat mir schon beim letzten Mal in der Bewegungsmöglichkeit unheimlich geholfen. Es war, als ob da ein Knoten in meinem Kopf geplatzt ist. Am nächsten Tag gingen Sachen, die vorher überhaupt nicht wollten. Und das ist schon beeindruckend.«[96]

Für Martina Horner, Stationsleiterin der Unfallchirurgie, ist dieser Erfolg nicht verwunderlich. Viele Patienten haben nach einer TT-Behandlung von ähnlichen Erfahrungen erzählt, manchmal können sich Schmerzen fast unmittelbar verringern.[97]

Martina Horner führte das Therapeutische Berühren vor mehreren Jahren in Sankt Gertrauden ein, nachdem sie es in mehreren Fortbildungskursen erlernt hatte. Zunächst experimentierte sie allein mit ihren neuen Kenntnissen, dann begeisterte sie die Kolleginnen für diese Methode und bildete nach und nach immer mehr Pflegekräfte aus, inzwischen auch die erste Ärztin.

Der Besuch der Seminare ist nicht Teil des Dienstes, die Teilnehmerinnen opfern dafür ihre Freizeit. Aber sie empfinden es als befriedigend, ihren Patienten mehr helfen zu können, als es im normalen Dienst möglich ist. TT wird auch von der Pflegedienstleitung in Sankt Gertrauden unterstützt, es ist Teil des offiziellen Angebots. In einem Faltblatt mit Informationen für neue Patienten finden sich Telefonnummern mit Ansprechpartnerinnen für das Therapeutische Berühren: Jeder Patient kann diesen Dienst ohne zusätzliche Kosten in Anspruch nehmen.

Ein großes Behandlungszimmer steht für Patienten zur Verfügung, die auch nach dem Krankenhausaufenthalt die Behandlung fortsetzen möchten. Vor allem Patientinnen mit einer Krebserkrankung kommen gern auf das Angebot der Klinik zurück.

Nach ihrer Operation habe sie sich sehr schwach gefühlt, berichtet eine ehemalige Grundschullehrerin, es sei ihr zwar körperlich ganz langsam bessergegangen, aber das Leben mit der Erkenntnis, an Krebs erkrankt zu sein, sei doch sehr schwer für sie gewesen. Als sie dann in der Klinik von zwei Schwestern behandelt wurde, war sie sehr überrascht von der Wirkung:

»*Das Bedeutendste war am Anfang, dass ich berührt worden bin, und zwar nicht nur von einem Menschen, sondern von zwei, in synchroner Bewegung. Dadurch habe ich überhaupt erst wieder einen Zugang zu mir selbst gefunden, zu meinem Innern. Dass mich andere Menschen in dieser Art und Weise berühren können, das war etwas ganz Besonderes für mich. Am Anfang war es gar nicht so einfach, mich darauf einzulassen, ein solches Geschenk zu empfangen. Aber dann konnte ich es immer mehr zulassen.*«[98]

Nach der Operation und der Diagnose sei sie nur noch damit beschäftigt gewesen, ihren Alltag irgendwie zu meistern, sie habe sich wie eine leere Schale wahrgenommen, habe nichts mehr gespürt.

In dieser Zeit litt sie unter schweren Schlafstörungen, es gab keinen Tag, an dem sie sich wirklich erholt fühlte. Nach der sechsten TT-Behandlung aber erlebte sie eine deutliche Besserung: Sie konnte wieder länger schlafen, wachte erholter auf, und sie begann, sich wieder mehr selbst wahrzunehmen. Während der Behandlung kam sie schnell in eine tiefe Entspannung, in der sie eine große Wärme spürte, die sich nach und nach in ihrem ganzen Körper ausbreitete. Und immer wieder sah sie klare Bilder vor ihrem inneren Auge:

»*Anfangs war das ein furchtbar dunkler Himmel mit vielen, fast schwarzen Wolken, da dachte ich: Was kommt da alles auf dich zu? Aber im Laufe der Behandlung wurden die Wolken immer heller, und irgendwann brach auch die Sonne durch. Das war ein unglaubliches Gefühl für mich.*«

Nach dieser ersten Erfahrung gelang es ihr bei den nächsten Behandlungen immer besser, in einen Zustand der Leichtigkeit zu kommen, der mit heilsamen inneren Bildern verbunden war: Spaziergängen in strahlender Sonne, umgeben von einem hellen Licht.

Solche Geschichten ermutigen die Krankenschwestern in Sankt Gertrauden, ihren Weg fortzusetzen, auch wenn es im Klinikalltag nicht einfach ist, im eng verplanten Arbeitstag genügend Zeit zu finden, um mit den Patienten in Ruhe arbeiten zu können. Dass die Ärzte der Methode durchaus wohlwollend gegenüberstehen, auch wenn sich ihre Wirkung nicht so leicht erklären lässt wie die eines Medikaments, diese Erfahrung machte Martina Horner von Anfang an. Zunächst hätten die Ärzte einzelne Patienten nach der Wirkung der Behandlung gefragt und dann bei der Visite immer wieder festgestellt, wie positiv sie auf das Angebot reagierten: dass sie weniger Schmerzmittel benötigten oder dass die Schmerzen manchmal sogar ohne Medikamente in kurzer Zeit vollständig verschwunden waren. Manchmal »verordneten« die Ärzte regelrecht eine TT-Behandlung, schickten die Schwester zu einer Patientin, »die noch eine etwas andere Unterstützung« brauchte. Und einmal ließ sich auch ein Chirurg in der Operationspause von Martina Horner behandeln, um seine Kopfschmerzen zu lindern und wieder konzentriert weiterarbeiten zu können.

Therapeutisches Berühren wird als Arbeit im Energiefeld des Menschen verstanden, im Sinne der chinesischen Vorstellung, dass die Energie, das Qi, im Körper frei fließen muss, damit die innere Harmonie und damit die Gesundheit erhalten bleibt. Durch eine Wunde, eine Narbe oder einen Tumor kann der Fluss unterbrochen sein, was sich als Schmerz, Hitze- oder Kälteempfinden äußert und das Gleichgewicht von Körper und Seele insgesamt aus dem Lot bringt. Das therapeutische Berühren soll den Stau auflösen und die Energie wieder zum Fließen bringen. Deshalb erwarten die Krankenschwestern nicht nur eine lokale Wirkung (von der sehr viele Patienten berichten), sondern einen günstigen Einfluss auf die Genesung insgesamt.
Selbstverständlich kann die TT-Behandlung die medizinische Versorgung nicht ersetzen, doch die Erfahrung zeigt, dass die konventionelle Behandlung besser wirkt, wenn sie mit heilender Berührung unterstützt wird. Aber immer wieder beobachten die Schwestern auch, dass Soforteffekte möglich sind:

»Wenn wir einen Verband wechseln und die Patienten über Schmerzen klagen, nachdem ihnen die Dränage gezogen wurde, dann geben wir manchmal nur eine ganz kurze Behandlung. Die Patienten haben das oft gar nicht mitbekommen,

was wir da genau tun. Aber sie spüren die Wirkung und sagen: ›Was machen Sie denn jetzt? Sie haben ja den Schmerz aus meinem Bein gezogen!‹«[99]

Auch in der Intensivstation können Patienten eine TT-Behandlung bekommen, wenn sie das wünschen. Martina Horner hat damit gute Erfahrungen gemacht, denn sie konnte beobachten, dass Wunden schneller heilen, vor allem aber, dass die Patienten sich insgesamt stabiler fühlen.
TT scheint auch das Knochenwachstum nach einer Fraktur zu fördern, wenn die betroffenen Patienten täglich, möglichst zweimal, eine kurze Behandlung erhalten. Nach vier statt sonst sechs Wochen sei dann manchmal der Bruch verheilt, berichtet die Krankenschwester.
Trotz aller Anerkennung dieser besonderen Arbeit ist es für die Krankenschwestern nicht leicht, im Pflegealltag genügend Zeit für das Therapeutische Berühren zu finden. Deshalb braucht es immer wieder eine besondere Motivation, ein hohes Engagement – auch die Bereitschaft, Freizeit dafür zu opfern. Aber der Erfolg gibt den TT-Expertinnen in Sankt Gertrauden recht.

Inzwischen erprobt auch die erste Ärztin das Therapeutische Berühren: Dr. Gabriele Lotz, Oberärztin der Anästhesie, will herausfinden, ob eine TT-Behandlung während einer Operation eine Patientin so weit stabilisieren kann, dass weniger Medikamente notwendig werden. »Ich habe schon beobachtet, dass sich die Herzfrequenz beruhigt«, erzählt sie, »oder dass sich der Blutdruck wieder senkt, wenn ich für längere Zeit die Hände auflege.« Ein wissenschaftlicher Beleg, dass TT auch unter Narkose wirke, sei das natürlich nicht, bemerkt die Ärztin: »Es sind nur erste Erfahrungen, die wir vielleicht irgendwann auch wissenschaftlich überprüfen können.«[100]

Als wir mit unserem Kamerateam eine Gallenblasenoperation beobachteten, bot sich uns ein ungewöhnliches, fast surreales Bild: Mitten in der Hightech-Atmosphäre eines modernen Operationssaals, umgeben von Messgeräten und Monitoren, auf die eine endoskopische Kamera farbige Bilder des Operationsfeldes übertrug, saß die Anästhesistin am Kopfende des Behandlungstischs und legte der Patientin die Hände auf.

Manchmal unterbrach sie die Behandlung, um die Werte auf ihrem Beobachtungsmonitor zu kontrollieren und den Zufluss der Medikamente zu regulieren, wie das alle Anästhesisten in den Operationssälen auf der ganzen Welt tun. Aber dann, wenn sich die Parameter stabil zeigten, wandte sie sich auf ihrem Drehstuhl wieder der Patientin zu und berührte vorsichtig ihre Schläfen.

Es war dieses Bild einer nie gesehenen Verbindung zwischen technischer Präzision und einer uralten, zutiefst menschlichen Handlung, das mich auf besondere Weise bewegte. Das Bild einer noch vor wenigen Jahren undenkbaren Versöhnung zwischen moderner Wissenschaft und jahrtausendealtem Erfahrungswissen.

Das Geheimnis des Klangs

Heilende Musik

Als der Cellist Dominik Polonski nach seiner vierten Gehirnoperation halbseitig gelähmt war und ihm seine Ärzte keine Hoffnung auf Besserung machten, hatte er neue Kraft in der Musik gesucht. Die Kompositionen von Johann Sebastian Bach waren von besonderer Bedeutung für ihn, vor allem das »Wohltemperierte Klavier«, seine Lieblingsmusik.

Was damals in der Klinik geschehen war, ist bisher ohne Erklärung geblieben: die Frage nämlich, ob und wie Musik Patienten helfen kann, die in einer aussichtslos erscheinenden Lage sind. Ich möchte deshalb noch einmal genauer betrachten, wie Dominik Polonski jene Nacht erlebte, als er versuchte, die grausame Prognose seiner Ärzte zu vergessen.

Viele Stunden lang hatte er eines Abends diesen Melodien gelauscht, ohne Unterbrechung. Und je länger er sich mit den Klängen des Klaviers verband, umso tiefer drang sein Bewusstsein in abstrakte Räume vor, in denen es keine Vergangenheit und keine Zukunft mehr gab, nur zeitloses Sein. Die Geräusche aus der Krankenstation lösten sich auf, und als es endlich tiefe Nacht war und nur noch der blaue Schein der Neonbeleuchtung durch eine Glasscheibe über der Tür einen schmalen Streifen auf den Fußboden des Krankenzimmers zeichnete, verlor Dominik, ohne es bewusst wahrzunehmen, seine Grenzen und verschmolz mit der Musik.

Wenn er heute über diese Nacht spricht, dann ist er immer noch voller Staunen, denn er war ja am nächsten Morgen mit der inneren Gewissheit aus dieser Verwandlung erwacht, dass sich etwas verändert hatte, dass er wieder in der Lage sein würde, das gelähmte Bein zu bewegen. Und genau so war es dann auch, als die Ärzte in der Visite kamen, um den Studenten in ihrem Tross einmal mehr zu zeigen, dass ein zerstörtes Gehirn manchmal unheilbare Lähmungen verursacht. Dominik widersprach ihnen mit einer einzigen kleinen Bewegung seines Beins. Und das änderte für ihn alles.

Wie kann es geschehen, dass Musik eine solche Wirkung hervorruft? Jenseits von medizinischer Intervention, von physiotherapeutischem Training, auch jenseits von bewusster Imagination, von bedeutsamen Handlungen, von Glaube und Hoffnung?
Und welche Rolle spielt dabei die Komposition selbst? Kann jede Musik solche Veränderungen fördern – oder kommt es auf die besondere Qualität an? Mit anderen Worten: Was ist der Zauber, was das Geheimnis des Klangs?

Zu allen Zeiten, spätestens seit der magischen Epoche, spielte Musik eine zentrale Rolle im Leben der Menschen. Und soweit die Quellen zurückreichen, hatte sie stets auch einen rituellen, heiligen Aspekt, und man schrieb ihr die Kraft zu, Kranke gesund zu machen. Noch im Zeitalter des Barocks galt ihre heilsame Wirkung als derart selbstverständlich, dass vor den Schlafzimmern erkrankter Adeliger manchmal Kammerorchester musizierten, und eine der Kompositionen Johann Sebastian Bachs soll sogar ausdrücklich mit dem Ziel entstanden sein, Heilung zu bringen: Die Goldberg-Variationen, ein Universum kleiner, ebenso kunstvoller wie schwer zu spielender Klavierstücke, die ein einziges Thema beschreiben, das sie in immer neuer Form umkreisen. Ein unter

Schlafstörungen leidender Graf soll dadurch wieder zu innerer Ruhe gefunden haben.

Wenn diese Geschichte auch unter Musikwissenschaftlern umstritten ist, so ist doch inzwischen wissenschaftlich belegt, dass durch Musik tatsächlich gestörter Schlaf gebessert werden kann, dass sich depressive Verstimmungen und das Burnout-Syndrom günstig beeinflussen lassen, dass Mozarts Kompositionen eine beruhigende Wirkung haben und dass Musik den Blutdruck senkt und die Ausschüttung von Stresshormonen verringert. Musik kann sogar bei Menschen heilsam wirken, die in Narkose sind: Anästhesisten müssen weniger Medikamente geben, wenn im Operationssaal eine für ihren Patienten bedeutsame Musik gespielt wird. Es steht also außer Zweifel, dass Musik zur Heilung von Erkrankungen beitragen kann.[101]

Eine ganze Richtung der Psychotherapie setzt auf die Kraft des Klangs, und in nicht wenigen Krankenhäusern und Palliativkliniken gibt es Musiktherapeuten, die begleitend zur konventionellen medizinischen Behandlung mit Patienten arbeiten, vor allem mit chronisch Erkrankten.

Zwei Wege stehen zur Verfügung, um die heilsame Wirkung der Musik für Patienten zu erschließen: Der eine wird aktive, der andere passive (oder rezeptive) Musiktherapie genannt, je nachdem, ob Patienten selbst Musik machen oder einem Musikstück zuhören. Beide Wege sind wirksam und lassen sich letzten Endes nicht wirklich voneinander trennen. Nach einer Zeit des Zuhörens spielt die Musik ja im »inneren Raum« wie von selbst weiter, bleibt als Melodienfolge oft lange Zeit im Hintergrund des Gedächtnisses präsent, beeinflusst das Denken, die Sprache, selbst die körperliche Bewegung.

In der neurowissenschaftlichen Forschung hat sich gezeigt, dass die bloße Vorstellung, also das »innere Nachspielen« von Musikstücken bei den meisten Menschen, selbst bei unmusikalischen, dem Original bemerkenswert nahekommt, und zwar

gilt das für alle Ebenen der Musik: nicht nur für Melodie und Stimmung des Originals, sondern auch für Tonhöhe und Tempo, berichtet der Neurologe und Psychiater Oliver Sacks. Dass dies möglich ist, liegt offenbar an der besonderen Fähigkeit des Gedächtnisses, musikalische Inhalte zu speichern. Vor allem das, was Menschen in frühen Jahren gehört haben, bleibt für immer fest in der Erinnerung verankert.[102]
Warum diese Fähigkeit so sehr herausragt, ist wissenschaftlich noch nicht endgültig geklärt. Es gibt aber offenkundig einen Zusammenhang zwischen komplexen Melodienfolgen, dem Rhythmus, der im musikalischen »Gewebe« verborgenen Logik, dem Wechsel von Erwartetem und Unerwartetem in der Musik und ähnlichen Strukturen im menschlichen Organismus, im Wechselspiel von Körper und Seele. Musik ist rational, denn sie strebt mit innerer Logik auf ein Ziel zu, gleichzeitig aber irrational, denn sie berührt in tiefem Maße das Gefühl, das vielleicht entscheidende Bindeglied zwischen Körper und Seele.

Jeder kennt die erstaunliche Eigenschaft bedeutsamer Lieder, von einer Sekunde auf die andere tief verschüttete Erinnerungen in die Gegenwart zurückzubringen: Plötzlich sind die Bilder jenes mit starken Gefühlen aufgeladenen Moments wieder präsent, die Stimmen der beteiligten Menschen werden hörbar, selbst die Erinnerung an Gerüche und Temperaturen kehrt zurück, und wir fühlen uns für die Zeit eines Liedes oder einer Sequenz aus einem klassischen Stück wieder zurückgekehrt an einen lange vergessenen Ort in einer vielleicht weit zurückliegenden Zeit.
Weil sich musikalische Erinnerungen offensichtlich tief im Gehirn verankern, aber nach neuen Erkenntnissen nicht an einem einzigen, sondern mehreren Orten (in unterschiedlichen neuronalen Netzwerken, wie die Wissenschaftler sagen), bringen sie offenbar auch Fähigkeiten zurück, die in der

Nachbarschaft dieser Regionen liegen und dort vielleicht durch eine Erkrankung vom Zugriff des Geistes abgeschnitten waren.

Die Musiktherapeutin Dorothea Muthesius, die seit vielen Jahren mit demenzkranken Patienten arbeitet, schildert ein Beispiel für diese erstaunliche Verknüpfung: Als sie mit einem Patienten in einem Zimmer arbeitete und eine bestimmte Musik spielte, die vor vielen Jahrzehnten einmal populär war, habe plötzlich ein zweiter Patient, der an der Behandlung gar nicht beteiligt war, wieder zu sprechen begonnen, obwohl er diese Fähigkeit schon seit längerer Zeit vergessen zu haben schien. Auch er hatte die Musik offensichtlich gekannt, und über das Anklingen dieser alten Spur sei auch die Erinnerung an die Sprache für eine gewisse Zeit wiedergekommen.[103]

Immer wieder beobachten Musiktherapeuten, wie sich Einschränkungen des Gedächtnisses und der Sprache zumindest vorübergehend auflösen, wenn Musik erklingt, die für einen Menschen bedeutungsvoll ist: Eine 88-jährige Frau, die seit sechs Jahren an Alzheimer erkrankt war und in einem Alten- und Pflegeheim lebte, konnte sich immer weniger verständlich machen, worunter sie sehr litt. Vor allem wenn sie sich aufregte, konnte sie plötzlich nicht mehr sprechen, es fehlten ihr buchstäblich die Worte. Und weil sie dieses Defizit deutlich wahrnahm, zog sie sich in solchen Situationen oft traurig in ihr Zimmer zurück. Wenn sie aber das Lied »Donna Clara« hörte, konnte sie sofort ohne Sprachprobleme mit einstimmen und war sogar in der Lage, die zweite Strophe ganz allein und fehlerfrei vor einer Runde von Mitbewohnern zu singen.[104]

Das erste Beispiel zeigt die Wirkung »passiver« Musiktherapie, das zweite gleichsam den Übergang von einer passiven in eine aktive Rolle. In beiden Fällen werden heilsame Wirkungen auf »benachbarten« Gebieten sichtbar: Die Fähigkeit, sich auszudrücken, kehrt zurück, Musik beeinflusst die Sprache.

Für beide Beispiele gibt es inzwischen klinische Studien, die diese Wirksamkeit auch statistisch belegen: Eine Arbeitsgruppe um Teppo Särkämö von der Universität Helsinki untersuchte, ob das regelmäßige Hören von Musik Menschen helfen kann, die unter den Folgen eines Schlaganfalls leiden.[105]

Ein Drittel der Studienteilnehmer wurde lediglich mit herkömmlichen Methoden behandelt, die zweite Gruppe erhielt zusätzlich Hörbücher, denen sie jeden Tag mindestens eine Stunde lauschte, die Teilnehmer der dritten Gruppe hörten jeden Tag eine für sie bedeutsame Musik. Dabei gab es Angebote aus allen Stilrichtungen, die jeder nach seinem Geschmack auswählen konnte.

Das Ergebnis der Studie war eindeutig: Schon drei Monate nach dem Schlaganfall hatte sich das Sprachgedächtnis der Musikgruppe um durchschnittlich 60 Prozent verbessert, gegenüber 18 Prozent bei der Hörbuch- und 29 Prozent bei der nur konventionell behandelten Gruppe.[106] Die Fähigkeit, die Aufmerksamkeit wieder auf einen gewünschten Punkt zu richten, verbesserte sich ausschließlich bei der Gruppe, die regelmäßig Musik hörte.

Was genau im Gehirn geschieht, können die Forscher noch nicht sagen. Musik ist aber offenbar in der Lage, gleichzeitig zahlreiche Bereiche des Gehirns zu aktivieren, und kann sich so auf Sprache und Gedächtnis, auf die Kontrolle von Bewegungen und auf die Gefühle auswirken. Depressionen oder Verwirrungszustände traten folgerichtig bei den Teilnehmern der Musikgruppe deutlich weniger auf.

Weil die meisten Musikstücke Gesang enthielten, vermuten die Forscher, dass die Verbindung von Musik und Sprache besonders heilsam ist. Dass diese Interpretation richtig sein könnte, belegt eine Untersuchung, die der Neurologe Gott-

fried Schlaug von der Harvard Medical School in Boston vorlegte: Die Studie zeigt, dass Patienten, die nach einem Schlaganfall nicht mehr sprechen können, diese Fähigkeit schneller wiedererlangen, wenn sie Sprache mit Gesang verbinden. Ein Mann sei zum Beispiel nicht mehr in der Lage gewesen, den Text des Liedes »Happy Birthday« aufzusagen. Wenn er aber das Lied singe, könne er den Text fehlerfrei vortragen. Dies gelte auch für Texte, die nicht an Lieder gebunden seien. So habe ein Patient den Satz »Ich habe Durst« nicht mehr sprechen, wohl aber mit einer selbst erfundenen Melodie singen können.
Möglicherweise, vermuten die Forscher, spiele der Rhythmus dabei eine wichtige Rolle: Während die Patienten sangen, hielt jeweils ein Mediziner eine ihrer Hände und klopfte im Takt der Musik darauf.[107]

Dass Rhythmen von großer Bedeutung für die Gesundheit sind, hat eine relativ junge Forschungsrichtung inzwischen belegt: die Chronobiologie. Sie vergleicht das Gefüge der Musik mit den Rhythmen, in denen der menschliche Körper schwingt. Denn neben dem Konzert der Botenstoffe und der elektrischen Signale, das Körper und Seele in ständigem Gespräch hält, scheinen Schwingungen die Gesundheit in hohem Maße zu beeinflussen. So bringt diese neue Forschungsrichtung einen Faktor ins Spiel, der in höchstem Maße immateriell erscheint: Schwingungen sind keine Stoffe, deren Wechselwirkung sich in chemischen Formeln darstellen lässt, sie sind nur als Bewegung in der Zeit zu beschreiben. Ihr Charakter ist flüchtig, manchmal überraschend, und auch wenn sie sich in mathematischen Gleichungen fixieren lassen, erscheinen sie unbeständig, wechselhaft, mit einem Wort: lebendig.

Die Melodie des Körpers

Lebendigsein ist das Gegenteil von Erstarrung, deshalb ist Bewegung, die ständige, fließende Veränderung, ein bildhafter Ausdruck von Gesundheit. Wie ein Boxer, der nicht ruhig stehend den Angriff seines Gegners erwartet, sondern in tänzelnder Bewegung den Ring durchmisst, bleibt der Körper-Geist nur in der Veränderung im Gleichgewicht seiner Kraft. Gehen ist abwechselndes Stehen auf einem Bein – so bleibt der Körper in Balance, obwohl er jeweils für einen kurzen Moment in einer Position der völligen Unsicherheit verharrt.

Noch immer herrscht in der konventionellen Medizin die Vorstellung, der Körper sei dann am besten im Gleichgewicht, wenn er alle wichtigen Parameter stets auf gleichem Niveau halte. Homöostase wird diese Fähigkeit eines lebenden Organismus genannt, aber mehr und mehr zeichnet sich ab, dass dieser ständige Ausgleich auf der Ebene des Mittelmaßes Gesundheit nur unzureichend beschreibt. Es ist eher die Veränderung, das Überschreiten und Unterschreiten von Mittelwerten, das für eine gute Gesundheit steht und damit auch für die Fähigkeit, ein vielleicht einmal verlorenes Gleichgewicht wiederzufinden.

Mit anderen Worten: Lebendiges Sein zeichnet sich durch den Wechsel von Zuständen aus, durch plötzliche Veränderungen, durch oszillierende Kurven – und nicht durch eine Linie, die sich in einfacher mathematischer Sprache beschreiben lässt. Leben ist Sein in ständiger Unsicherheit, aus der allein Beständigkeit erwächst. Leben ist Veränderung in der Zeit, und genau so lässt sich das Wesen der Musik beschreiben. Auch in ihr ist alles in ständiger Veränderung, schreitet in der Zeit voran, kehrt aber immer wieder zu den Grundmotiven zurück, nur um sie sofort wieder spielerisch zu verlassen. Das alles geschieht in einem manchmal beständigen, dann wieder wechselnden Rhythmus, ist in besonderer Weise getaktet, ist nicht statisch, sondern dynamisch. Und so sprechen Wissenschaftler heute von Homöodynamik, wenn sie das andauernde Schwingen des Organismus beschreiben.

Diese Gedanken sind keineswegs philosophische Bildergeschichten, sondern biologische Realität. Denn nahezu alle Körperparameter verändern sich im Rhythmus von Tag und Nacht, folgen gleichzeitig auch größeren Rhythmen und sind in Wechselwirkungen eingebunden, die mit den unterschiedlichen Frequenzen zusammenhängen.[108]

Die charakteristischen Schwingungen der einzelnen Organe, die Osteopathen oder Cranio-Sacral-Therapeuten ertasten können, wenn sie ihre Kunst beherrschen, spiegeln sich im Herzschlag wider. Und so verwundert es nicht, dass in der traditionellen chinesischen Medizin der Pulsschlag eines Patienten als Ausdruck des Herzschlags ein wichtiges Diagnosemittel ist. Was die Mediziner dieser Richtung über die leichte Berührung erfassen, haben Chronobiologen mit neuen Methoden gemessen. Dabei fanden sie heraus, dass ein gesundes Herz keineswegs regelmäßig schlägt, sondern dass es um einen Mittelwert schwingt. »Es marschiert nicht im Gleichschritt, es tanzt«, schreibt der Chronobiologe Prof. Maximilian Moser von der Universität Graz.[109]

Dieser Tanz zeige sich vor allem in Erholungsphasen, nicht bei hoher Anspannung. In der Erholung schwinge der Organismus besonders kräftig, und der Herzschlag werde vom Atemrhythmus gesteuert. Je höher die Belastung, umso geringer werde die Bedeutung des Atemrhythmus, und umso mehr verliere das Herz seine Fähigkeit zum Tanz; es schlage dann immer monotoner.

So sind es auch die Erholungsphasen, die ein lebendiges Wesen von einer Maschine unterscheiden, die ja in stets gleichem Rhythmus bleibt. In der Erholungsphase regenerieren sich Körper und Geist, kleine Wunden heilen, Schlackenstoffe werden abtransportiert. Untersuchungen haben gezeigt, dass sich der Körper umso schneller und umso besser regeneriert, je mehr die unterschiedlichen Körperrhythmen zusammenspielen und gleichsam einen gemeinsamen neuen Rhythmus kreieren. Dieses Zusammenwirken dient der Koordination der unterschiedlichen Ebenen, die ihren eigenen Schwingungen folgen, und ist also gleichsam der übergeordnete Taktgeber des Lebens, der die Gesundheit erhält und Heilung ermöglicht, wenn ein Mensch einmal »aus dem Takt« gekommen ist.

Rhythmen bestimmen nicht nur den Tag, sondern auch die Nacht. Ein gesunder Schlaf variiert im Wechsel von Tiefschlaf und Traumphasen, die sich im EEG als klares Muster zeigen. Wenn der Schlaf gestört ist, zeigen die Messungen ein »verwaschenes« Bild, das keine melodische Gliederung erkennen lässt. Der notwendige regelmäßige Wechsel zwischen der Phase des Tiefschlafs, der sich durch besondere Ruhe und eine nur mäßig bewegte Line im EEG auszeichnet, und der aktiven Phase der Träume mit ihren hohen Ausschlägen im EEG ist verändert – mit Folgen für die Fähigkeit von Körper und Seele, sich zu regenerieren und neu zu ordnen.
Messungen der Tages- und Nachtrhythmen haben gezeigt, dass sich Pulsschlag, Atmung, Blutdruck und Durchblutung unterschiedlich verhalten: Am Tag folgen sie mehr ihrem eigenen, individuellen Takt, in der Nacht aber stimmen sie sich gleichsam miteinander ab und ordnen sich nach und nach in einem bestimmten harmonischen Verhältnis. »Während unsere Organe am Tag durcheinander musizieren«, schreibt Maximilian Moser, »singen sie in der Nacht im Chor.« Der Gleichklang der Nacht sei offensichtlich für Wohlbefinden und Gesundheit von entscheidender Bedeutung: So verwundere es nicht, dass Störungen durch Nacht- oder Schichtarbeit zu schwerwiegenden Gesundheitsproblemen führen

können, von Stoffwechselstörungen über Herzerkrankungen bis zur beträchtlichen Erhöhung der Krebserkrankungsrate.[110]

Weil der Atemrhythmus als bewusst steuerbarer Taktgeber auf viele andere Rhythmen, vor allem den Herzschlag, einwirken kann, spielt er auch in Therapien eine wichtige Rolle. Damit entdecken die Forscher unserer Zeit nur wieder, was schon seit Jahrtausenden in der europäischen, vor allem aber der asiatischen Medizin und Philosophie bekannt war. Eine wirkungsvolle Form der Meditation, die im Buddhismus geübt wird, besteht ja im Kern in einer ruhigen und achtsamen Beobachtung des Atems. Über die Konzentration auf diesen Rhythmus kann sich nach kurzer Zeit der Geist vollkommen neu ausrichten: Das Netzwerk von Körper und Seele wird auf lange Sicht in tiefer Weise berührt, wie die Erfahrungen dieser Meditationstradition (und inzwischen auch die Messungen in den Labors der Hirnforscher) gezeigt haben.

In der griechischen Tradition wurde der Rhythmus des Atems bei der Rezitation von lyrischer Dichtung eingesetzt, von Ephesos bis Epidauros: In den Asklepios-Heiligtümern, die ja »Kurorte« der Antike waren, dienten Theateraufführungen neben anderen Kunstformen und dem Sport der Vorbereitung auf die entscheidende Nacht im Abaton, dem zentralen Heiligtum, in dem die Patienten im Traum die Heilung erfahren sollten.

Antike Theaterstücke waren stets in lyrischer Form geschrieben. Das wichtigste Versmaß wird Hexameter genannt, ein spannungsvoller Rhythmus, gleichsam gesprochene Musik und deshalb offenbar mit heilsamer Wirkung: Allein schon durch das Anhören eines Musikstücks können sich ja Rhythmen im Organismus eines Menschen neu ausrichten, wie die oben zitierten Beispiele aus der Musiktherapie gezeigt haben. Werden die Hexameter-Verse aber von einem Patienten selbst gesprochen, verstärkt sich dieser Effekt, wie eine wissenschaftliche Untersuchung belegt hat: Bei gleichförmigem Sprechen entsteht eine regelmäßige Struktur, wird aber die Geschwindigkeit langsam und gleichmäßig erhöht, zeigt sich in der Messung der Körperparameter das Bild einer aufsteigenden Tonleiter, in der Herzschlag und Atmung vollständig synchronisiert sind.[111]

Der Hirnforscher Gerald Hüther geht davon aus, dass Rhythmus, »wenn er von einem Patienten aufgegriffen und im Innern mitgegangen oder aktiv mit vollzogen wird, zu mächtigen Resonanzphänomenen« führt. Dabei synchronisierten sich im Gehirn zahlreiche Areale, sie verstärkten sich gegenseitig und erzeugten gleichzeitig größere Harmonie. Am Ende mache der Mensch die ungewöhnliche Erfahrung der Einheit von Denken, Fühlen und Handeln[112] – so wie es der Musiker Dominik Polonski erlebte, als er gleichsam mit den Klängen des »Wohltemperierten Klaviers« verschmolz. »Wir sind Musik«, sagt der Chronobiologe Maximilian Moser.[113]
Manche Wissenschaftler gehen noch einen Schritt weiter und schlagen vor, lebende Systeme wie den Menschen auch als elektromagnetisches Feld zu beschreiben, das sich aus einer Vielzahl unterschiedlicher Schwingungsmuster zusammensetzt, die zu einem gemeinsamen Klang zusammenfinden – einer Melodie, die im Idealfall zugleich harmonisch und spannungsvoll ist.
Solche Gedanken erweitern die Vorstellung, wie das Netzwerk von Körper und Seele funktioniert, um eine neue Dimension. Das Konzert der Botenstoffe lässt sich, bei aller Kompliziertheit und Kreativität, noch als ein gleichsam mechanisches System der Kommunikation verstehen: Es bewegen sich ja chemische »Schlüssel« durch den Körper und suchen das passende »Schlüsselloch«, um die Information zu übertragen. Die Kommunikation über die Nervenfasern ist schon weniger »materiell«, denn hier dienen elektrische Strö-

me als Informationsträger. Beide Ebenen sind auf vielfache Weise miteinander verknüpft und bilden ein einziges System der Körper-Geist-Kommunikation.

Der chinesische Biophysiker Chang-Lin Zhang erweitert dieses Modell um das Bild eines in keiner Weise festen, sondern im Spiel der Wellenmuster äußerst beweglichen »Körpers«. Die zahllosen Rhythmen aller Ebenen des Organismus überlagern sich in vielfacher Weise, bilden ein Interferenzmuster, in dem sich Wellenberge und -täler verstärken oder auslöschen. Ein solches Muster kann Informationen speichern und Nachrichten weitergeben, wie wir aus unserem technischen Alltag wissen: Mobilfunknetze funktionieren nach dem gleichen Prinzip. Ist der »elektromagnetische Körper«, wie Chang-Lin Zhang dieses ungreifbare Feld nennt, die dritte Ebene im Netzwerk von Körper und Seele?[114] Diese Idee ist wissenschaftlich noch nicht bewiesen, könnte aber manche bis heute offene Frage beantworten.

Wenn die Melodie gestört ist, die in diesem erweiterten Klangkörper entsteht, dann braucht es manchmal den Eingriff »von außen«, einen neuen Taktgeber, eine Anleitung, die verlorene Harmonie wiederzufinden. Das kann ganz direkt durch das Anhören von Musik geschehen oder durch eigenen Gesang, wie zahllose Beispiele belegen – aber es gibt auch noch andere Wege, die gestörte Rhythmen neu ordnen können: Methoden wie die Homöopathie nutzen, so die Theorie, die Schwingungsmuster von Stoffen vor allem aus dem Pflanzen- und Mineralienreich, um eine disharmonische Darbietung wieder zur Harmonie zu führen. Dabei geben sie nicht eine neue, bessere Melodie vor, sondern sie spielen den Musikern gleichsam genau die Dissonanz vor, unter der die Harmonie leidet – und löschen so das störende Muster, das die Aufführung behindert hat. Wenn dies gelingt, kann die ursprüngliche, tragende Melodie wieder ungestört erklingen.

In der traditionellen chinesischen Medizin wird die Symphonie des Lebens als harmonischer Fluss von Energien verstanden, deren Störung durch einen äußeren Taktgeber, die Akupunkturnadel (oder eine entsprechende elektrische Reizung bei neueren, im Westen verbreiteten Verfahren), beeinflusst werden kann.

Diese auf den ersten Blick »mechanischen« Eingriffe (etwa Globuli in der Homöopathie, unter anderem Nadeln in der TCM) wirken aber wohl weniger auf die Körperchemie ein als auf die immateriellen Schwingungen, die den »elektromagnetischen Körper« des Menschen ausmachen. Wenn sich dadurch die Rhythmen verändern – so die Idee –, beeinflussen sie vermutlich die chemischen Vorgänge und werden so in den neuronalen Netzwerken des Gehirns und im Spiel der Botenstoffe gleichsam auf mehreren darunterliegenden Ebenen sichtbar.

Ähnlich könnte auch das Auflegen der Hände als eine Methode verstanden werden, einen aus dem Rhythmus geratenen Menschen wieder »in Takt« zu bringen. Ein Heiler wäre dann in seiner Arbeit umso wirkungsvoller, je mehr er sich an einen übergeordneten Rhythmus anschließen kann, je mehr er sich einer Kraft öffnet, die er als »außerhalb seiner selbst« begreift: einer Grundmelodie, die nicht den eigenen Gesundheitszustand spiegelt, sondern darüber hinausweist. Ein Heiler, der lediglich seinen eigenen Takt weitergibt, ist nach dieser Theorie nur dann erfolgreich, wenn er selbst im Augenblick der Behandlung in völliger Harmonie schwingt und die von ihm übertragenen Rhythmen auch in das musikalische Bild seines Patienten passen. Gelingt ihm das nicht, wird seine Behandlung wohl wirkungslos bleiben. Umso wichtiger ist es für jeden Patienten, genau auf die eigenen Empfindungen zu achten, wenn sie sich einem Heiler anvertrauen. (Dass diese Vorsichtsmaßnahme natürlich auch bei der Auswahl von Ärzten und anderen Berufsgruppen im medizinischen Bereich gilt, versteht sich von selbst. Denn wenn es möglich ist, Rhythmen auf unterschiedlichen Ebenen zu beeinflussen, kann das im Prinzip in jeder Behandlungsform auch unabsichtlich geschehen.)

Heiler und ihre Patienten betreten in der Zeit der Behandlung sozusagen ein gemeinsames Feld, das die Rhythmen synchronisiert, bis am Ende eine gemeinsame Melodie entsteht. Wenn die Behandlung gelingt, dann kehrt die Harmonie zurück, und am Ende haben beide Behandlungspartner einen Gewinn. Dies könnte erklären, warum sich Heiler nach einer erfolgreichen Arbeit oft ebenso gestärkt fühlen wie ihre Patienten. Umgekehrt aber tragen auch die Patienten ihren Teil bei: Sie können sich einer neuen Melodie öffnen oder in ihrem alten Rhythmus bleiben, sie bestimmen mit über Erfolg und Misserfolg. Aber diese Entscheidung trifft niemand bewusst, deshalb sollte auch niemand sich selbst oder einem anderen Schuld zumessen, wenn eine Heilung nicht möglich ist. Das Geheimnis hat so viele Dimensionen, dass es vermessen wäre, es nur auf einer einzigen Ebene begreifen zu wollen.

Umso wichtiger ist es, sich allen Ebenen zu öffnen, ohne sie im Augenblick einer Behandlung sofort mit dem rationalen Geist verstehen zu wollen. Sich dem Rätselhaften, Geheimnisvollen für eine gewisse Zeit zu überlassen kann sehr hilfreich sein – und Musik war und ist überall auf der Welt ein guter Begleiter auf diesem Weg.

In den Heilungszeremonien der Shipibo im Regenwald Perus, von denen schon mehrfach die Rede war, zeigt sich das auf besondere Weise. Sie verbinden Musik und Rhythmus mit der Kraft innerer Bilder und starker Suggestionen, und sie geben den Menschen, die Hilfe brauchen, gleichzeitig das Gefühl von Geborgenheit und Sicherheit und die Gewissheit, in einer Gemeinschaft aufgehoben zu sein. So zeigt sich in diesen

Zeremonien, auch wenn sie nicht »wörtlich« in unsere Kultur und unsere Zeit übertragbar sind, eine Weisheit, von der wir nur lernen können.

Gesungene Muster

Wenn die Schamanen der Shipibo und die Heiler in ihrer Tradition im peruanischen Amazonas-Tiefland Patienten behandeln, dann ist Gesang der wichtigste Begleiter ihrer inneren Reise. Es sind diese geheimnisvollen Melodien, die mich vor vielen Jahren so besonders beeindruckten. Sie geben den nächtlichen Ritualen ihren besonderen Zauber und entrücken sie der Zeit. Sie sind weit mehr als nur Beiwerk oder ritueller Schmuck, sie drücken vielmehr den Kern des Weltbildes aus, in dem sich diese magische Form des Heilens bewegt.
In der Heilungszeremonie der Shipibo arbeiten der Schamane und seine Frau zusammen. Nur der Heiler trinkt das Ayahuasca, den Saft der halluzinogenen Liane, und geht auf eine weite Reise in die andere Wirklichkeit, seine Begleiterin bleibt zu seinem Schutz zurück und verhindert, dass »unsichtbare Kräfte« den Schamanen angreifen. Aber auch sie braucht dazu den Kontakt mit den verborgenen Welten: Während der Zeremonie raucht sie einen starken Tabak und verbindet sich so mit dem Geist dieser Pflanze, die als »Kind des Ayahuasca« gilt.
Oft wird der Schamane von Assistenten unterstützt, die ebenfalls in Trance gehen, was die heilenden Kräfte verstärkt und am Ende der Zeremonie eine gleichsam kollegiale Besprechung der Erlebnisse möglich macht, mit möglichen Konsequenzen für weitere Behandlungen.

Eine ganze Serie von Gesängen, die »Icaros«, stehen Meisterschamanen (den Muráya) zur Verfügung. Sie dienen unterschiedlichen Zwecken, vom Ruf des Ayahuasca-Geistes zu Beginn der Zeremonie über Lieder mit festen, überlieferten Texten bis hin zu spontanen Gesängen, deren Texte und Melodien von den Bewohnern der anderen Wirklichkeit geschenkt werden – oder in denen der Schamane beschreibt, was er gerade erlebt.

Jedes einzelne Icaro dauert zehn bis fünfzehn Minuten, es gibt langsame Motive, die von langen Pausen getrennt sind, schwebende Klänge, die sich im Ausatmen auflösen, aber auch deren Gegenteil: durch starke Rhythmen gegliederte Melodienfolgen, in denen oft die Kämpfe des Schamanen mit gefährlichen Angreifern beschrieben werden. Denn stets suchen und finden die Reisenden in den verborgenen Welten auch feindliche Kräfte. Eine Erkrankung ohne diese Komponente des »Bösen« ist für sie nicht vorstellbar. »Wenn wir keine Kämpfe auszutragen haben, dann ist derjenige, den wir behandeln, auch nicht krank«, erzählte der Schamane Juan der Medizinpsychologin und Musiktherapeutin Sabine Rittner, die bei den Shipibo Heilungszeremonien beobachtete.[115]

Die Liedtexte sind wie eine Brücke, die für alle die sichtbare mit der unsichtbaren Welt verbindet. Der Patient ist nicht allein gekommen, er wird von seiner Familie begleitet. Oft sind bei den großen Heilungszeremonien auch Freunde und manchmal das ganze Dorf anwesend: Krankheit und Heilung gelten den Shipibo wie vielen Ureinwohnern Lateinamerikas nicht als private Ereignisse, sondern als bedeutsame Einschnitte im Leben einer Familie oder der ganzen Gemeinschaft.

Und nun sind alle, die zur Unterstützung des Patienten gekommen sind, in die Zeremonie einbezogen, folgen den Gesängen des Heilers und erfahren aus erster Hand, was genau in diesem Augenblick in der anderen Wirklichkeit geschieht. Das kann aufwühlend sein, aber auch beruhigend, je nachdem, was sich gerade ereignet. In jedem Fall aber, berichten

Meisterschamanen, erleben die Patienten und ihre Begleiter, dass der Heiler alles tut, um die Dinge zum Guten zu wenden. Aus psychologischer Sicht ist das eine starke, in der geheimnisvollen Atmosphäre der nächtlichen Séance mit besonderer Kraft aufgeladene Suggestion. Der Schamane Juan berichtet: Wenn ein Shipibo die Worte seiner Gesänge höre,

»... dann fühlt er sich sehr glücklich, sehr zufrieden. Er fühlt dann genau: Oy, ich werde gesund werden, der Schamane ist dabei, mich zu heilen, der Schamane ist sich ganz sicher mit dem, was er mir da sagt ... Er spricht mit mir durch seine Lieder, und ich fühle mich dann sehr ruhig, weil ich weiß, er wird mich heilen.«[116]

Die Lieder vermitteln also Vertrauen und stärken so die innere Gewissheit, wieder gesund zu werden. Sie vermitteln in ihrer farbigen Sprache heilende Bilder, geben gleichzeitig eine Erklärung für die eigentliche, die spirituelle Ursache der Erkrankung, und sie beschreiben die Wege, die der Schamane geht, um die Geister der Erkrankung zu besiegen.

Das Besondere des Heilungsweges der Shipibo, das dieses Volk des Regenwaldes von vielen anderen Ethnien unterscheidet, liegt in einer visionären Verbindung von heilenden Gesängen und besonderen, fast abstrakt wirkenden bildhaften Vorstellungen. Die Schamanen der Shipibo nehmen in der Trance auf der Körperoberfläche ihrer Patienten filigrane, tausendfach verzweigte geometrische Muster wahr, die über den Gesundheitszustand Auskunft geben. Wenn ein Muster gestört ist, wenn es Brüche gibt in der Linienführung, wenn also die ursprüngliche Harmonie nicht mehr besteht, dann muss der Muráya die Balance wiederherstellen. Und das geschieht mit Hilfe des Gesangs. In dieser besonderen, entscheidenden Phase der Behandlung ist der Heiler vollständig auf die Hilfe unsichtbarer Kräfte angewiesen, die Geister der anderen Welten.

Mit ihnen tritt er nun in engen Kontakt, er nimmt wahr, wie sie in seinen Gesang einstimmen, so dass sein Lied für ihn selbst wie ein großer Chorgesang erscheint, in den dann auch die Teilnehmer der Zeremonie oft einstimmen. Damit wird der Heiler einmal mehr Bindeglied zwischen der sichtbaren und unsichtbaren Welt, und über den Gesang, der sich nun über den Patienten ausbreitet, entsteht die Vision einer vollkommenen Verbindung.

Das Lied richtet sich zunächst gegen die für die Erkrankung verantwortlichen Geister, ist also Mittel des Kampfes und der Abwehr, verwandelt sich aber nach und nach in ein heilendes Bild. Aus den Klängen formt sich vor dem inneren Auge des Schamanen ein heilendes Muster, das sich langsam auf den Körper des Patienten herabsenkt, der auf dem Boden der Hütte liegt. Es umgibt ihn wie ein schützendes Tuch und durchdringt ihn mehr und mehr:

»*Wenn der Schamane sein therapeutisches Lied singt, dann sind es Rhythmus und Intensität des Gesangs, welche am Körpermuster des Patienten wirksam werden. Während das heilende Lied des Schamanen im linearen und rhythmischen Strom des Atems seinen Mund verlässt, formt es sich zu einem feinstofflichen Muster, welches sich in den Körper des Kranken legt und dort eine Harmonisierung des energetischen Gleichgewichts und des Gemüts bewirkt.*«[117]

Während dieser Behandlung aber versuchen die Geister der Krankheit nach Kräften, das heilende Muster zu zerstören: Sie legen schädlichen Nebelhauch darüber, der die Struktur unsichtbar macht, die harmonischen Linien vielleicht sogar wieder auflöst. So spiegelt der heilende Gesang gleichzeitig einen heftigen Kampf, in dem gute und böse Kräfte um die

Vorherrschaft ringen. Die visionäre Sicht macht es dem Schamanen möglich, schon bald zu erkennen, ob er seinem Patienten helfen kann oder nicht. Wenn das Muster sich nicht wieder ordnet, wenn es nicht gelingt, die heilenden Strukturen mit dem Körper zu verbinden, dann wird die Behandlung ohne Erfolg bleiben.

Die heilenden Muster waren und sind in der Kultur der Shipibo allgegenwärtig. Sie zieren Kleidungsstücke (vor allem die Wickelröcke der Frauen) und finden sich auf Vasen und Keramiktöpfen, die dank des Engagements der Frauen bis heute den Ansturm der modernen Plastikwelt zumindest als kunsthandwerkliche Objekte überlebt haben. In früheren Zeiten waren sie im Alltag so präsent, dass sich niemand ihrer Wirkung entziehen konnte: Selbst die Pfahlbauten entlang der Flüsse waren über und über mit Mustern bedeckt.

Diese in der äußeren Welt sichtbar gewordenen inneren Bilder haben erstaunliche Ähnlichkeit mit der neurobiologischen Vorstellung, dass Körper und Seele in einem großen Netzwerk miteinander verbunden sind, wie das in diesem Buch immer wieder beschrieben wurde.[118] Kann es also sein, dass die alten Überlieferungen und die moderne Wissenschaft nur in unterschiedlicher Sprache von derselben Entdeckung sprechen, die einen in der bildhaften Ausdrucksweise des Mythos, der Magie und des archaischen Denkens, die anderen in der Sprache des rationalen Bewusstseins? Sind beide Denkweisen also im Kern gleich – oder bedeutet die über Jahrtausende in unsere Zeit gerettete Vorstellung einer Welt, die in einer viel größeren Dimension eingebettet ist, vielleicht eine Erweiterung der modernen Interpretation von Gesundheit und Krankheit?

Es ist aus meiner Sicht vor allem eine große Erweiterung, die das rationale Denken erfährt, wenn es die Bilder anderer Ebenen des Denkens integriert. Denn die ausschließlich rationale Interpretation des Netzwerks von Körper und Seele birgt ja die Gefahr eines Rückfalls in die Zeit des einfachen Maschinendenkens.

Wenn das Netzwerk, so die Hoffnung der mechanistischen Wissenschaft, nur lange genug und mit größtmöglicher Genauigkeit untersucht werde, dann ließen sich irgendwann die komplizierten Zusammenhänge vollständig berechnen, so als ob das Netzwerk ein Geflecht von Kanälen wäre, mit einer Vielzahl von Schleusen verbunden, die manchmal geöffnet, manchmal geschlossen sind und so die chemischen und physikalischen Ströme nach einfachen mechanischen Regeln leiten. Am Ende, so die Hoffnung, die in diesem Denken liegt, werde es gelingen, die Gesamtzahl aller Kanäle und Schleusen zu erfassen und in einer gewaltigen Landkarte des menschlichen Körpers und Geistes darzustellen. Wer aber über eine solche Karte verfüge, halte den Schlüssel für die Gesundheit in der Hand. Und damit wäre das Geheimnis der Heilung gelüftet.

Aber Menschen funktionieren nicht wie Maschinen, wie die Medizin unserer Zeit mehr und mehr entdeckt: Lebendige Wesen sind wohl niemals vollständig zu berechnen, und deshalb wird die Hoffnung, das Rätsel mit der Sammlung und Analyse unzähliger Daten zu lösen, höchstwahrscheinlich eine Illusion bleiben. Im Netzwerk von Körper und Seele gibt es ohne Zweifel lineare Muster, aber eben auch vollkommen chaotische und deshalb unberechenbare Zusammenhänge. Und es wird immer wahrscheinlicher, dass wir das Modell des Netzwerks um eine gleichsam »immaterielle« Ebene erweitern müssen, wie sie sich in der Idee des »elektromagnetischen Körpers« andeutet.

Die jahrtausendealte Vorstellung des kleinen Volkes aus dem peruanischen Amazonas-Tiefland weist einen weiteren Weg: Sie ergänzt das Weltbild um eine Dimension, die dem rationalen Denken gänzlich fremd ist. Indem es die spirituelle Ebene betont, schafft es eine Möglichkeit, auch im Chaos noch Ordnung zu erkennen und auch dann noch handlungsfähig zu bleiben, wenn das rationale Denken keinen Ausweg mehr sieht. Diese Möglichkeit zu integrieren ist kein Rückfall in altes, wirklichkeitsfernes Denken, sondern ein enormer Zugewinn an Kraft.

Was die Menschen, gleich welchen Kulturkreises und gleich welcher Zeit, für den Erhalt ihrer Gesundheit brauchen, ist die Balance aller Ebenen und aller Kräfte. Balance bedeutet nicht Starrheit, sondern vorsichtiges Austarieren von Bewegung, den Gang eines Seiltänzers über ein Hochseil. Um sicher auf die andere Seite zu gelangen, braucht es Planung und Intuition, also ebenso rationales Denken wie die Bereitschaft, dem Nichtrationalen seinen Raum zu geben.
Balance ist kein mechanischer Akt, sondern Kunst.

Die Kunst der Balance

Der Raum ist vollkommen weiß, ein gewaltiger Kubus, dessen Größe sich dem Blick entzieht, weil sich das Auge an nichts Bekanntem festhalten kann: keine Fenster, keine Türen, keine Objekte, die ihn schmücken. Irgendwo, in sehr großer Höhe, hängt an einer Achse ein Pendel wie das überdimensionale Pendel einer alten Standuhr. Es ist in leichter, schwingender Bewegung, und manchmal scheint es einen Impuls zu empfangen, von einer Kraftquelle, die unsichtbar ist. Nach einer Zeit der kaum spürbaren Bewegung schwingt es plötzlich stärker, und mit jeder Bewegung erreicht es einen höheren Punkt im Raum, bis es plötzlich in senkrechter Stellung stehenbleibt.

In diesem seltenen Moment liegt alle denkbare Kraft in ihm. Es hat die Energie des Schwungs gespeichert, und solange es in dieser Balance bleibt, ist alles möglich: Jetzt genügt ein sehr kleiner Impuls, vielleicht das Schwerkraftfeld eines winzigen Insekts, das plötzlich durch den Raum fliegt, um über die Richtung seiner künftigen Bewegung zu entscheiden.

Möglicherweise beginnt es jetzt, unendlich langsam, sich in die ursprüngliche Richtung zu neigen, aus der es in diesen Zustand des Gleichgewichts kam. Oder es setzt seinen Schwung auf der anderen Seite fort. In diesen Sekunden der Unklarheit, wenn alles vollständig offen ist, hat das Pendel das Maximum seiner Instabilität erreicht – und gleichzeitig die vollkommene Balance.

Das Bild des Raumes mit dem Pendel ist nur eine Metapher, keine physikalische Erklärung für das Geheimnis der Heilung.
Der Physiker Hans-Peter Dürr[119] benutzt es gern, um das Wesen des Lebendigen zu erklären. Und bei genauer Betrachtung dürfen wir uns das Pendel auch nicht so einfach konstruiert denken wie das einer Standuhr, das nur um eine einzige Achse schwingt, sondern wir müssen in die Stange, an der die Scheibe befestigt ist, viele zusätzliche Gelenke einbauen, genau genommen eine fast unendlich große Zahl. Wenn dieses ungewöhnliche Pendel dann aufrecht auf der zentralen Achse stehenbleibt, muss es unvorstellbar fein austariert sein.
In diesem Moment verharrt es in extremer Labilität, und es sind feinste Veränderungen, die es nun beeinflussen.
Wenn das Pendel seinen Schwung wieder aufnimmt, bewegt es sich durch seine zahllosen Gelenke vollkommen chaotisch. Es ist tatsächlich unberechenbar, folgt Gesetzen, die sich nicht mehr eindeutig erfassen lassen.

So ähnlich unberechenbar verhält sich ein lebendes System, und deshalb ist das Pendel mit seinen vielen Achsen ein gutes Bild, um sich dem Verständnis von Krankheit und Gesundheit zu nähern und damit vielleicht das Geheimnis der Heilung besser zu verstehen.
Damit das Leben erhalten bleibt, braucht es Bewegung, ständigen Wechsel, unerwartete Momente. Je weniger sich das Pendel bewegt, je mehr es sich seinem Ruhepunkt zuneigt, umso geringer werden die Möglichkeiten, es zu beeinflussen. Wenn es schließlich in völliger Ruhe an seiner zentralen Achse hängt, dann hat es einen Zustand erreicht, der nur noch mit unvorstellbarer Kraft zu verändern ist: einer Kraft, die wieder Bewegung ins System bringt. Solange es aber noch schwingt, genügen geringere Anstrengungen, um es zu beeinflussen.

Wenn das Pendel für längere Zeit in seinem Ruhezustand verharrt, ist es zwar vollkommen berechenbar, aber diese Ordnung wäre bei einem lebenden Wesen gleichbedeutend mit dem Tod.

Der gegenteilige Zustand, wenn es aufrecht auf der Mittelachse steht, lässt sich zwar ebenso eindeutig berechnen – nicht aber, was danach geschieht. Deshalb hat dieser Zustand nichts mit Erstarrung zu tun, denn aus diesem Moment vollkommener Offenheit kann sich jederzeit jeder denkbare Zustand entwickeln.

Ohne Energie, die dem System ständig Kraft zuführt, ist die lebendige Bewegung, das unberechenbare Schwingen, nicht aufrechtzuerhalten. Diese Energie ist einerseits materiell, andererseits immateriell: Ein lebendes Wesen braucht Nahrung, braucht die Fähigkeit, sie umzuwandeln und für die unendlichen Möglichkeiten des Organismus nutzbar zu machen. Es braucht aber auch die Fähigkeit, Impulse zu setzen, und dies geschieht bei Menschen (und in fließendem Übergang auch bei Tieren und Pflanzen) durch innere Bilder und, wie das letzte Kapitel gezeigt hat, auch durch Töne und andere Formen der Schwingung, letztlich also durch Muster, die ihm erlauben, alle kreativen Möglichkeiten zu nutzen, das Pendel in Bewegung zu halten, seine Richtung zu beeinflussen und es so oft und so lange wie möglich »in der Schwebe« zu halten.

Krankheit entsteht nach diesem Modell, wenn es einem Menschen nicht mehr in ausreichendem Maße gelingt, Kraft zu gewinnen und sie kreativ und zielgerichtet einzusetzen. Wenn ein Mensch erkrankt ist, vor allem wenn er unter einer schweren, chronischen Erkrankung leidet, wenn also sein System die lebendige Spannung zu verlieren droht, dann kommt es für eine Heilung wohl darauf an, den offenen Zustand der größten Instabilität wiederzugewinnen, weil sich nur aus

dieser schwebenden Balance eine unerwartete Veränderung ergeben kann. Dies ist zunächst die Aufgabe des Geistes, der körperliche Prozese beeinflussen kann, weil er ja im psychosomatischen Netzwerk auf vielfache Weise mit dem Körper verwoben ist. Wenn es dem Geist gelingt, diese vollkommene Offenheit zu erreichen, in der alle Möglichkeiten liegen, dann kann er sich den winzigen Impulsen öffnen, die aus seinem Innern kommen, weil sie dort als richtungweisende Muster schon lange gespeichert sind. Oder er kann selbst durch die Imagination eines solchen Bildes die Entscheidung herbeiführen.
Wie aber ist es möglich, diesen Zustand zu erreichen, um gesund zu bleiben oder eine Erkrankung zu überwinden? Wenn es kein »Patentrezept« gibt, sondern nur die Erkenntnis, dass die Wege dorthin vollkommen individuell sind, wie lässt sich der persönliche Weg finden?

Ich bin davon überzeugt, dass es darauf ankommt, zunächst nur den ersten Schritt zu tun. Diese vielleicht kleine Bewegung, die nicht viel verändern muss, kann sehr hilfreich sein, um den Zustand der Lähmung zu überwinden, unter dem so viele Menschen leiden, wenn sie erkrankt sind.
Damit ein solcher Schritt möglich wird, braucht jeder Mensch Unterstützung: durch die Familie und durch Freunde. In einem vertrauensvollen Umfeld kann sich langsam das Gefühl entwickeln, in welche Richtung der erste Schritt führen könnte. Tatsächlich ist das Gefühl der entscheidende Ratgeber in einer schwierigen gesundheitlichen Situation (und selbstverständlich auch für Menschen, die nicht erkrankt sind, aber ihre Gesundheit erhalten wollen). Gefühle sind ja das Bindeglied zwischen Körper und Seele, deshalb ist es gut, sich ihnen anzuvertrauen und keineswegs gegen sie zu handeln.
Manchmal kann das auch bedeuten, Ratschläge von Familienmitgliedern und Freunden nicht anzunehmen, wie gut sie

auch immer gemeint sein mögen. Wichtig scheint mir deshalb zu sein, dass man sie darum bittet, nachsichtig zu sein angesichts der vielen Widersprüche, die zwangsläufig entstehen, wenn ein Mensch Neuland betritt.

Heilung kann es ja mit geradezu entgegengesetzten Methoden geben, manchmal auch durch das bewusste Nicht-Tun, aus dem sich zuweilen wie von selbst Lösungen entwickeln, die für das rationale Bewusstsein völlig überraschend sind. Aber was der richtige Weg ist, das kann jeder Mensch nur herausfinden, wenn er ihn einfach für eine gewisse Zeit geht.

Vielleicht sind trotz aller denkbaren Unzufriedenheit die Angebote der konventionellen Medizin genau das, was ein Patient in einer bestimmten Situation braucht – manchmal sind sie einfach lebensnotwendig. Dann sollte er diesen Weg konsequent gehen, zugleich aber neuen Ideen gegenüber offen bleiben. Wichtig ist deshalb, einen Arzt zu finden, mit dem eine vertrauensvolle Begegnung möglich ist. Auch hier kommt es darauf an, dem eigenen Gefühl zu vertrauen und möglicherweise einen anderen Behandlungspartner zu suchen, wenn die notwendige gegenseitige Wertschätzung fehlt. Dazu gehört aus meiner Sicht auch die Bereitschaft, offen über die Möglichkeit begleitender Methoden zu sprechen. Ärzte, die komplementäre Methoden grundsätzlich ablehnen, übersehen die großen Chancen, die in ihnen liegen. Umgekehrt gilt das auch für alle anderen Heilverfahren: die kategorische Ablehnung der »Schulmedizin« verzichtet auf Möglichkeiten, für die uns die Menschen früherer Jahrhunderte beneiden würden.

Der erste Schritt könnte also sein, mehr und mehr dem Gefühl zu vertrauen, das sich während eines Gesprächs und im Hinblick auf Therapiemöglichkeiten einstellt. Jeder Mensch besitzt tief in sich eine Stimme von großer Weisheit. Was sie sagt, gilt nur für ihn selbst, deshalb kann auch ein anderer nicht darüber urteilen.

Wenn das Gefühl auf einen Weg führt, der über die konventionelle Medizin hinausweist, so bedeutet das keineswegs, sich endgültig entscheiden zu müssen; denn was spricht dagegen, das eine zu tun und das andere nicht zu lassen? Vielleicht liegt die Chance unserer Zeit, die so viele lange vergessene Methoden wiederentdeckt und in moderne Formen übersetzt, ja gerade darin, das jahrhundertelange Entweder-oder zu überwinden und durch ein Sowohl-als-auch zu ersetzen. Weil das Netzwerk von Körper und Seele ja zwei Seiten hat, lässt es sich auch auf zwei Wegen ansprechen. Welchen der beiden Wege ein Mensch stärker betonen möchte, genau das gilt es herauszufinden.

Manchmal ist es leichter, sich auf dieser Suche professionelle Hilfe zu holen. Psychotherapeuten können Patienten unterstützen, ihre individuelle Entscheidung zu treffen, ihre persönliche Quelle der Heilung zu suchen. Viele Menschen scheuen sich, psychotherapeutische Hilfe in Anspruch zu nehmen, weil sie sich doch körperlich und keineswegs in der Seele erkrankt fühlen. Aber es gibt keine Trennung zwischen beiden, deshalb ist es so hilfreich, auch der Seele etwas Gutes zu tun. So kann sich leichter eine neue innere Kraft entwickeln, die dem Pendel wieder mehr Bewegung verleiht.

Wenn wir lernen, wieder mehr unserem Gefühl zu folgen, dann scheint es mir sehr wichtig zu sein, von allen Schuldzuweisungen Abschied zu nehmen, sowohl anderen gegenüber als auch uns selbst. Wenn dies gelingt, steht sofort eine viel größere Menge an Lebensenergie zur Verfügung, die sonst in der Auseinandersetzung mit anderen Menschen oder mit der eigenen Unzulänglichkeit verlorenginge. Auch von der Vorstellung, das gewünschte Ziel um jeden Preis erreichen zu müssen, sollten wir uns verabschieden. Ein Ziel zu formulieren kann hilfreich sein, und der Wunsch nach einer Heilung ist natürlich vollkommen berechtigt, aber gleichzeitig müssen wir uns darüber im Klaren sein, dass nicht alles machbar ist, was wir uns wünschen.

Der Glaube an die Machbarkeit hat den westlichen Industriegesellschaften ungeheuren Reichtum beschert und gleichzeitig Probleme, die immer weniger lösbar erscheinen. In der Medizin hat dieser Glaube neben phantastischen Fortschritten die wachsenden Nachteile einer Gesundheitsindustrie hervorgebracht, die sich als gewaltiger Reparaturbetrieb präsentiert und dabei immer weniger bereit ist, die eigenen Grenzen wahrzunehmen – auch nicht die zahlreichen negativen Folgen seiner Philosophie und seines Handelns, um nur die immer wieder schweren, manchmal tödlichen Nebenwirkungen von Medikamenten und »Arzneicocktails« zu erwähnen.

In der Illusion der Machbarkeit liegt ein Größenwahn, der selbst krank machen kann, in der Anerkennung unserer Unzulänglichkeit eine oft heilsam wirkende Demut. Der Abschied vom Machbarkeitswahn kann deshalb einen enormen Zugewinn an Kraft ermöglichen, die der Lebendigkeit zugutekommt.

Demut bedeutet ja nicht Selbstaufgabe, sondern lediglich die Öffnung gegenüber einer anderen Dimension. Damit erweitert sich sofort der Raum, in dem wir das Rätsel von Krankheit und Heilung betrachten, und damit auch die Zahl der Möglichkeiten, einer Erkrankung zu begegnen und die Dinge vielleicht zum Besseren zu wenden. Es ist so, als ob wir aus einer Szenerie, in die wir selbst eingebunden sind, ein paar Schritte zurückträten, was sofort einen besseren Überblick erlaubt – und gleichzeitig die Chance gibt, sich ein wenig aus dem Geflecht der Verstrickungen zu lösen, in die jeder Mensch sehr schnell gerät, wenn er Patient wird und die Erkrankung ihn zwingt, über sich und seine Möglichkeiten neu nachzudenken.

Die neue Dimension, die dann sichtbar wird, kann in kleine, zunächst wenig spektakuläre Entscheidungen münden, zum

Beispiel eine zweite medizinische Meinung einzuholen oder ganz einfach den Arzt zu wechseln. Aber dies ist nur einer von ganz vielen Schritten und nicht als Rezept zu verstehen. Denn je mehr sich ein Betroffener zurücknimmt, um seine Situation aus veränderter Perspektive zu beobachten, umso mehr Möglichkeiten rücken ins Blickfeld.

Dann öffnen sich vielleicht bis dahin unbekannte Wege zu komplementären Methoden der Behandlung, vielleicht aber auch nur zu der Einsicht, die Kraft zunächst in sich selbst zu suchen. In jedem Fall bedeutet jedoch das bewusste »Heraustreten aus dem Handlungszwang«, die Verantwortung für jede Entscheidung vollständig selbst zu übernehmen. Weder ein Arzt, Heilpraktiker, Therapeut oder Heiler noch gar Verwandte oder Freunde können mehr anbieten, als Betroffene auf ihrem Weg zu begleiten und zu unterstützen. Den entscheidenden Schritt muss jeder selbst tun, und für diesen Schritt gibt es bei ehrlicher Betrachtung keinerlei Erfolgsgarantie. Niemals wird sich im Nachhinein klären lassen, was geschehen wäre, wenn eine andere Entscheidung gefallen wäre. Ob ein Patient, der an Krebs leidet, durch eine Chemotherapie tatsächlich längere Zeit überlebt oder nicht, weiß in Wahrheit niemand, auch nicht, ob ein vielleicht verlängertes Leben mit dem Verlust an Lebensqualität erkauft wird. Umgekehrt kann auch niemand garantieren, dass eine komplementäre Behandlung allein die gewünschte Wirkung hat. Die Hoffnung auf eine Besserung aber ist, ganz gleich, welche Entscheidung ein Patient trifft. immer berechtigt.

Bei der Wahl des individuellen Weges kommt es, mit anderen Worten, auf den inneren Einklang an, auf das Erspüren dessen, was in diesem Moment stimmig ist, was sich »richtig« anfühlt. »Wer mit sich in Einklang ist«, sagt der Chirurg und Pankreas-Spezialist Prof. Waldemar Uhl, »der hat eine bessere Überlebenschance, eine bessere Prognose.« Wer sich dagegen von der Macht der Statistiken allein steuern lässt und auf das eigene Gefühl weniger hört, dem misst der Mediziner aus langjähriger Erfahrung geringere Chancen zu.

Deshalb kann für manche Patienten gerade in der Vorsicht, der Langsamkeit, dem zeitweiligen Nicht-Tun, eine große Chance liegen: In einer solchen bewusst gewählten Phase ist es manchmal besser möglich, auf die eigene innere Stimme zu hören, sie aus dem Chor all der fremden, manchmal mahnenden und drängenden, sicherlich oft auch besorgten und zugewandten Stimmen herauszufiltern und ihre Worte auf sich selbst wirken zu lassen.

Aus dem Nicht-Tun kann eine Haltung erwachsen, die manchmal mit der paradoxen Formulierung eines »Beabsichtigens ohne Absicht« beschrieben wird. Dieser merkwürdige Zustand wurde von dem Anthropologen Carlos Castaneda in den Berichten über seine Lehrzeit bei dem Yaqui-Schamanen Don Juan zum ersten Mal erwähnt. Der Schüler wollte von seinem Lehrer wissen, wie er denn den besonderen Zustand des Geistes erreiche, in dem er in seinen Träumen das Tagesbewusstsein erhalten könne, jenen Zustand, den die Forschung heute als Klartraum oder luziden Traum beschreibt. Das sei ganz einfach, soll Don Juan geantwortet haben, er müsse das nur »absichtslos beabsichtigen«.[120]

Ganz unabhängig davon, ob die Geschichten um jenen toltekischen »Zauberer« auf wirklichen Begebenheiten beruhen oder in dichterischer Freiheit entstanden sind, ist dieser Gedanke bemerkenswert: Einen Wunsch zu formulieren und diesen Wunsch dann gleichsam in Frieden zu lassen, ohne ihn zu vergessen, darin steckt eine große Kraft.

Die Schamanen des alten Hawaii, so wird berichtet, sahen in jedem Heilungswunsch einen Samen, den ein Bauer in die Erde pflanzt. Wenn er dies getan habe, in einem bewussten, zielgerichteten Akt, dann müsse er ihn dort ruhen lassen, sagten sie. Er dürfe ihn natürlich gießen und vielleicht Unkraut entfernen, das sein Wachstum behindern könne, aber

solle dabei niemals dem Fehler der Ungeduld und des Zweifels erliegen. Wenn er nämlich, um ganz sicherzugehen, den Samen ständig wieder ausgrabe, um zu überprüfen, ob er auch tatsächlich keime, dann werde er damit sicherlich verhindern, dass aus ihm die Pflanze wächst, die er sich wünscht. Ein Samen, der nicht in zurückhaltender Aufmerksamkeit sich selbst überlassen bleibe, sondern ständig wieder ans Licht geholt werde, müsse zwangsläufig vertrocknen.
Auch in anderen schamanischen Kulturen ist diese Haltung verbreitet. Allein die dort noch so präsente Vorstellung, dass die ganze Natur belebt und von einem Gewebe unsichtbarer Kräfte umgeben ist, macht es unmöglich, einen Wunsch auf Heilung oder Verbesserung der Lebensumstände gleichsam mit Brachialgewalt durchzusetzen. Dieser Gedanke kann auch für die Menschen des rationalen Westens hilfreich sein. Es kommt demnach darauf an, sich auf die schwingenden Bewegungen der vollkommen unberechenbaren Welt einzulassen und wie ein Tänzer, der in einem überfüllten Ballsaal seinen Weg sucht, mit der Bewegung aller anderen Tänzer mitzugehen und dennoch seine eigene Richtung in diesem Geflecht zu suchen und zu finden. Diese Art, seinen Weg zu gehen, ist gleichzeitig absichtsvoll und ohne Absicht, und daraus erwächst Leichtigkeit.

Das »absichtslose Beabsichtigen« ist vielleicht das entscheidende Mittel, das Pendel in den Zustand der maximalen Instabilität zu bringen, in den aufrechten Stand auf der Achse, um die es sonst schwingt. Denn genau das beschreibt ja das Bild: eine Haltung, in der alles möglich ist, aber nichts erzwungen wird, ein lebendiges Gleichgewicht, das gerade deshalb erhalten bleibt, weil es niemals erstarrt.
Vielleicht gelingt es in dieser schwebenden Offenheit, den verschütteten Weg zum Hirnstamm wieder zu öffnen, in dem die grundlegenden inneren Bilder der Gesundheit gespeichert

sind, wie ich in einem früheren Kapitel in Anlehnung an den Hirnforscher Gerald Hüther beschrieben habe. Diese uralten Muster können dann ihre Arbeit tun, ohne dass sie der rationale Verstand lenken muss.
Es ist letztlich die Offenheit für neue Wege, die Bereitschaft, einen kleinen, vorsichtigen, ersten Schritt zu tun und dafür die volle Verantwortung zu übernehmen, die helfen können, die Kräfte der Selbstheilung zu erhalten oder wiederzugewinnen. Aber es braucht auch die Bereitschaft, sich zu gestatten, dass man auch einmal hilflos und ohne ein klares Gefühl vor der schwierigen Entscheidung steht, die Fäden vielleicht nicht mehr »in der Hand« zu halten.

Das Geheimnis der Heilung ist noch nicht vollständig entschlüsselt, aber immer mehr Bausteine zu seinem Verständnis werden entdeckt. Es wird sich wohl dennoch niemals in eine einzige Formel pressen lassen, in eine »Weltformel der Gesundheit«, auch wenn die Vertreter der widerstreitenden Schulen manchmal immer noch behaupten, sie früher oder später finden zu können: eine Formel, die dann Gesundheit gleichsam auf Knopfdruck ermöglichte.
Immer mehr Wissenschaftler, Ärzte, Heilpraktiker, Psychotherapeuten und Heiler haben erkannt, dass die einzige Konstante im Leben die Unbeständigkeit ist. Sich in die wechselnden, niemals gleich bleibenden Rhythmen einzuschwingen und so das Pendel in tänzerischer Bewegung zu halten, darin liegt wohl in Wahrheit das Geheimnis. Und diese Erkenntnis ist weit von einem mechanistischen Verständnis der Welt entfernt.

Dank

Auch dieses Buch ist das Ergebnis vieler Gespräche und persönlicher Erfahrungen. Nicht alle Menschen, die ihre Kenntnisse zur Verfügung stellten, kann ich an dieser Stelle namentlich erwähnen.
Meiner Frau Gundula Mohr verdanke ich eine Fülle von Anregungen und Ideen. Ihre große Berufserfahrung zunächst als Physiotherapeutin und später als Psychotherapeutin ermöglichten mir grundlegende Einblicke in das Zusammenspiel von Körper und Seele. Ihr Wissen und ihre Mitarbeit haben dieses Buch maßgeblich beeinflusst.
Für das Verständnis der schwierigen neurobiologischen Zusammenhänge haben mir zahlreiche Gespräche mit dem Präventivmediziner und Neurowissenschaftler Prof. Tobias Esch entscheidende Hinweise gegeben. Auch seine Fähigkeit, Zusammenhänge herzustellen, war äußerst hilfreich.
Prof. Gerald Hüther verdanke ich spannende Erkenntnisse zur Macht innerer Bilder, der Medizinforscherin Dr. Karin Meißner wichtige Anregungen zum Placebo- und Noceboeffekt, Martin Busch viele überraschende Gedanken, die meinen Blick immer wieder auf das Wesentliche gelenkt haben.
Wie altes und neues Wissen in unserer Gegenwart wirksam werden kann, das erlebte ich bei allen Ärzten, Therapeuten, Krankenschwestern und Heilern, deren wichtige Arbeit ich ausführlich geschildert habe. Besonders hervorheben möchte ich Prof. Frank Louwen, Prof. Waldemar Uhl, Wolfgang Maly, Georg Lommetz, Dr. Annemarie Schweizer-Arau, Dr. Thomas

Schmitt, Dr. Gabriele Lotz, Virginia Reinhardt und Martina Horner und die Absolventen der Ärzteakademie. Ihre Bereitschaft, sich meinen Fragen zu stellen und mich an der Arbeit mit ihren Patienten teilnehmen zu lassen, hat diesem Buch die Basis gegeben. Aber ohne die beeindruckenden Erfahrungen der betroffenen Patienten wäre es nicht möglich gewesen, zu zeigen, dass Krankheit und Heilung immer eine persönliche Geschichte bedeuten, die sich niemals in Statistiken zwingen lässt. Neben Jasmin Youseffi und Armin Schütz bin ich deshalb vor allem Ursula Mannweiler und Dominik Polonski zu großem Dank verpflichtet, aber auch allen, deren Namen im Buch unerwähnt blieben.

Anmerkungen

1 Der Spiegel 18/2009, S. 136 f
2 Roger Liggenstorfer und Christian Rätsch: Maria Sabina, Botin der heiligen Pilze, Solothurn 1996 (Nachtschatten), S. 47.
3 Zitiert nach Werner Heisenberg: Der Teil und das Ganze, München 2005 (Piper), S. 113.
4 Vgl. Jean Gebser: Ursprung und Gegenwart, Schaffhausen 2003 (Novalis).
5 Das Ich und der Geist sind nicht vollständig identisch, wie ich an anderer Stelle ausgeführt habe (vgl. dazu Joachim Faulstich: Das heilende Bewusstsein. Wunder an den Grenzen der Medizin, München 2006 [Knaur], S. 97 ff.). Man kann sich das Ich als jenen Teil des Bewusstseins vorstellen, der sich mit den Erfahrungen wandelt, den jeder Mensch aber dennoch als den stets konstanten Teil seiner selbst empfindet, außer wenn er im Rückblick erkennt, dass sich die persönliche Identität über die Jahre offenkundig verändert hat. Das Ich ist nur ein eng umgrenzter Teil des Geistes, der wiederum Teil der Seele ist, etwas so Umfassenden, dass sie im Alltag nicht wirklich wahrnehmbar ist. Unter »Geist« ist demnach auch nicht die bewusste Wahrnehmung, das bewusste Denken zu verstehen, sondern ein größeres Ganzes. Das Bewusstsein wiederum kennt ganz unterschiedliche Zustände: Das Wachbewusstsein, in dem das Ich den größten Teil seines Alltags verbringt, ist nur ein winziger Ausschnitt der Wirklichkeit.
6 Spiegel online, 12.10.2000.
7 Ganglien sind Ansammlungen von Nervenzellen des Zentralnervensystems (Gehirn und Rückenmark), die sich als deutlich nachweisbare knotenförmige Verdickung darstellen. Außerhalb des Zentralnervensystems wird ein solcher Knotenpunkt Nucleus (Kern) genannt.
8 Candace B. Pert: Moleküle der Gefühle, Reinbek bei Hamburg 2007 (Rowohlt), S. 416.

9 Vgl. dazu Paul Tholey und Kaleb Utecht: Schöpferisch träumen. Der Klartraum als Lebenshilfe, Eschborn 1997 (Klotz).
10 Pert, a. a. O., S. 273.
11 Zeit online Wissenschaft, 25.2.2009. Die dort zitierten Untersuchungen beziehen sich unter anderem auf Gewalterfahrungen und deren Folgen für die Fähigkeit zur Stressbewältigung.
12 Vgl. dazu René A. Spitz: Vom Säugling zum Kleinkind. Naturgeschichte der Mutter-Kind-Beziehungen im ersten Lebensjahr, Stuttgart 2005 (Klett-Cotta).
13 Martin Busch verwendet diese Begriffe in seiner Praxis ungern. Er sieht sich als »Selbstentwicklungshelfer«, als ein Begleiter, der Menschen dabei unterstützt, selbst einen neuen Weg zu finden, jenseits von Abhängigkeit. Wenn ich dennoch auch im Zusammenhang mit seiner Arbeit die Begriffe Therapeut und Patient benutze, so deshalb, weil ich sie in ihrer ursprünglichen Bedeutung verstehe: Das Wort »Patient« kommt aus dem Lateinischen, *patiens* bedeutet »ertragend«, aber auch »geduldig« – und Geduld ist genau das, was ein Mensch braucht, um sich selbst zu entwickeln. Dabei unterstützt ihn der Therapeut: Dieses Wort kommt aus dem Griechischen und bedeutet Diener, Helfer, jemand, der einem anderen Menschen mit Achtung und Sorgfalt begegnet.
14 Vgl. Klaus Grawe: Psychologische Therapie, Göttingen 2000 (Hogrefe).
15 Vgl. Adolf Dittrich: Ätiologie-unabhängige Strukturen veränderter Wachbewusstseinszustände, Berlin 1996 (VWB).
16 Die Idee eines »Raumes zwischen den Dingen« als Ausgangspunkt für einen neuen Blick auf die Wirklichkeit und damit für Veränderung hat eine lange Geschichte: In der spirituellen Vorstellung der Kelten, deren Spuren heute noch in der irischen Tradition zu entdecken sind, gelten zum Beispiel besondere Momente des Jahres als bedeutsam: Im Raum zwischen zwei Jahreszyklen (um den 1. Mai und dann wieder um den 1. November) fällt jeweils für eine Nacht die Grenze zwischen dem Diesseits und der Anderswelt. Kontakte zwischen den Welten sind jetzt leichter möglich, im Leben der Menschen kann sich ein plötzlicher Wandel vollziehen. In abgeschwächter Form gilt das nach keltischer Vorstellung auch für den Raum zwischen Tag und Nacht, die Dämmerung: Auch hier wird der Vorhang zwischen den Wirklichkeitsebenen für einen Moment durchsichtig, und Veränderungen können sich vollziehen, wenn ein Mensch lernt, diesen Raum wahrzunehmen und zu nutzen. – Der Zwischenraum wird heute noch von den Mapuche, den Ureinwohnern im Süden Chiles, als eigenständige Kraft verehrt.

17 Viele Gedanken dieses Kapitels sind von dem fundierten Buch *Neustart im Kopf* von Norman Doidge beeinflusst. In diesem Werk werden die Forschungsgeschichte der Neuroplastizität und ihr aktueller Wissensstand detailliert und sehr gut verständlich zusammengefasst (Frankfurt/New York 2008 [Campus]).

18 Alvaro Pascual Leone, zitiert nach Doidge, a. a. O.

19 Joachim Liepert et al.: Motor cortex plasticity during constraint-induced movement therapy in stroke patients, Neuroscience Letters 250 (1998), S. 5–8.

20 Erickson und Gage, vgl. Doidge, a. a. O., S. 245.

21 Mitteilung der Charité, Berlin, 5. 5. 2003.

22 John Lorber: Is your brain really necessary?, in Science, 12/1980, 210 (4475), S. 1232 ff. Deutsche Übersetzung in Dieter Voth (Hg.): Hydrocephalus im frühen Kindesalter, Stuttgart 1983 (Enke).

23 Persönliche Mitteilung und Interview für den Film »Das Geheimnis der Heilung«, ARD 2010.

24 Vgl. dazu Frank Geerk: Paracelsus – Arzt unserer Zeit. Leben, Werk und Wirkungsgeschichte des Theophrastus von Hohenheim, Düsseldorf 2001 (Patmos).

25 Vgl. dazu Paul Tholey: Klarträume als Gegenstand empirischer Untersuchungen, in Gestalt Theory 2, 1980; Paul Toley: Erkenntnistheoretische und systemtheoretische Grundlagen der Sensomotorik aus gestalttheoretischer Sicht, in Sportwissenschaft 10, 1980.

26 G. Yue und K. J. Cole: Strength increases from the motor program: Comparison of training with maximal voluntary and imagined muscle contractions, in Nature Neuroscience 7,7 (2004), 452–455.

27 Pert, a. a. O., S. 214.

28 Gerald Hüther: Die Macht der inneren Bilder, Göttingen 2006 (Vandenhoek & Ruprecht).

29 Hüther, a. a. O., S. 17.

30 Ebenda, S. 33.

31 Dieser Gedanke wird von der Systemtheorie vertreten. Mehr dazu im Kapitel »Das Geheimnis des Klangs«.

32 Vgl. dazu Faulstich: Das heilende Bewusstsein, a. a. O., S. 174 ff.

33 Persönliche Mitteilung.

34 Vgl. dazu das Werk von Bert Hellinger, zum Beispiel: Das klassische Familienstellen – Ordnungen der Liebe, Heidelberg 2007 (Carl-Auer).

35 Vgl. Gebser, a. a. O.

36 Hiroshi Oda: Das Erleben von Spontanremissionen bei Krebserkrankungen (Promotionsschrift Universität Heidelberg); vgl. dazu auch Faulstich: Das heilende Bewusstsein, a. a. O., S. 92 ff.

37 Hüther, a. a. O., S. 39.
38 Gebser, a. a. O., S. 95.
39 Zum Beispiel in den umfangreichen, gut erhaltenen Akten der Hexenverfolgung in der Grafschaft Büdingen (persönliche Mitteilung des Archivleiters).
40 Vgl. dazu: August Thalhamer: Der Heilungsweg der Schamanen im Lichte der westlichen Psychotherapie und christlicher Überlieferung, Linz 2007 (edition pro mente).
41 Mesmer glaubte an eine physikalisch existente, aber noch nicht nachweisbare Kraft, die er »tierischen Magnetismus« nannte, scheiterte mit dieser Theorie aber und wurde wissenschaftlich geächtet. Seine Leistung als Pionier der Hypnose ist jedoch unbestritten. Vgl. Faulstich: Das heilende Bewusstsein, a. a. O., S. 191 f.
42 Karl von den Steinen: Unter den Naturvölkern Central-Brasiliens, Berlin 1894, zitiert nach Mircea Eliade: Schamanismus und archaische Ekstasetechnik, Frankfurt 1974 (Suhrkamp), S. 312 f.
43 Persönliche Mitteilung, vgl. dazu auch Faulstich: Das heilende Bewusstsein, a. a. O.
44 Über seine Schmerzen mit anderen Menschen zu intensiv zu sprechen kann schädlich sein: Es verstärkt nach einer neuen Untersuchung nachweisbar die Schmerzwahrnehmung.
45 Interview für den Film »Rätselhafte Heilung«, ARD 2006.
46 Interview für den Film »Das Geheimnis der Heilung«, ARD 2010.
47 Eine unbehandelte Depression kann sich auf eine Krebserkrankung negativ auswirken, eine Behandlung unter anderem mit Psychotherapie dagegen steigert die Überlebensrate, wie eine amerikanische Untersuchung ergab (Spiegel, Br., J. Psychiatry Suppl 30: 109, 1996). Eine Zehn-Jahres-Studie einer Arbeitsgruppe der Universitätsklinik Kiel konnte zeigen, dass mit einer begleitenden Psychotherapie langfristig mehr als doppelt so viele Patienten überlebten wie ohne entsprechende Behandlung (Michael A. Andrykowski et al., Journal of Clinical Onkology 2007, 25: 2644–2645).
48 G. Pohler, T. Schmitt und P. Uccusic: Die Ärztlich-Schamanische Ambulanz in Wien, in promed komplementär 2/09, Springer-Verlag, Wien.
49 Interview für den Film »Das Geheimnis der Heilung«, ARD 2010.
50 Interview für den Film »Das Geheimnis der Heilung«, a. a. O.
51 Pohler et al., a. a. O.; E. Kubista et al.: Psychoonkologisches Management von Patientinnen mit Mammakarzinom, Wiener Ärztliche Wochenzeitschrift 2010, Veröffentlichung in Vorbereitung.
52 Persönliche Mitteilung.

53 Persönliche Mitteilung.
54 Zitiert nach Gebser, a. a. O., S. 84.
55 Zitiert nach ebenda, S. 85 f.
56 Dschuang Dsi: Das wahre Buch vom südlichen Blumenland (übers. von Richard Wilhelm), Köln 2007 (Anaconda), S. 133.
57 Ebenda, S. 299.
58 Meister Eckhart: Mystische Schriften, Frankfurt 1991 (Insel) S. 173, 190.
59 Persönliche Mitteilung, 2010.
60 Interview für den Film »Das Geheimnis der Heilung«, ARD 2010.
61 Ulrich Schnabel: Die Vermessung des Glaubens, München 2008 (Karl Blessing), 231 ff.
62 Zitiert nach Schnabel, a. a O., S. 243, die folgende Aussage S. 244.
63 Richard Davidson ist Psychologe und forscht am Waisman Center der University of Wisconsin in Madison/USA.
64 Vgl. dazu Andrew Newberg und Mark Waldmann: Der Fingerabdruck Gottes. Wie religiöse und spirituelle Erfahrungen unser Gehirn verändern, München 2010 (Kailash), und den Artikel von Jeffrey Kluger: The Biology of Belief, in Time Magazine, Februar 12, 2009.
65 Interview, 2009.
66 Die Wissenschaft spricht von der Hypothalamus-Hypophysen-Nebennieren-Achse, in der englischen Abkürzung HPA-Achse genannt. Siehe dazu auch Faulstich: Das heilende Bewusstsein, a. a. O., S. 103 ff.
67 Tobias Esch, Interview für den Film »Das Geheimnis der Heilung«, ARD 2010.
68 Das Placebo-Gen – Warum nicht jeder auf Scheinmedikamente anspricht, in aerzteblatt.de, 12.4.2008, Originalstudie erschienen in The Journal of Neuroscience 28 (49), 3. Dezember 2008.
69 Falk Eipert et al.: Activation of the opioidergic descending pain control system underlies placebo analgesia, in Neuron, Vol. 63, 533–543, 2009; Falk Eipert et al.: Direct Evidence for Spinal Cord Involvement in Placebo Analgesia, in Science, Vol. 326, 5951, 404, 2009.
70 Karin Meißner: Effects of placebo interventions on gastric motility and general autonomic activity, in Journal of Psychosomatic Research 66 (2009), S. 391–398.
71 Zitiert nach Helen Pilcher: The science of Voodoo. When mind attacks body, in New Scientist Magazine Issue 2708 (2009).

72 Persönliche Mitteilung, 2009.
73 Persönliche Mitteilung, 1999.
74 Anregungen finden sich unter anderem bei Dan van Kampenhout: Heilende Rituale. Verbesserung der Lebensqualität, Darmstadt 2007 (Schirner); und Erika Haindl: Die Heilkraft der Rituale – Weibliche Energien stärken, Petersberg 2008 (Via Nova).
75 Jeanne Achterberg et al.: Rituale der Heilung. Die Kraft von Phantasiebildern im Gesundungsprozess, München 1996 (Goldmann).
76 Annemarie Schweizer-Arau: Hoffnung bei unerfülltem Kinderwunsch. Die Fruchtbarkeit ganzheitlich fördern mit chinesischer Medizin, Wiggensbach 2009 (Stadelmann), S. 105.
77 Eine große Untersuchung mit Patientinnen aus der Praxis von Annemarie Schweizer-Arau soll jetzt Aufschluss geben, ob sich in Gehirn-Scans nach der Behandlung neuronale Veränderungen nachweisen lassen. Die Studie, für die Forscher mehrerer Institute (unter anderen Dr. Karin Meißner von der Arbeitsgruppe experimentelle Psychosomatik an der Universität München) mit dem Klinikum rechts der Isar zusammenarbeiten, war bei Drucklegung dieses Buches noch in der Phase der Datenerhebung.
78 Eine ausführliche Beschreibung aller Möglichkeiten der Kombinationstherapie findet sich in dem umfangreichen und sehr gut aufbereiteten Buch von Annemarie Schweizer-Arau, a. a. O.
79 IVF ist die Abkürzung für In-vitro-Fertilisation: künstliche Befruchtung.
80 A. Schweizer-Arau, B. Böhling und M. Kron: Auswirkung einer systemischen Autoregulationstherapie (SART) auf die Schwangerschaftsraten bei einer anschließenden IVF/ICSI-Behandlung, in Geburtshilfe und Frauenheilkunde 2007, 67: 633–638, Thieme, Stuttgart/New York.
81 Persönliche Mitteilung und Interview für den Film »Das Geheimnis der Heilung«, ARD 2010.
82 Persönliche Mitteilung und Interview, ebenda.
83 Persönliche Mitteilung, 2010; vgl. auch das Interview im Film »Das Geheimnis der Heilung«, ARD 2010. Die Untersuchung ist zum Zeitpunkt der Drucklegung dieses Buches noch nicht abgeschlossen.
84 Margarita Klein: Berührung, in: Deutsche Hebammen-Zeitschrift, 3/2007. Der Artikel hat viele Gedanken dieses Abschnittes beeinflusst.
85 Geo 06/2004.
86 Zitiert nach Klein, a. a. O.
87 Zitiert nach ebenda.

88 Tobias Esch et al.: Commonalities in the central nervous system's involvement with complementary medical therapies: Limbic morphinergic processes, Medical Science Monitor 2004.

89 Auch das Hormon Oxytocin wird unter anderem durch Berührung ausgeschüttet. Es beeinflusst die Gesundheit auf vielfältige Weise. Vgl. dazu Kerstin Uvnäs-Moberg: The Oxytocin Factor: Tapping the Hormon of Clam, Love and Healing, Cambridge, Mass. 2003.

90 Sabine Mehne: Wo Körper und Seele berührt werden. Die andere Seite der Physiotherapie, Vortrag auf dem Palliativtag 2009 in Kiel.

91 Ebenda; vgl. dazu auch Sabine Mehne und Livia Haupter: Vom Tun und Lassen. Grundlagen der systemischen Physiotherapie, München 2002 (Pflaum).

92 H. Atmanspacher, H. Römer und H. Walch: Weak Quantum Theory: Complementary and entanglement in physics and beyond, in Foundations of Physics 2002, 32: 379–406.

93 Film »Rätselhafte Heilung«, ARD 2006.

94 Persönliche Mitteilung und Interview für den Film »Rätselhafte Heilung«, ARD 2006.

95 Dieses und alle folgenden Zitate sind persönliche Mitteilungen von Teilnehmern der Ärzteakademie, 2010.

96 Interview für den Film »Das Geheimnis der Heilung«, ARD 2010.

97 Martina Horner lebt inzwischen in den USA und setzt von dort ihre Ausbildungstätigkeit fort.

98 Interview für den Film »Das Geheimnis der Heilung«, ARD 2010.

99 Interview, a. a. O.

100 Interview, a. a. O., und persönliche Mitteilung.

101 H. Lai und M. Good: Music improves sleep quality in older adults, J Adv Nurs 49(3), 234–244; Bittman et al.: Recreational music-making, Adv Mind Body Med 19(3–4), 4–15; Newman et al.: An experimental Test of the »Mozart effect«, Percet Mot Skills, 81 (3 Pt 2), 1379–1387; Möckel et al.: Stressreduktion durch Musikhören, Dtsch Med Wochenschr. 120 (21), 745–752; Tobias Esch, persönliche Mitteilung, 2010.

102 Zitiert nach Oliver Sacks: Der einarmige Pianist, Reinbek bei Hamburg 2009 (Rowohlt), S. 12.

103 Persönliche Mitteilung, 2010.

104 Zitiert nach Dorothea Muthesius, Jan Sonntag, Britta Warme und Martina Falk: Musik, Demenz, Begegnung. Musiktherapie für Menschen mit Demenz, Frankfurt 2010 (Mabuse), S. 31 f.

105 Teppo Särkämö et al.: Music listening enhances cognitive recovery

and mood after middle cerebral artery stroke, in Brain 2008, 131 (3): 866–876.
106 Dass die Hörbuchgruppe noch schlechter abschnitt als die Gruppe ohne zusätzliche Behandlung, ist vermutlich eher zufällig. Bei einer Gesamtzahl von sechzig Teilnehmern bestand jede Gruppe nur aus zwanzig Patienten: Rund 10 Prozent Unterschied entsprechen deshalb nur zwei Patienten, und diese Differenz ist sicher nicht repräsentativ. Offenkundig aber ist das Anhören von Texten kaum wirksam. Zwischen der Musikgruppe und der Gruppe der ausschließlich konventionell Behandelten beträgt der reale Unterschied aber bereits sechs Patienten, was schon eher als Beleg gelten darf. Zahlreiche Fallbeispiele in den musiktherapeutischen Abteilungen und Praxen bestätigen das Ergebnis ohnehin nahezu täglich.
107 Zitiert nach Spiegel online, 22.2.2010; vgl. dazu A. Norton, L. Zypse, S. Marchina und G. Schlaug: Melodic Intonation Therapy, Shared Insights on How It Is Done and Why It Might Help, in Ann NY Acad Sci 2009, 1169: 431–436.
108 Viele Gedanken dieses Abschnitts folgen den Untersuchungen des Chronobiologen Prof. Maximilian Moser (Universität Graz); vgl. dazu Maximilian Moser, Matthias Frühwirt und Helmut Lackner: Wie das Leben klingt. Der musikalische Aspekt des menschlichen Organismus, in Bossinger/Eckle (Hg.): Schwingung und Gesundheit, Battweiler 2008 (Traumzeit).
109 Moser et al., a. a. O., S. 68.
110 Ebenda, S. 74.
111 Vgl. ebenda, S. 75 f., und von Bonin et al.: Wirkungen der therapeutischen Sprachgestaltung auf Herzfrequenz-Variabilität und Befinden, in Forschende Komplementärmedizin und Klassische Naturheilkunde 2001, 8(3), 144–160.
112 Gerald Hüther: Über die Kunst, sein Gehirn in salutogenetische Schwingungen zu versetzen, in Bossinger/Eckle (Hg.), a. a. O., S. 117.
113 Moser, a. a. O., S. 63.
114 Vgl. dazu Chang-Lin Zhang: Der unsichtbare Regenbogen und die unhörbare Musik. Die dissipative Struktur des elektromagnetischen Feldes in Lebewesen, Halle 2007 (Monarda), S. 87 ff.
115 Sabine Rittner: Die Klang- und Mustermedizin der Shipibo im Amazonastiefland von Peru, in Bossinger/Eckle (Hg.), a. a. O., S. 96; viele Detailinformationen dieses Abschnitts gehen auf den Artikel zurück.
116 Ebenda, S. 97.

117 Ebenda, S. 99; der Text zitiert eine unveröffentlichte Multivision von Angelika A. Gebhard-Sayer und Bruno Illius (1991).
118 Natürlich ist auch die Parallele zum chinesischen Modell der Meridiane offenkundig.
119 Persönliche Mitteilung, 2005; vgl. auch Hans Peter Dürr: Auch die Wissenschaft spricht nur in Gleichnissen, Freiburg 2004 (Herder), S. 47 ff.
120 Vgl. dazu Carlos Castaneda: Die Kunst des Träumens, Frankfurt 1998 (Fischer).

Bibliographie

Achterberg, Jeanne: Rituale der Heilung. Die Kraft von Phantasiebildern im Gesundungsprozess, München 1996 (Goldmann)

Andritzky, Walter (Hg.): Ethnopsychotherapie. Jahrbuch für Transkulturelle Medizin und Psychotherapie, Berlin 1993 (VWB)

Appell, Rainer, und Dorcsi, Mathias (Hg.): Homöopathie. Medizin der Person, Stuttgart 1999 (Hüthig)

Atmanspacher, H., Römer, H., und Walch, H.: Weak Quantum Theory: Complementary and entanglement in physics and beyond, in Foundations of Physics 2002, 32: 379–406

Bauer, Joachim: Das Gedächtnis des Körpers, Wie Beziehungen und Lebensstile unsere Gene steuern, erw. Taschenbuchausgabe, München 2004 (Piper)

Bauer, Joachim: Warum ich fühle, was du fühlst. Intuitive Kommunikation und das Geheimnis der Spiegelneurone, Hamburg 2005 (Hoffmann und Campe)

Bittscheid, Wolfgang: Geistiges Heilen: Energetische Heilkunst, München 2009 (Knaur)

Bittscheid, Wolfgang: Vom Geist des Heilens: Die Rückkehr der Ganzheit, München 2010 (Scorpio)

Bösch, Jakob: Spirituelles Heilen und Schulmedizin. Eine Wissenschaft am Neuanfang, 2006 (AT-Verlag)

Bossinger, Wolfgang, und Eckle, Raimund (Hg.): Schwingung und Gesundheit. Neue Impulse für eine Heilungskultur aus Wissenschaft, Musik und Kunst, Battweiler 2008 (Traumzeit)

Bublath, Joachim: Chaos im Universum, München 2001 (Droemer)

Castaneda, Carlos: Die Kunst des Träumens, Frankfurt am Main 1998 (Fischer)

Dittrich, Adolf: Ätiologie-unabhängige Strukturen veränderter Wachbewusstseinszustände, Berlin 1996 (VWB)

Dittrich, Adolf, und Scharfetter, Christian: Ethnopsychotherapie, Stuttgart 1987 (Thieme)

Cramer, Friedrich: Symphonie des Lebendigen. Versuch einer allgemeinen Resonanztheorie, Frankfurt/Leipzig 1998 (Insel)

Dobos, Gustav, Deuse, Ulrich, und Michalsen, Andreas (Hg.): Chronische Erkrankungen integrativ: Konventionelle und komplementäre Therapie, München 2006 (Urban & Fischer)

Dürr, Hans-Peter: Auch die Wissenschaft spricht nur in Gleichnissen. Die neue Beziehung zwischen Religion und Naturwissenschaften, Freiburg 2004 (Herder)

Dürr, Hans-Peter: Geist, Kosmos und Physik: Gedanken über die Einheit des Lebens, Amerang 2010 (Crotona)

Doidge, Norman: Neustart im Kopf. Wie sich unser Gehirn selbst repariert, Frankfurt/New York 2008 (Campus)

Dschuang Dsi: Das wahre Buch vom südlichen Blumenland (übers. von Richard Wilhelm), Köln 2007 (Anaconda)

Eliade, Mircea: Schamanismus und archaische Ekstasetechnik, Frankfurt 1974 (Suhrkamp)

Faulstich, Joachim: Das heilende Bewusstsein. Wunder und Hoffnung an den Grenzen der Medizin, München 2006 (Knaur)

Faulstich, Joachim: Das Innere Land. Bewusstseinsreisen zwischen Leben und Tod, München 2003 (Knaur)

Feldenkrais, Moshé: Die Entdeckung des Selbstverständlichen, Frankfurt 1987 (Suhrkamp)

Geerk, Frank: Paracelsus – Arzt unserer Zeit: Leben, Werk und Wirkungsgeschichte des Theophrastus von Hohenheim, Düsseldorf 2001 (Patmos)

Grawe, Klaus: Psychologische Therapie, Göttingen 2000 (Hogrefe)

Grawe, Klaus: Neuropsychotherapie, Göttingen 2004 (Hogrefe)

Gebser, Jean: Ursprung und Gegenwart. Ein Beitrag zu einer Geschichte der Bewusstwerdung. Band 1 und 2, Schaffhausen 2003 (Novalis)

Griebert-Schröder, Vera: Schamanische Bewusstseinsreisen. Innere Wege finden zu Heilung, Kraft und Intuition, München 2007 (Südwest)

Griebert-Schröder, Vera: Schamanische Reisen zur Seele. Ganz werden durch die inspirierende Kraft der Erinnerung, 2009 (Südwest)

Grof, Stanislav, u. a.: Wir wissen mehr als unser Gehirn. Die Grenzen des Bewusstseins überschreiten, Freiburg/Basel/Wien 2003 (Herder)

Grof, Stanislav, und Bennett, Hal Zina: Die Welt der Psyche, München 1993 (Kösel)

Halsband, Ulrike: Hypnose und Kognition, Band 21: Hirn und Hypnose, München 2004 (MEG Stiftung)

Haindl, Erika: Die Heilkraft der Rituale, Petersberg 2008 (Via Nova)

Halifax, Joan: Shamanic Voices, New York/London 1991 (Penguin/Arcana)

Harner, Michael: Der Weg des Schamanen, Kreuzlingen/München 1999 (Hugendubel/Ariston)

Heisenberg, Werner: Der Teil und das Ganze. Gespräche im Umkreis der Atomphysik, München 2005 (Piper)

Hellinger, Bert: Das klassische Familienstellen. Ordnungen der Liebe, Heidelberg 2007 (Carl-Auer)

Hennig, Jürgen: Psychoneuroimmunologie, Göttingen/Bern/Toronto/Seattle 1998 (Hogrefe)

Holzinger, Brigitte: Der luzide Traum, Wien 1997 (WUW-Universitätsverlag)

Hontschik, Bernd: Körper, Seele, Mensch. Versuch über die Kunst des Heilens, Frankfurt 2006 (Suhrkamp)

Hüther, Gerald: Die Macht der inneren Bilder. Wie Visionen das Gehirn, den Menschen und die Welt verändern, Göttingen 2006 (Vandenhoeck & Ruprecht)

Hüther, Gerald; von Brück, und Michael; Roth, Wolfgang (Hg.): Damit das Denken Sinn bekommt: Spiritualität, Vernunft und Selbsterkenntnis, Freiburg 2008 (Herder)

Hüther, Gerald; Krens, Inge: Das Geheimnis der ersten neun Monate: Unsere frühesten Prägungen, Weinheim 2010 (Belz)

Jung, C. G.: Erinnerungen, Träume, Gedanken (aufgezeichnet von Aniela Jaffé), Zürich/Stuttgart 1967 (Rascher)

Jung, C. G.: Synchronizität als ein Prinzip akausaler Zusammenhänge, in Jung, C. G., und Pauli, Wolfgang: Naturerklärung und Psyche, Ges. Werke VIII, Zürich 1967 (Rascher)

Jung, C. G.: Von den Wurzeln des Bewusstseins, Zürich 1954 (Rascher)

Kaluza, Maria, Kornwachs, Klaus, und Tschinag, Galsan: Der singende Fels: Schamanismus, Heilkunde, Wissenschaft, Zürich 2010 (Unionsverlag)

Kammerer, Thomas (Hg.): Traumland Intensivstation. Veränderte Bewusstseinszustände und Koma, Interdisziplinäre Expeditionen, München 2006 (Books on Demand, Norderstedt)

Kuhn, Eckhard W.: Die Heilkraft des Geistes. Gesund werden mit spiritueller Medizin, München 2005 (Knaur)

Köster, Walter: Spiegelungen zwischen Körper und Seele, 2006 (Haug)

Lewith, George, Jonas, Wayne B., und Walach, Harald: Clinical Research in Complementary Therapies: Principles, Problems and Solutions, Edinburgh 2010 (Churchill Livingstone)

Liggenstorfer, Roger, und Rätsch, Christian: Maria Sabina, Botin der heiligen Pilze, Solothurn 1996 (Nachtschatten)

Lipton, Bruce: Intelligente Zellen. Wie Erfahrungen unsere Gene steuern, Burgrain 2006 (Koha)

Lown, Bernhard: Die verlorene Kunst des Heilens. Anstiftung zum Umdenken, Stuttgart 2004 (Schattauer)

Mehne, Sabine, und Haupter, Livia: Vom Tun und Lassen. Grundlagen der systemischen Physiotherapie, München 2002 (Pflaum)

Meier, C. A.: Antike Inkubation und moderne Psychotherapie, Zürich 1949 (Rascher)

Meister Eckhart: Mystische Schriften, Frankfurt 1991 (Insel)

Müller, Klaus E.: Schamanismus. Heiler, Geister, Rituale, München 1997 (C. H. Beck)

Muthesius, Dorothea, Sonntag, Jan, Warme, Britta, und Falk, Martina: Musik, Demenz, Begegnung. Musiktherapie für Menschen mit Demenz, Frankfurt 2010 (Mabuse)

Noerretranders, Tor: Spüre die Welt. Die Wissenschaft des Bewusstseins, Reinbek bei Hamburg 1994 (Rowohlt)

Newberg, Andrew, und Waldmann, Mark: Der Fingerabdruck Gottes. Wie religiöse und spirituelle Erfahrungen unser Gehirn verändern, München 2010 (Kailash)

Oda, Hiroshi: Das Erleben von Spontanremissionen bei Krebserkrankungen: Eine narrativ orientierte Studie über salutogenetische Ressourcen und Prozesse (Promotionsschrift, Universität Heidelberg)

Paulsen, Michael, und Roth, Gerhard: Neurowissenschaften und Philosophie, Stuttgart 2001 (UTB)

Pert, Candace B.: Moleküle der Gefühle. Körper, Geist und Emotionen, Reinbek bei Hamburg 2007 (Rowohlt)

Picard, Winfried: Schamanismus und Psychotherapie. Kräfte der Heilung. Ahlerstedt 2006 (Param)

Platsch, Klaus-Dieter: Was heilt. Vom Menschsein in der Medizin, Stuttgart 2007 (Theseus)

Reddemann, Luise: Imagination als heilsame Kraft, Stuttgart 2001 (Pfeiffer bei Klett-Cotta)

Revenstorf, Dirk, und Peter, Burkhard: Hypnose in Psychotherapie, Psychosomatik und Medizin, Berlin/Heidelberg/New York 2000 (Springer)

Römer, Hartmann, und Honerkamp, Josef: Klassische Theoretische Physik. Eine Einführung, Berlin 1993 (Springer)

Römer, H. Annäherung an das Nichtmessbare? Wolfgang Pauli (1900–1958). Philosophisches Jahrbuch (2002)

Ricard, Matthieu, und Singer, Wolf: Hirnforschung und Meditation. Ein Dialog, Frankfurt 2008 (Suhrkamp)

Rizzolatti, Giacomo, und Sinigaglia, Corrado: Empathie und Spiegelneurone. Die biologische Basis des Mitgefühls, Frankfurt 2008 (Suhrkamp)

Rüegg, Johann Caspar: Gehirn, Psyche und Körper. Neurobiologie von Psychosomatik und Psychotherapie, Stuttgart 2007 (Schattauer)

Sacks, Oliver: Der einarmige Pianist. Über Musik und das Gehirn, Reinbek bei Hamburg 2008 (Rowohlt)

Schweizer-Arau, Annemarie: Hoffnung bei unerfülltem Kinderwunsch. Die Fruchtbarkeit ganzheitlich fördern mit chinesischer Medizin, Wiggensbach 2009 (Stadelmann)

Schnabel, Ulrich: Die Vermessung des Glaubens. Forscher ergründen, wie der Glaube entsteht und warum er Berge versetzt, München 2008 (Karl Blessing)

Scotton, Bruce W., Chinen, Allan B., und Battista, John R. (Hg.): Textbook of transpersonal Psychiatry and Psychologie, New York 1996 (Basic Books)

Singer, Wolf: Der Beobachter im Gehirn. Essays zur Hirnforschung, Frankfurt 2002 (Suhrkamp)

Servan-Schreiber, David: Die Neue Medizin der Emotionen. Stress, Angst, Depression: Gesund werden ohne Medikamente, München 2006 (Goldmann)

Servan-Schreiber: Das Antikrebs-Buch. Was uns schützt: Vorbeugen und Nachsorgen mit natürlichen Mitteln, München 2008 (Kunstmann)

Silbernagel, Stefan, und Despopoulos, Agamemnon: Taschenatlas Physiologie. Stuttgart/New York 2007 (Thieme)

Spitz, René A.: Vom Säugling zum Kleinkind. Naturgeschichte der Mutter-Kind-Beziehungen im ersten Lebensjahr, Stuttgart 2005 (Klett-Cotta)

Thalhamer, August: Der Heilungsweg der Schamanen im Lichte der westlichen Psychotherapie und christlicher Überlieferung, Linz 2007 (edition pro mente)

Tholey, Paul, und Utecht, Kaleb: Schöpferisch Träumen. Der Klartraum als Lebenshilfe, Eschborn 1997 (Klotz)

Uccusic, Paul: Der Schamane in uns, Kreuzlingen/München 2001 (Hugendubel/Ariston)

Uvnäs-Moberg, Kerstin: The Oxtocin Factor: Tapping the Hormon of Clam, Love and Healing, Cambridge, Mass., 2003 (Da Capo Press)

van Kampenhout, Daan: Heilende Rituale. Verbesserung der Lebensqualität, Darmstadt 2007 (Schirner) van Quekelberghe, Renaud, und Eigner, Dagmar: Trance, Besessenheit, Heilrituale und Psychotherapie. Jahrbuch für Transkulturelle Medizin und Psychotherapie, Berlin 1994 (VWB)

Verres, Rolf: Was uns gesund macht. Ganzheitliche Heilkunde statt seelenloser Medizin, Freiburg 2006 (Herder)

Walach, Harald, und Sadaghiani, Catarina: Placebo und Placeboeffekte – Eine Bestandsaufnahme, Psychother Psych Med 2002; 52: 332–342, Stuttgart 2002 (Thieme)

Whitmont, Edward C.: Psyche und Substanz, Essays zur Homöopathie, Göttingen 1997 (Ulrich Burgdorf)

Wilber, Ken: Eros, Kosmos, Logos. Eine Jahrtausend-Vision, Frankfurt 2001 (Fischer)

Wilber, Ken: Das Spektrum des Bewusstseins. Eine Synthese westlicher und östlicher Psychologie, Reinbek bei Hamburg 2003 (Rowohlt)

Wittek, Rainer: Hypnose – Schlüssel zur Seele, Stuttgart 2006 (Schattauer)

- Zang, Chang-Ling: Der unsichtbare Regenbogen. Die dissipative Struktur des elektromagnetischen Feldes in Lebewesen, 2007 (Monarda)

Zeilinger, Anton: Einsteins Schleier. Die Neue Welt der Quantenphysik, München 2005 (Goldmann)

- Zumstein, Carlo: Schamanismus, München 2001 (Hugendubel/Diederichs)

Kontaktadressen

Aktuelle Informationen und Links zum Thema finden Sie auf der Internetseite zu Buch und Film: www.das-geheimnis-der-heilung.de.
Die im Buch erwähnten Ärzte, Therapeuten und Heiler erreichen Sie unter folgenden Adressen:

Martin Busch
Stettener Str. 36
78655 Dunningen-Lackendorf
Tel.: 07403 12154, Fax: 07403 12155
www.martinbusch.eu

Dr. Annemarie Schweizer-Arau
Herrenstr. 7
86911 Dießen/Ammersee
Tel.: 08807 8869
www.sart.de

Georg Lommetz
Facharzt für Allgemeinmedizin
Schillerstr. 25
52064 Aachen
Tel.: 0241 94360977
www.lommetz.de
www.lommetz-aachen.de

Wolfgang Maly
Schwangaustr. 2
86163 Augsburg
Tel. 0821 66101328
　　 0172 9015444
E-Mail: malymeditation@aol.com

Die Ärztlich-Schamanische Ambulanz erreichen Sie unter folgender Adresse:

Gruppe 94
Zentrum für ganzheitliche Krebsberatung
Wiedner Hauptstr. 60b/3/5
A-1040 Wien
Tel. und Fax: +43 1 5811558
Dr. Thomas Schmitt direkt: Tel: +43 664 5811642
www.gruppe94.at

Informationen zur Ärzteakademie finden Sie unter folgender Internetadresse:
www.arzt-und-heiler.de
Telefonischer Kontakt über die Praxis von Teresa Schuhl und Dr. Wolfgang Bittscheidt:
Tel.: 02241 1463930

Die Klinik »Sankt Gertrauden« in Berlin finden Sie unter folgender Adresse:

Sankt Gertrauden
Paretzer Str. 11-12
10713 Berlin
Tel.: 030 82720, Fax: 030 8272-2260
www.sankt-gertrauden.de

Wenn Sie Informationen zum Therapeutic-Touch-Angebot haben möchten, wenden Sie sich am besten per E-Mail an:
brigitte.petrausch@sankt-gertrauden.de *oder*
christiane.koll@sankt-gertrauden.de

Immer mehr Kliniken in Deutschland bieten »integrative Medizin« an: Sie verbinden unterschiedliche Richtungen der Komplementärmedizin (aber keineswegs alle in diesem Buch geschilderten Methoden) mit konventionellen Behandlungsangeboten. Die folgenden Adressen sind nur Beispiele, die Anregungen für die eigene Suche geben können (z. B. unter dem Stichwort »integrative Medizin«):

CHAMP Charité
Ambulanz für Prävention und Integrative Medizin
Charité Poliklinik
Luisenstr. 13
10117 Berlin
Tel.: 030 450529234, Fax: 030 45052934
www.champ-info.de

Klinik für Naturheilkunde und Integrative Medizin
im Knappschaftskrankenhaus/Innere Medizin V
Am Deimelsberg 34a
45276 Essen
Tel.: 0201 17425008, Fax: 0201 17425000
www.kliniken-essen-mitte.de
www.uni-duisburg-essen.de/naturheilkunde

Hufeland Klinik für ganzheitliche
immunbiologische Therapie
Löffelstelzer Str. 1–3
97980 Bad Mergentheim
Tel. 07931 5360, Fax: 07931 536333
www.hufeland.com

Informationen über anerkannte Hypnotherapeuten erhalten Sie unter anderem über die

Milton Erickson Gesellschaft
für Klinische Hypnose e. V. (MEG)
Waisenhausstr. 55
80637 München
Tel.: 089 34029720, Fax: 089 34029719
www.meg-hypnose.de

oder über die

Deutsche Gesellschaft für
Hypnose und Hypnotherapie (DGH)
Druffels Weg 3
48653 Coesfeld
Tel.: 02541 880760, Fax: 025417C008
www.dgh-hypnose.de

Auf den Homepages beider Organisationen finden Sie Listen mit Therapeuten in ganz Deutschland.